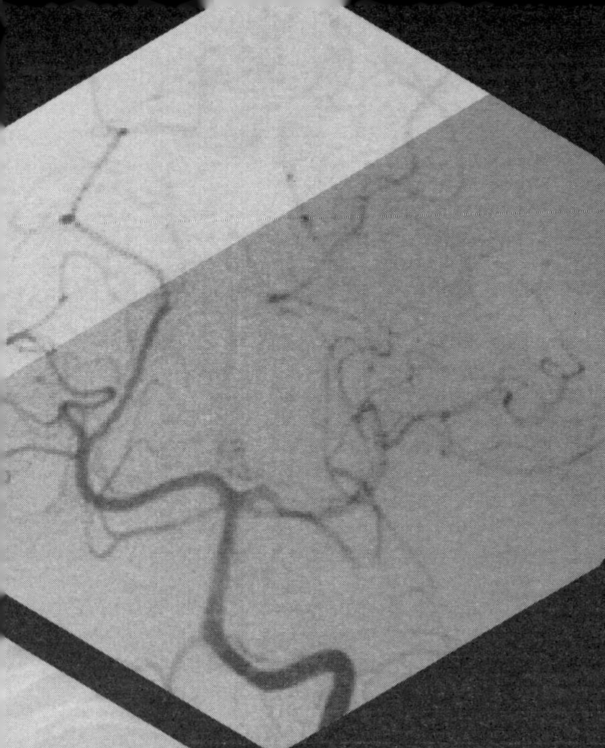
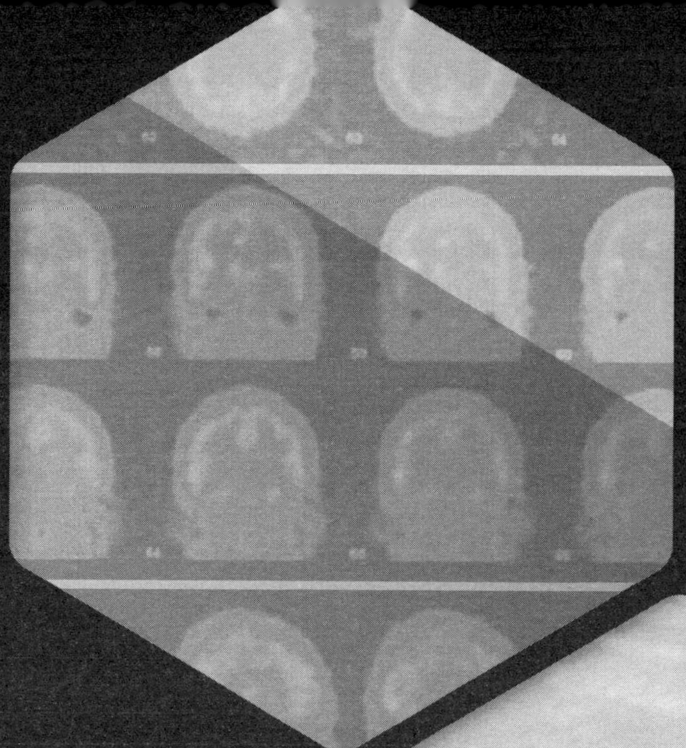
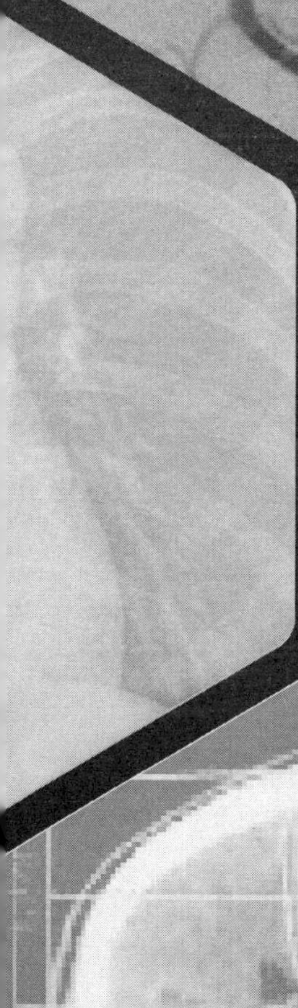

방사선사 현장실습 지침서

방사선사현장실습연구회

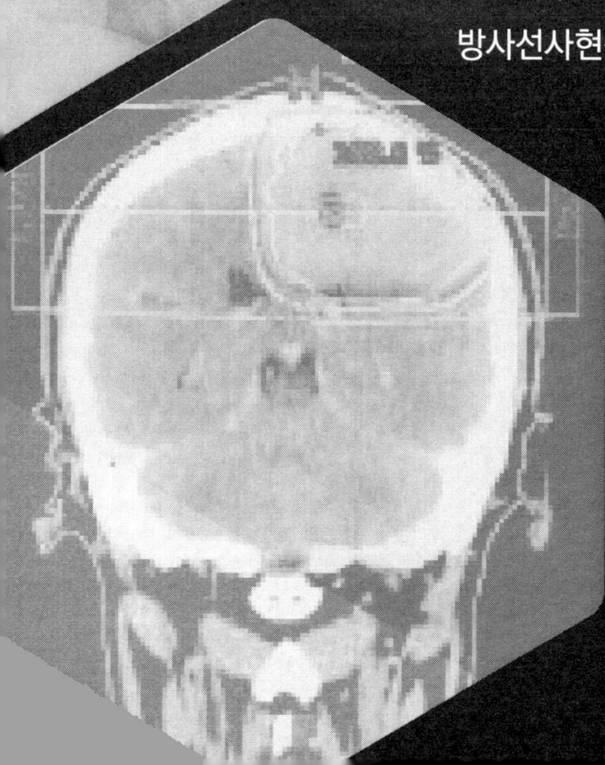
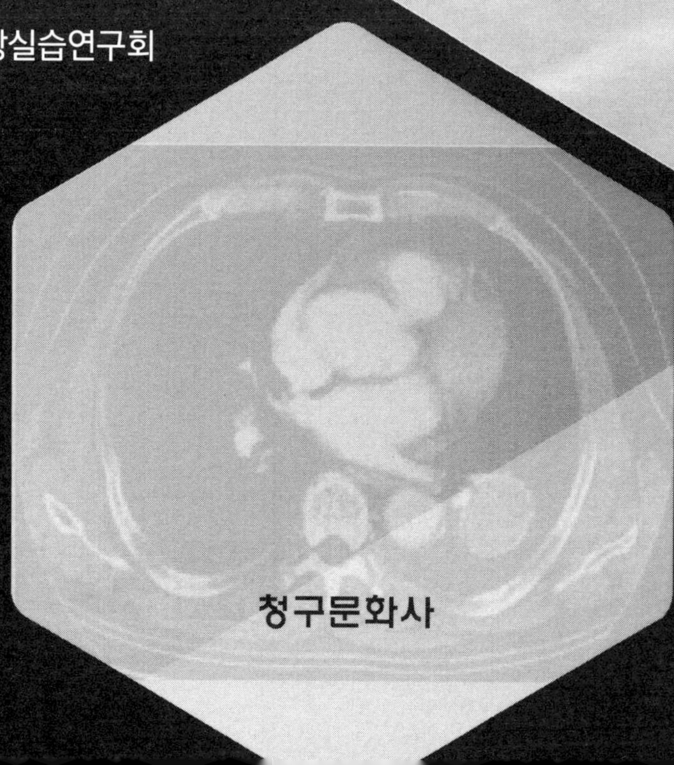

청구문화사

머리말

방사선사는 1973년 2월 의료기사법이 제정되면서 자격 · 면허등에 관하여 필요한 사항을 규정함으로써 국민의 보건 및 의료향상에 기여하게 함을 목적으로 최초 의료기사법이 탄생하였다. 최초 의료기사법에 의한 의료기사의 종별은 방사선사 · 임상병리사 · 물리치료사 · 작업치료사 · 치과기공사 및 치과위생사로 하였다. 이후 1995년 1월에는 의료기사 · 의무기록사 및 안경사를 포함하여 의료기사등 이라 하고 의료기사 등에 관한 법률로 전부개정 하였다. 1999년 2월에는 면허 취득 자격에 수습생에 대한 면허시험 자격을 삭제하였다.

1999년 2월 개정된 의료기사 등에 관한 법률부터 취득하고자 하는 면허에 상응하는 보건의료에 관한 학문을 전공하는 전문대학이상의 학교를 졸업한 자만 면허를 취득 할 수 있도록 개정되면서 대학교육의 중요성이 대두되게 되었다.

1993년 이후 방사선사를 양성하는 방사선(학)과에서도 방사선학 관련 검사, 치료에 대한 의료기관에서의 임상실습이 정규교육과정에서 도입되어 제도적으로 시행되어왔다. 또 세월이 흐르면서 방사선과의 대학 교육과정도 전문학사와 학사과정이 병행되고 있다. 현재는 방사선학석사 방사선학박사 학위 제도까지 발전하여왔다. 그간의 방사선의료기술도 아날로그기술환경에서 디지털환경으로 변화되고 현재는 AI(인공지능)를 융합하는 시스템 까지 발전되어 왔다.

2024년 11월부터 시행된 의료기사 등에 관한 법률에 의하면 「고등교육법」 제2조에 따른 대학 · 산업대학 · 전문대학(이하 "대학등"이라 한다)에서 취득하려는 면허에 상응하는 보건의료에 관한 학문을 전공하고 보건복지부령으로 정하는 현장실습과목을 이수하여 졸업한 사람으로 규정하였다. 이로 인하여 병원 현장실습이 법제화되었다.

본서는 320시간(최소 이수시간)의 효율적인 현장실습의 진행과 학생 스스로 예/복습을 할 수 있는 방사선사 현장실습 지침서로서 출간하게 되었다.

의료기관의 영상의학과, 핵의학과, 방사선종양학과, 기타 관련 파트 등에서 현장실습을 진행하면서 각 파트별로 요점을 정리하여 현장실습의 효율을 높이고 Key point를 제시하고 파트별 중요업무와 발생할 수 있는 문제의 해결을 스스로 작성할 수 있도록 하였다. 나아가서 현장실습을 통하여 방사선사 면허 실기시험 해결 능력도 향상될 것으로 사료된다.

향후 개정증보판을 통하여 양질의 방사선사 현장실습 지침서가 되기 위한 독자 여러분의 사랑과 아낌없는 충고를 부탁드리며 그 간 본서가 나오기까지 여러모로 바쁘신 중에서도 집필에 참여해 주신 집필진들께 깊은 감사를 드린다. 또한 어려운 환경 속에서도 방사선사 교육 발전에 열정을 갖고 수 많은 양서를 출판하신 청구문화사 이상태 사장님과 각별히 수고해 주신 이민석 상무님과 임직원분들에게도 깊은 감사를 드린다.

2025. 11

방사선사 현장실습 연구회

의료기사 등에 관한 법률 시행규칙 [별표 1] 〈신설 2024. 11. 28.〉

현장실습과목(제7조제1항 관련)

의료기사 · 안경사 종별	과목명	인정 과목명	최소 이수시간
1. 임상병리사	임상병리사 현장실습	임상병리사 임상실습	320시간
2. 방사선사	방사선사 현장실습	방사선사 임상실습	320시간
3. 물리치료사	물리치료사 현장실습	물리치료사 임상실습	640시간
4. 작업치료사	작업치료사 현장실습	작업치료사 임상실습	320시간
5. 치과기공사	치과기공사 현장실습	치과기공사 임상실습	160시간
6. 치과위생사	치과위생사 현장실습	치과위생사 임상실습	320시간
7. 안경사	안경사 현장실습	안경사 임상실습	320시간

비고

1. 위 표의 "인정 과목명"이란 과목 명칭에 '현장실습'이 포함되어 있지 않더라도 법 제4조제1항제1호 본문 및 같은 조 제2항제1호에 따른 '현장실습과목'으로 인정하는 과목명을 말한다.
2. 의료기사 · 안경사의 종별로 위 표의 '과목명' 또는 '인정 과목명'에 해당하는 과목을 이수한 시간의 합계가 최소 이수시간 이상이 되어야 한다.
3. 보건복지부장관은 위 표의 '과목명' 또는 '인정 과목명'에 "Ⅰ", "Ⅱ", 및 세부학습 내용 등을 추가해도 현장실습과목으로 인정할 수 있다.
4. 현장실습은 교내가 아닌 의료기관, 보건소, 치과기공소, 안경업소 등 의료기사 · 안경사의 업무 현장에서 진행한다. 다만, 치과기공사의 현장실습 장소는 치과기공소 또는 치과기공을 위한 시설 및 장비를 갖춘 의료기관으로 한정한다.

목 차

제1장 서론 17

- 현장실습에 대한 오리엔테이션 / 18
- 현장실습 일정표 / 20
- 현장실습생의 주의사항 / 21

제2장 영상의학과 25

Ⅰ. 일반촬영 · 26

1. 검사목적의 확인 / 26
2. Patient care service / 27
3. 촬영법의 재확인 / 28
4. Positioning과 환자의 협력여부와 범위 / 29
5. 장치의 조작법 / 31
6. 보조기구의 사용방법 / 33
7. CR의 기본조작 / 34
8. 각 일반촬영실의 특징 / 36

Ⅲ. 투시조영검사 · 59

1. 소화관 / 59
2. 검사방법 / 60
3. 조영제의 종류·량·농도와 용도 / 63
4. UGI 조영법 / 64
5. 상부소화관 조영법 / 70

X선 투시검사 · 85

1. 비뇨기계 / 85
2. 부인과계 조영검사 / 94
3. 기타 조영검사 / 95

Ⅲ. Computed tomography · 101

1. CT / 101
2. CT의 구성 / 104
3. CT 기초이론 / 107
4. CT의 재구성 및 기본처리/ 108
5. CT 영상 포맷 & 영상화 파라메터 / 110
6. 영상의 품질(화질) 관련인자/ 112
7. CT장치의 성능평가 / 114
8. CT의 선량표시 / 116
9. 임상 CT/ 117

Ⅳ. MRI · 127

1. 전자기의 기본원리 / 127
2. 이완(relaxtion)/ 130
3. 영상화 / 133
4. 펄스 시퀀스 / 134
5. 영상의 질 / 137
6. 인공물/ 140
7. 장치 및 안전 / 144
8. 혈관검사/ 145
9. 특수검사 / 147
10. 조영제/ 150

Ⅴ. 초음파 검사 · 157

1. 초음파 검사의 원리 / 157
2. 탐촉자의 종류 및 특징 / 159
3. 초음파 검사에서의 artifact / 164
4. 상복부 초음파 검사 / 169
5. 하복부 초음파 검사 / 180
6. 경부 초음파 검사/ 184
7. 유방 초음파 검사 / 189
8. 심장 초음파 검사 / 190
9. 초음파 영상 품질관리 / 194

Ⅵ. 혈관조영 및 중재적시술 · 197

1. 혈관조영술 / 197
2. 중재적시술 / 198
3. 혈관조영검사의 감염관리 / 198
4. 혈관조영검사실 운영 / 199
5. 혈관조영검사 중재적시술 장비 / 200
6. 조영제와 부작용 / 205
7. 영상처리 / 206
8. 혈관해부 / 208
9. 중재적시술(interventional radiology) / 213
10. 혈관계 중재적시술의 종류와 특징 / 213
11. 비혈관계 중재적시술의 종류와 특징/ 214
12. 중재적시술의 대상이되는 혈관 질환 / 216
13. 경피적 혈관형성술(percutaneous transluminal angioplasty : PTA)/ 219

심혈관계 검사 · 220

1. 심장동맥조영술(Coronary angiography) / 220
2. 심장의 위치 / 222

Ⅶ. Emergency center · 237

1. 응급질환 환자의 특징 / 237
2. 응급진료의 원칙 / 237
3. 치료의 우선순위 / 238
4. 응급의료의 분류 / 238

Ⅷ. 수술실 · 243

1. 수술 중의 검사 주의점 / 243
2. 복장 / 244
3. 수술실에서의 실습 / 244

Ⅸ. 치과대학 병원 · 245

1. 영상치의학과 검사 장비 종류 / 247
2. Panoramic radiography / 248
3. 구외 방사선 검사란? / 252
4. 구외 방사선 검사의 종류 / 252
5. 구내 방사선 검사란? / 257
6. 구내 방사선 검사 실습평, 조원 평가 / 263
7. 영상치의학과 기타 장비 / 264

제3장 방사선종양학 ………………………………………… 267

Ⅰ. 방사선치료 개요 · 269

1. 치료방침의 결정 / 269
2. 치료목적에 의한 조사분류 / 270
3. 방사선 치료방법에 의한 분류 / 271
4. 병용요법 / 271

Ⅱ. 방사선치료장치 · 276

1. 선형가속기(linac) / 277

Ⅲ. 치료계획 · 281

Ⅳ. 선량측정 및 선량계산 · 283

1. 선량계산법 / 284

Ⅴ. 원격 방사선치료 · 285

Ⅵ. 모의치료(simulation) · 286

Ⅶ. 일반치료계획 및 보조 기구 · 287

Ⅷ. 특수치료계획 · 289

Ⅸ. 치료 및 조사면 · 290

Ⅹ. 선형가속기를 이용한 치료 · 292

ⅩⅠ. 특수방사선치료 및 최신방사선치료 · 294

ⅩⅡ. 근접치료 및 품질관리 · 298

ⅩⅢ. 중요 용어 설명 · 302

제4장 핵의학 ………………………………………… 311

Ⅰ. 핵의학 현장실습 개요 · 313

1. 핵의학 현장실습 목표 / 313
2. 핵의학 현장실습 학생의 기본자세 및 일반적인 유의사항 / 314

3. 핵의학 현장실습의 교육평가 항목 / 314
4. 핵의학 현장실습 항목 / 315

II. 핵의학과의 구성과 장비 · 317

1. 핵의학과의 구성 / 277
2. 핵의학 검사장비 / 319
3. 성능 평가 및 정도관리(Quality Control) / 328

III. 방사성 의약품의 취득, 사용, 폐기 · 335

1. 방사성 의약품의 취득 / 335
2. 방사성 의약품의 사용 / 335
3. 방사성 의약품의 방사화학적 순도측정 / 336
4. 방사성 의약품의 폐기 / 337
5. 방사성 피폭감시 장치 및 방어기구의 사용 / 337

IV. 핵의학 검사 실습 · 339

1. 중추신경계 검사 / 340
2. 내분비계 검사 / 346
3. 순환기계 검사 / 352
4. 호흡기계 검사 / 360
5. 소화기계 검사 / 363
6. 비뇨기계 검사 / 369
7. 골격계 검사 / 374
8. 골수 및 면역계 검사 / 376
9. 종양, 염증 검사 / 379
10. 양전자방출 단층촬영(PET) / 384
11. 방사성의약품을 이용한 핵의학적 치료 / 388
12. *In vitro* test – 체외검사 / 390

V. 실습 REPORT · 391

00

Introduction

방사선사 윤리강령

-. 방사선사는 인간존중에 최우선하는 직업윤리를 실천해야 한다.

-. 방사선사는 심오한 학문적 연구와 발전적 기술향상을 위하여 평생교육에 힘써야 한다.

-. 방사선사는 방사선 관리의 적정을 기하여 환자에 대한 피폭선량 경감을 위하여 노력해야 한다.

-. 방사선사는 국민의료봉사를 행함에 있어 직업적 품위를 지키며 사회적 신뢰를 받기 위해 노력해야 한다.

-. 방사선사는 국민보건향상의 일익을 담당하는 전문직업인으로서 긍지를 갖는다.

현장실습지 현황

차 실습 (기간 : 년 월 일부터 월 일까지)	
실습 기관	
주 소	
전화번호	
교육 담당 방사선사	
비 고	

차 실습 (기간 : 년 월 일부터 월 일까지)	
실습 기관	
주 소	
전화번호	
교육 담당 방사선사	
비 고	

현장실습 동의서

학 과	
학 년	
학 번	
성 명	
생년월일	

상기 본인은 방사선학과 재학생으로 학교에서 지정하는 기관( )에서 실습을 실시함에 있어서 실습기간(~) 중 학생으로서 본분을 지키고 해당기관의 규율을 엄수하며 현장실습시 과학적이며 이론적인 지식의 재정립과 임상에서 시행되는 효율적인 기술을 습득할 수 있도록 열과 성의를 다하여 노력하겠습니다. 아울러 실습도중 본인의 부주의로 인한 사고에 대해서는 본인과 학부모가 전적으로 책임질 것을 확약하고 이에 보호자의 연서로 동의서를 제출합니다.

년 월 일

위 본인 : 인

보호자 : 인

__________대학교 학(총)장 귀하

현장실습생 인적사항

소　　속 :

학　　년 :

학　　번 :

성　　명 :

주민등록번호 :

주소(연락처) :

휴대폰 번호 :

전 화 번 호 :

지 도 교 수 :

학과 연락처 :

출석부

성 명	
학 번	

월 일	월 일	월 일	월 일	월 일	월 일
월 일	월 일	월 일	월 일	월 일	월 일
월 일	월 일	월 일	월 일	월 일	월 일
월 일	월 일	월 일	월 일	월 일	월 일
월 일	월 일	월 일	월 일	월 일	월 일
월 일	월 일	월 일	월 일	월 일	월 일
월 일	월 일	월 일	월 일	월 일	월 일
월 일	월 일	월 일	월 일	월 일	월 일
출 석 : ○ 결 석 : ／ 지 각 : × 조 퇴 : △					
출석( )일 / 결석( )일 / 지각( )회 / 조퇴( )회 확인자 : 인					

출석부

성 명	
학 번	

월 일	월 일	월 일	월 일	월 일	월 일
월 일	월 일	월 일	월 일	월 일	월 일
월 일	월 일	월 일	월 일	월 일	월 일
월 일	월 일	월 일	월 일	월 일	월 일
월 일	월 일	월 일	월 일	월 일	월 일
월 일	월 일	월 일	월 일	월 일	월 일
월 일	월 일	월 일	월 일	월 일	월 일
월 일	월 일	월 일	월 일	월 일	월 일
출 석 : ○ 결 석 : ／ 지 각 : × 조 퇴 : △					
출석( )일 / 결석( )일 / 지각( )회 / 조퇴( )회 확인자 : 인					

MEMO

01

서 론

현장실습에 대한 오리엔테이션

1) 영상의학팀

2) 핵의학팀

3) 방사선종양학팀

4) 심장 혈관팀

5) 치과(방사선) 파트

6) 기타

현장실습 일정표

1) 긴급연락처

- 병원 (TEL : FAX :)
- 영상의학과접수 (TEL : FAX :)
- 핵의학과 (TEL : FAX :)
- 방사선종양학과 (TEL : FAX :)
- 심장혈관센터 (TEL : FAX :)
- 대학 방사선학과 (TEL : FAX :)

2) 실습 일정 및 실습생 대기 장소

- 일반촬영 :
- 투시조영 :
- C T :
- MRI :
- 초음파 :
- 혈관조영 :
- 응급실, 병실 촬영 :
- 수술실 :
- 치과 :
- 심장혈관 :
- 핵의학 :
- 방사선종양학 :

* 청결구역에서는 전용 슬리퍼, 모자, 마스크를 착용

현장실습생의 주의사항

1. 현장실습에 대한 종합 주의사항

1) 실습목적

2) 실습시설

3) 실습내용

4) 의료 정보시스템

2. 임상 실습생과 현장실습지도 방사선사와의 관계

1) 임상 실습생의 교육을 임상 실습 교육 담당 방사선사에 주도하에 이루어지며 정해진 실습지도 원칙과 방침에 따라 지도하고, 실습생도 실습병원의 규범과 규칙에 따라야 하며 성실한 자세로 실습에 임해야 한다.
2) 임상 실습의 현장은 환자와 직접 마주치는 공간이므로 환자에게 불쾌감을 주는 언행을 엄격히 삼가 해야 한다. 또한 내 행동은 언제나 환자들로부터 주시의 대상임을 잊지 말아야 한다.
3) 임상 실습을 통해서 알고 얻은 진료 정보를 결코 누설해서는 안 된다.
4) 임상 실습 중에는 통제된 행동을 해야 하며 실수가 용납되지 않는다.
5) 임상 실습 중 방사선 피폭 경감에 노력해야 한다. 또한, 원내감염 등의 예방에 세심한 주의가 필요하다.
6) 임상 실습 중에는 실습에 충실해야 하며 개인의 건강 유지를 위해서도 노력해야 한다. 실습지도 방사선사와는 물론 의료팀 간의 커뮤니케이션과 상호 이해와 협력을 위해 노력해야 한다.

3. 기타 주의사항

「모든 방사선 의학기술은 환자에 집중되도록 한다」라고 하는 방사선 진료의 원칙은 어떤 상황에서도 먼저 전제된다. 따라서 환자에 대한 대응은 환자를 우선하는 원칙에서 벗어나서는 안 된다. 또한, 어떠한 경우라도 실습생 단독으로 환자를 촬영할 수 없으며, 환자를 실습 삼아 촬영한다거나, 실습생끼리 촬영하는 행동을 해서는 안 된다.

MEMO

MEMO

02

영상의학과

Ⅰ. 일반촬영

실습 주차 : 주차

실습 기간 : 월 일 : ~ 월 일 :

실습 장소 :

실습 주제 :

일반촬영에서는 가슴부위(흉부, 심장), 팔(상지), 팔이음부위 · 가슴우리뼈, 다리(하지), 머리뼈(두개골), 치아 · 턱뼈, 척주 · 골반, 배(복부), 뼈, 유방 등의 연부와 소아, 단층, 골밀도, 열진단법 및 병실 등의 촬영을 중심으로 견학 · 실습을 한다.

[실습내용]

1. 검사목적의 확인

- 검사를 의뢰한 의사는 무엇을 원하고 있는가?

- 어떤 정보가 필요한가?

→ 어떤 촬영을 어떠한 순서로 하는가?
(실습지도 방사선사의 지도하에 환자 care, positioning, 촬영조건설정 등 촬영의 모든 과정을 익힌다.)

2. Patient care service

- 의료인으로의 마음가짐과 태도는 어떻게 할 것인가?

- 환자와의 대화 및 효과적 communication 방법은 무엇인가?

- 환자관찰과 확인은 어떻게 할 것인가?

- Wheel chair, Stretcher, 보청기 및 목발환자의 효과적 care 방법은 무엇인가?

- 환자심리를 어떻게 파악할 것인가?

- 환자로 하여금 신뢰를 얻는 방법은 무엇인가?
  → 환자의 불안을 제거

대학병원을 찾아 진찰을 받고 있는 환자는 위독한 상태가 대부분이며 평온을 유지하고 있는 것처럼 보여도 더욱 정신적 부담을 가지고 있는 것을 이해하고 응대할 필요가 있다.

검사를 효율적으로 하기 위해서 촬영과정을 잘 설명하고 검사에 협력하도록 한다. 환자에게 불쾌감을 주지 않는 태도나 협조의 방법을 배워야 한다.

환자로부터의 검사에 관한 질문이나 상담에는 무책임한 답변을 하지 않는다.
→ 전문용어를 피하고 알기 쉽게 대답할 수 있어야 한다. 자주 질문하는 내용에 대하여 효과적으로 답변하기 위한 답변지침을 준비한다.

3. 촬영법의 재확인

• 진단학적 요구를 만족하는 양질의 영상이란?

- 올바른 positioning
- 최적한 촬영조건(물리적 인자)
- 최적의 현상조건
- 목적에 적합한 화질(사진 농도, 선예도, 대조도, 입상성)

• 모든 촬영의 체계는 아래와 같다.

1. 촬영목표(목적)

2. 촬영조건

3. Positioning

4. Center

5. X선의 입사점 및 각도

6. 촬영범위

7. 촬영영상 평가

4. Positioning과 환자의 협력여부와 범위

1) 탈의의 범위와 필요성을 설명한다.

2) 촬영에 방해되는 artifact 요소를 제거한다.

→ 헤어핀, 목걸이, 귀걸이, 의치, 반지, 습포약(cataplasm), 단추, 갈고리, 넥타이핀, 헤어밴드, 장발 등 촬영범위를 고려해서 장해음영이 될 이물질은 제거한다.

3) 어떻게 하면 보다 편안하게 촬영할 수 있는가?

→ 불안정한 자세를 피한다. 고정기구(모래주머니, 베개, 스펀지, 발포 스티로폼, 고정 밴드, wedge, angle)의 사용한다.

4) 환자에게 무리한 자세를 요구하지 않는다.

→ 환자가 취하기 힘든 자세를 요구하지 말고 무리하게 촬영하지 않고 응용자세를 적용한다.

5. 장치의 조작법

1) X선관, 테이블, 제어장치 등의 취급방법을 숙지한다.

2) 환자의 안전을 확보하여야 한다.

→ 추락에 대한 예방과 CPR 교육

3) IP cassette size를 파악한다.

14×17 inch : cm × cm

14×14 inch : cm × cm

10×12 inch : cm × cm

8×10 inch : cm × cm

※ 시작 업무점검에는 어떤 항목이 있는가?

-
-
-
-
-
-
-

4) 피폭감소를 위해 노력한다.

→ 환자, 도우미, 의사, 방사선사의 피폭경감을 위해 노력한다. 조사야를 카세트 크기 이상으로 넓히지 말고 촬영조건(재촬영을 방지) 설정에 신중을 시하고, 생식선 방어를 해야 한다.

5) 촬영조건의 설정은 적절하게 한다.

→ 관전압, 촬영거리, 관전류와 촬영시간은 물론 초점 크기와 여과판의 사용과 격자의 사용 등 촬영조건 설정에 영향을 주는 인자를 최적의 상태가 되도록 조절한다.

6. 보조기구의 사용방법

• 보조기구를 언제, 어떻게 사용하는가?

- Apron
- 고정기구
  ▸ 모래주머니
  ▸ 베개
  ▸ 스펀지 & 발포 스티로폼
  ▸ 고정밴드
  ▸ 체위지지기

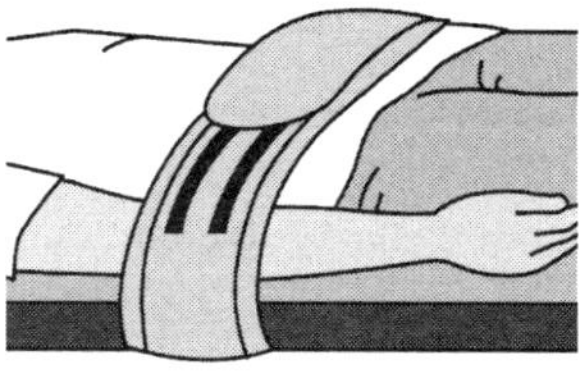

③ 환자 고정용 끈

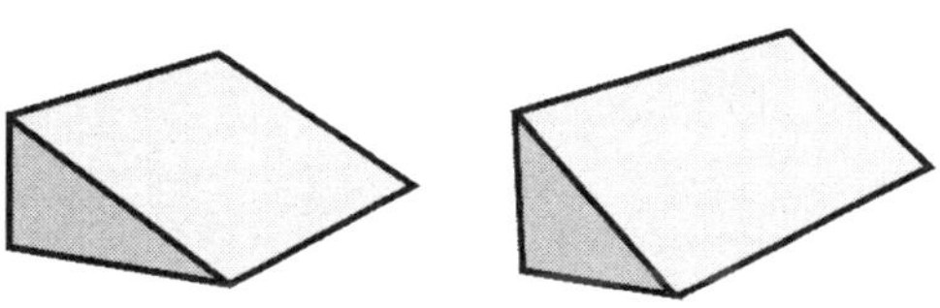

⑧ 환자 자세 보조 wedge

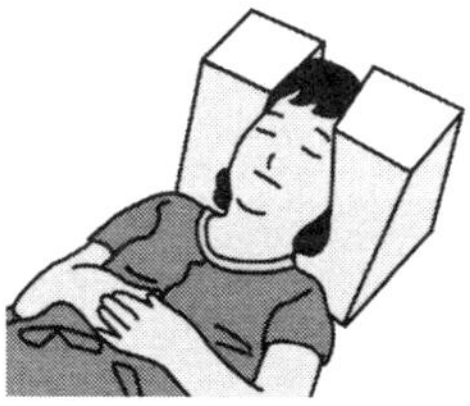

⑦ 머리 고정용 틀

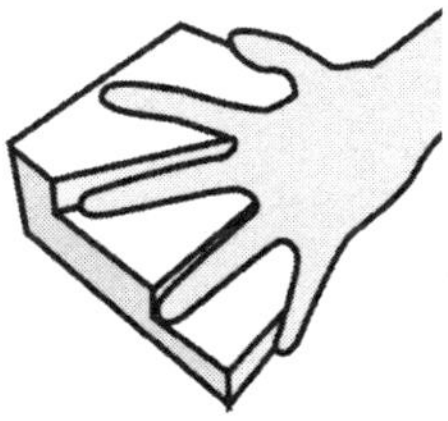

⑤ 손가락 측면자세 고정틀

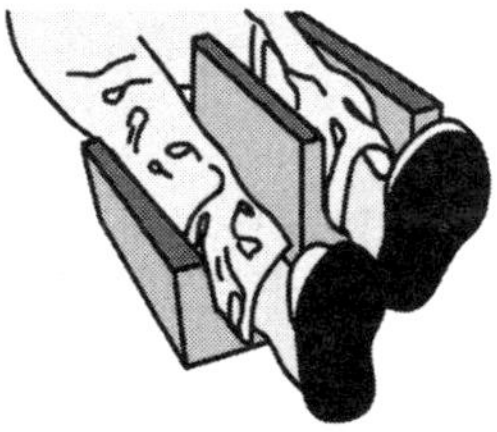

⑥ 다리 고정틀

• Filter
• Protector(생식기 및 갑상샘 포함)
• 분할용구
• 각도계
• 마크(좌 · 우, 선 · 누운 자세, 각도, 시간 등)

→ 판독하는 사람은 사진에 들어있는 정보 밖에 알지 못한다. X선 사진은 환자의 방향에 맞는 위치에서 판독한다.

실습 주차 : 주차

실습 기간 : 월 일 : ~ 월 일 :

실습 장소 :

실습 주제 :

7. CR의 기본조작

1) CR system의 기본구성 · 원리는 사전에 숙지하고 있어야 한다.

- 기본조작
  - IP(cassette) : size, 방향
  - Film의 출력 format
  - IDT : 촬영부위의 선택
  - EDR의 설정(자동, 고정, 수동)
- 해독기 : cassette 삽입방향

2) CR의 기본구성

<hard면>

<soft면>

3) CR의 화질결정인자

실습 주차 : 주차

실습 기간 : 월 일 : ~ 월 일 :

실습 장소 :

실습 주제 :

8. 각 일반촬영실의 특징

제(   )촬영실 : 신생아 · 소아(~10세) 촬영

1) 영유아 소아촬영의 특징

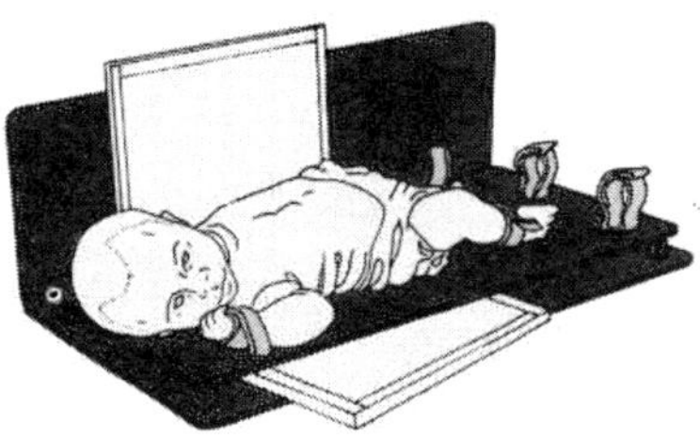

- 영유아는 움직임이 많다.
- 해부학적 특징

2) 촬영시의 주의 점

- 보호자에게 설명과 협력 요청(특히 어머니나 여성인 경우는 임신 가능성 확인)
- 보조기구의 사용
- 도우미
- 안전성을 고려
- 피폭저감

3) 촬영장치

- X선 장치 초점, 출력

4) 촬영대와 보조기구의 사용법

- 촬영대(erect, supine)
- 보조기구

5) 촬영법과 순서

- 의뢰내용의 확인
- 촬영대, 보조기구의 선택
- Positioning과 협조방법
- 협조자의 피폭방어
- 조리개와 생식선방어
- 촬영의 타이밍
- 촬영조건 : 관전압, 촬영시간, FFD, Grid 사용 시
- CR 처리

6) 영유아, 소아촬영의 특징

-
-
-
-

7) 촬영시의 유의사항(성인의 촬영과 비교)

-
-
-
-

8) 촬영장치, 촬영대, 보조기구의 특징과 사용법

-
-
-
-

실습 주차 : 주차

실습 기간 : 월 일 : ~ 월 일 :

실습 장소 :

실습 주제 :

제( )촬영실 : 다목적 검사

입원환자의 가슴 · 배부위검사 척추, 긴뼈(장골, long bone)계측검사, 휠체어 또는 침대에 의한 이동진료 환자의 검사

1) 가슴부위(흉부)촬영

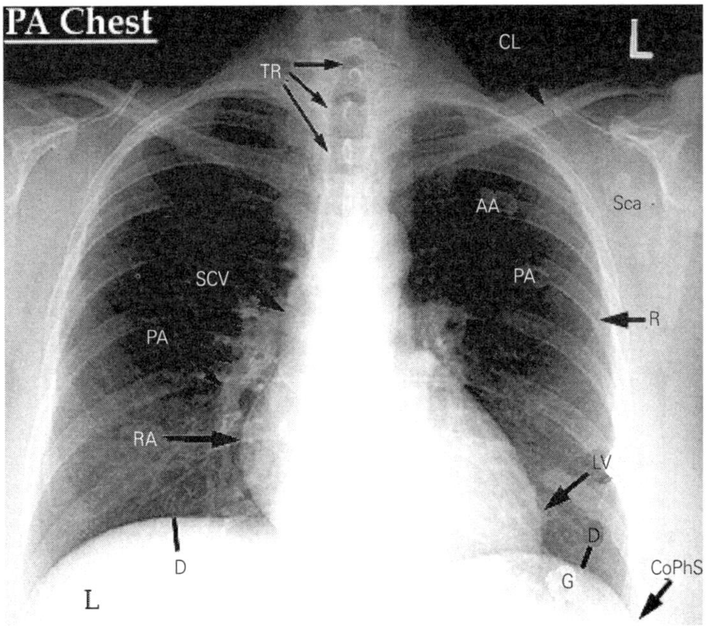

PA : Pulmonary Artery
D : Diaphragm
AA : Aortic Arch
Sca : Scapula
CoPhS : Costiophrenic Sulcus
LV : Left Ventricle
CL : Clavicle
L : Liver
RA : Right Atrium
TR : Trachea
G : Gastric Air Bubble
SVC : Superior Vena Cava
R : Rib

(1) 가슴부위(흉부) 검사 특징

※ 고관전압 검사

※ 심흡기 & 심호기 검사(inspiration & expiration)

※ 원거리 검사(180cm)

(2) Chest PA & AP

환자의 상태가 선자세에서 검사를 할 수 없을 때 Chest AP 촬영이 시행되며 허파병소의 검사에 있어서 보충적인 검사로 시행되는데 주로 이동검사가 많다.

(3) Chest 촬영에서 주의 점

① 가능한 선(erect)자세

→ 허파혈관의 충혈을 방지하고 가로막(횡격막)을 가장 낮은 위치로 이동시키기 위해 심흡기 후 멈춤 촬영

② Chest 검사 시 누운(supine) 자세

→ 배안(복강) 내의 장기와 가로막(횡격막)이 위쪽으로 이동, 가슴우리(흉곽)내의 장기가 압박되며, 허파야가 최대로 확장되는 것을 방해한다.

③ Chest 검사 시 왜곡

→ 후전자세(PA)에서 약간의 회전이 되었음에도 심장에 있어서는 현저한 왜곡을 초래한다.

④ Apex를 빗장뼈(쇄골) 위로 나타내기 위한 자세

→ 양측 어깨에 힘을 빼고 양측 어깨를 충분히 detector에 밀착시킨다.

⑤ 심흡기(inspiration) 검사 시

→ 환자에게 좌상(strain)이 없으면 폐 안의 공기량은 첫 번째 호흡시기보다 두 번째 호흡시기에 많아진다(비만형 환자일 때 적용하면 매우 효율적이다).

⑥ 공기가슴증(기흉, pneumothorax)

→ 공기가슴증이 의심 될 때 흡기 때의 X선 사진에서 뚜렷하지 않게 나타날 수 있는 가슴안(흉강)에 있는 적은 양의 유리공기(free air)를 확실히 나타내기 위해 심흡기 때와 심호기 때 두 번 검사한다.

Erect로 검사 한 chest PA 영상에서(아래사진) 가로막(횡격막) 바로 아래 초승달 모양으로 가스 음영이 보이는 경우가 있는데, 이것을 자유롭게 돌아다니는 air라 해서 free air라 한다.

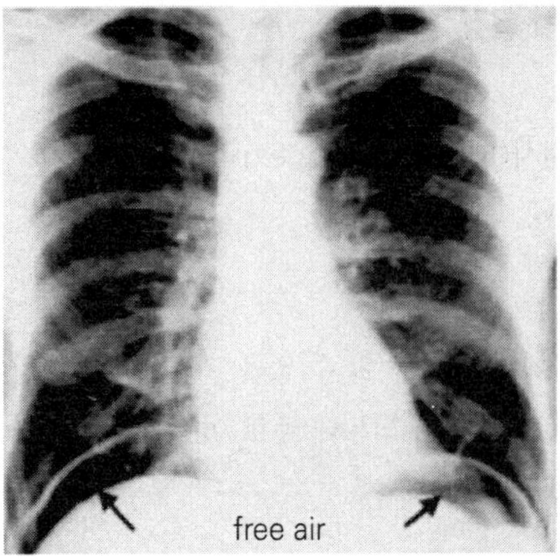

Free air가 발생하는 이유를 알아본다.

⑦ **FFD 180cm**

→ 심장음영의 확대를 줄이고 섬세한 폐구조의 선명한 윤곽을 얻을 수 있다.

⑧ **생식샘 차폐**

→ 환자의 생식샘, 특히 임신여성과 가임여성의 생식샘은 방어용 기구로 방사선을 차폐해 주어야 한다.

(4) 검사 시의 유의할 점

- 목적의 확인
- 환자의 상태 파악
- 장해음영의 제거
- Positioning
- 호흡정지
- Exposure time

(5) 침대 또는 휠체어 환자의 검사법

Supine, Sitting, AP에서의 검사

(6) 가슴부위(흉부)검사법

- 정면 P-A(원칙적으로 erect position)
- Lt. lateral, Rt. lateral
- Both oblique(RAO, LAO)

- Supine 정면
- Lateral decubitus(흉수, 기흉)
- 허파꼭대기(폐첨) 검사

(7) 검사조건

관전압(고관전압 검사), 부가 필터

(8) CR 처리

Standard, HQ

2) 복부촬영

- 목적의 확인 - 복부단순 또는 KUB
  상복부 또는 하복부
- Erect or supine - 장치선택
- Positioning
- 호흡방법

3) 긴뼈(장골, long bone)계측검사 : 척추뼈, 팔, 다리 검사

(1) 목적의 확인

- Erect인가, supine인가, 정면인가, 측면인가
- 중간 position, 좌우 flexion, 전후 flexion
- 장착기구의 유무

(2) 검사준비(cassette 준비)

- Cassette 선택, IP size와 매수
- 출력 format, EDR의 선택

(3) 검사법

- 검사범위의 확인
- Positioning
- 생식선 방어

(4) Image processing

Record 1. 가슴부위(흉부)검사

(1) 검사 시의 유의점

•

•

•

•

(2) Bed 또는 wheelchair의 환자검사

•

•

•

•

(3) 가슴부위검사법

•

•

•

•

(4) 검사조건의 특징

•

•

•

•

Record 2. 복부검사의 주의점

Record 3. 긴뼈(long bone)계측검사 : 척추뼈, 팔, 다리 검사의 유의사항

실습 주차 :　　주차

실습 기간 :　　월　　일　　:　　~　　월　　일　　:

실습 장소 :

실습 주제 :

제(　　)촬영실 : 가슴부위전용검사실

• 외래, 입원환자의 erect 가슴부위전용검사실

FCR9501(HQ)과 X선관의 자동 isoc entering 기구(2조)

1) 검사업무의 흐름을 이해

• 조작실에서의 작업

RIS 단말의 조작 → IDT의 조작

• 환자 호명과 본인 확인

• 탈의 유도/검사복 착용

• 장해음영의 제거

• 크기의 선택

• Positioning

• 호흡정지

• 검사 이후의 지시

2) 검사의 약속사항

3) 촬영법의 이해와 실천

① 가슴부위촬영법의 습득

- Positioning
- X선 중심점은 어디인가?

② 응용편

- 앉은 자세(sitting)의 촬영 활동
- 위팔(humerus)을 들어올리기 어려운 사람의 촬영

4) 가슴부위촬영의 순서

•

•

•

•

•

•

•

5) 정면상 심장대혈관 음영

Rt. 제1궁 : 상행대동맥 ㉿신 오름대동맥(ascending aorta)
Rt. 제2궁 : 우심방 ㉿신 오른심방귀(right atrium)

Lt. 제1궁 : 대동맥궁 ㉿신 대동맥활(aortic arch)
Lt. 제2궁 : 폐동맥(간) ㉿신 허파동맥(줄기, pulmonary trunk)
Lt. 제3궁 : 좌심방 ㉿신 왼심방귀(left atrium)
Lt. 제4궁 : 좌심실 ㉿신 왼심실(left ventricle)

실습 주차 : 주차

실습 기간 : 월 일 : ~ 월 일 :

실습 장소 :

실습 주제 :

제( )촬영실 : Bone을 중심으로 전신검사

① 환자의 호명과 실명확인

② 탈의, 장해물의 제거

③ 검사부위의 확인

→ 의사의 의뢰목적, 검사부위의 확인

④ IP size의 선택과 설정

→ 검사범위는? 분할이 가능한가? 머리까지 세밀한 정보가 필요한가?

⑤ Grid의 사용유무

→ 검사부위의 두께와 선질을 고려한다.

⑥ 검사거리의 설정

⑦ 입사각도의 설정

⑧ Positioning

→ 좌우대칭검사(비교를 위해서), 구도, 구성, marker의 방향

⑨ 고정 → 불안정한 자세를 피한다.

⑩ 검사조건의 설정

⑪ X선 조사 시 → 환자로부터 눈을 멀리하지 않을 것

⑫ 종료, 환자 퇴실 유도

검사 순서를 스스로 기록해 보도록 한다.

1.

2.

3.

4.

5.

6.

7.

8.

9.

10.

11.

12.

실습 주차 : 주차

실습 기간 : 월 일 : ~ 월 일 :

실습 장소 :

실습 주제 :

제( )촬영실 : 골밀도검사

1) 골밀도검사실(골염정량실)

(1) 검사의 순서를 이해한다.

① 전회(old study)의 검사부위 및 결과 확인

② 환자의 호명과 실명 확인

③ 탈의 및 장해물 제거 지시

④ 검사부위 확인

→ 의사의 의뢰목적 확인

⑤ Positioning

⑥ 환자의 고정

⑦ 검사 parameter 설정

⑧ X선 조사

⑨ 종료 · 환자 퇴실 유도

⑩ 골밀도의 해석

(2) 검사 전 확인사항

조영제를 사용하는 검사가 있는 환자는 그 검사를 시행하기 전에 골밀도 검사를 시행하고, 이미 조영제를 사용하여 검사를 시행한 환자는 조영제가 다 배설되고 난 이후 골밀도 검사를 시행한다.

검사 부위에 수술 후 방사선 흡수에 영향을 미치는 금속성 보조기구 등을 삽입한 환자의 경우 정확한 골밀도 수치를 얻을 수 없으므로 검사를 시행할 수 없다.

(3) 검사 전 준비사항

환자의 키와 몸무게를 측정한다.

환자에게 검사에 방해가 되지 않는 범위에서 탈의 장해물을 제거하거나 검사복으로 갈아입도록 안내한다.

(4) 환자자세

• L-spine AP

환자는 검사 table 위에 바로 누운 자세로 하고 무릎을 최대한 구부리거나 보조기구 위에 다리를 올려 허리뼈활(요추만곡)을 최대한 줄여 허리를 table에 밀착시킨다. L-spine이 충분히 포함되도록 laser beam으로 center 위치를 조절한다.

• Femur

환자는 검사 table 위에 바로 누운 자세가 되게 하고 검사 부위의 방향을 확인한다. 검사 쪽 발을 약 5° internal rotation 시켜 hip을 true AP가 되도록 한다. Femur의 neck과 head가 충분이 포함되도록 laser beam center 위치를 조절한다.

(5) 골밀도 검사의 특징

• 검사부위와 방법 · 유의사항

• DEXA법과 pQCT법의 이해와 대비

• 골밀도 검사를 필요로 하는 질환

실습 주차 : 주차

실습 기간 : 월 일 : ~ 월 일 :

실습 장소 :

실습 주제 :

제( )촬영실 : 유방검사실

1) 기본 유방검사법

(1) 상하방향 촬영법(craniocaudal projection : CC)

① 검사방법

환자의 유방을 들어 올려 유방아래주름에 detector가 위치하도록 하고 유방조직을 위에서 아래로 압박한 후 촬영한다.

② 평 가

- 유두가 유방 중앙에 측면상으로 나와 유두 윤곽 전체가 관찰되어야 한다.
- 내측 유방 조직이 충분히 포함되어야 한다.
- 유방 후방 지방(retromammary fat)이 많이 포함되어야 한다.
- 피부의 겹침과 주름이 없어야 한다.

(2) 내외 사방향 촬영법(mediolateral oblique projection : MLO)

① 검사방법

환자를 detector 옆으로 서게 하고 환자의 큰가슴근(대흉근) 각도에 따라 30~60° 사이에서 detector의 각도를 일치시키고 유방조직을 안쪽에서 바깥쪽으로 압박한 후 촬영한다.

② 평 가

- 큰가슴근이 대칭되어 역삼각형으로 보이고 외연이 볼록하거나 직선으로 보여야 한다.
- 큰가슴근의 아래끝(하단)은 유두 후방선과 같거나 더 아래로 보여야 한다.
- 유방 아래로 다른 부위의 쳐짐이 없어야 한다.
- 유방 아래주름이 포함되어야 한다.
- 신체의 다른 부분이 유방을 가리지 않아야 한다.

- 피부의 겹침과 주름이 없어야 한다.
- 유두는 측면상으로 유두 윤곽 전체가 관찰되어야 한다.

2) 기타 추가 검사법

(1) 내외(외내)방향 촬영법

Mediolateral projection:ML

Lateromedial projection: LM

① 검사방법

X-선관을 90° 회전시켜 환자의 유방조직을 안쪽(바깥쪽)에서 바깥쪽(안쪽)으로 압박한 후 촬영한다.

② 평 가

- 보고자 하는 병소의 위치가 충분히 포함되어야 한다.
- 유방이 아래쪽으로 쳐짐이 없어야 한다.
- 유두는 측면상으로 유두 윤곽 전체가 관찰되어야 한다.

(2) 부분 압박 촬영법(spot compression : S)

① 검사방법

유두를 기준으로 검사 부위를 표시한 후 부분 압박판을 이용하여 기본 촬영법에 따라 촬영한다.

② 평 가

- 병소 부위가 부분 압박판 안에 정확하게 포함되어야 한다.
- 병소 부위 압박이 제대로 이루어져 병소가 선명하게 나타나야 한다.

(3) 확대 촬영법(magnification : M)

① 검사방법

유두를 기준으로 검사 부위를 표시한 후 확대 압박판과 tray를 장착하여 유방을 압박한 후 촬영한다.

② 평 가

- 보고자 하는 부위가 충분히 포함되어야 한다.
- 환자의 움직임으로 영상이 흐려지지 않아야 한다.

(4) 외측강조 상하 촬영법(exaggerated craniocaudal projection : XCCL)

① 검사방법

기본 상하방향 촬영법과 같은 자세로 조정하고 환자의 몸을 약간 회전시켜 외측 유방조직을 위에서 아래로 압박한 후 촬영한다.

② 평 가

• 유방 외측이 충분히 포함되어야 한다.

(5) 유곡 촬영법(cleavage method : CV)

① 검사방법

양쪽 유방의 유방아래주름을 들어 올려 가능한 앞으로 당겨 위에서 아래로 압박한 후 촬영한다.

② 평 가

• 양쪽 유방사이가 충분히 포함되어야 한다.
• 노출조건을 적절히 이용해 영상의 농도가 적당해야 한다.

(6) 접선 촬영법(tangential projection : TAN)

① 검사방법

기본촬영 상에서 나타난 병소 부위 피부에 BB marker를 부착하고 BB marker에 접선이 되도록 유방 조직을 압박한 후 촬영한다.

② 평 가

• BB marker는 정확히 피부 표면에 묘사되어야 한다.
• 영상에서 병소가 제대로 묘사되어야 한다.
• 영상에서 병소가 제대로 묘사되어야 한다.

(7) 보강첨가물 분리 촬영법(implant displacement : ID)

① 검사방법

유방조직의 위, 아래를 동시에 잡고 첨가물을 뒤로 밀면서 유방조직만 앞으로 당겨 기본 촬영법에 따라 검사한다.

② 평 가

• 첨가물과 유방조직을 충분히 분리시켜야 한다.
• 가능한 많은 유방 조직을 포함시켜서 충분히 압박해야한다.

3) 유방촬영의 목적

미소 석회화(micro calcification)와 종류의 검출

- **Screening 유방촬영 :**

- **Diagnostic 유방촬영 :**

4) 촬영이 어렵다(유방촬영의 특성)

피사체 대조도의 저하

→ 방지법은?

5) 화질을 좌우하는 인자

(1) 장치

- X선관

양극 · 방사창 · 부가필터의 재질

→ 재질의 선택과 X선 spectrum

관전압

초점 size

- 압박기구(왜 압박이 필요한가?)
- 산란선 제거(grid 밀도)
- 자동노출기구(AEC)
- FFD

(2) 기록계와 현상처리

왜 편면유제 system인가?

암실작업

(3) Positioning MLO, CC, ML

→ blinder area란?

(4) 품질관리(QA & QC)

(5) 기타 확대 spot 촬영(magnification view & cone view)

6) 유방암의 증상

7) 유방촬영장치의 구성

8) 압박의 중요성

9) 유방 영상의 기호 및 표지사항

10) 장비의 정도 관리

(1) 매 일 :

(2) 매 주 :

(3) 3개월 :

(4) 6개월 :

(5) 1년 :

Record 1. 유방촬영의 목적

Record 2. 유방촬영 시의 주의사항

Record 3. 화질을 좌우하는 인자

(1) 장치

•

•

•

•

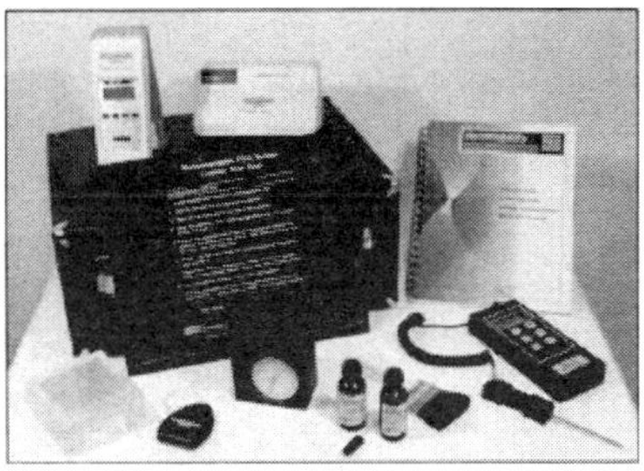

(2) 기록계와 현상처리

•

•

•

(3) Positioning(MLO, CC, ML)

•

•

•

(4) 품질관리(QA & QC)

•

•

•

(5) 기타 확대 spot 촬영(magnification view & cone view)

•

•

•

•

•

•

(6) Special study

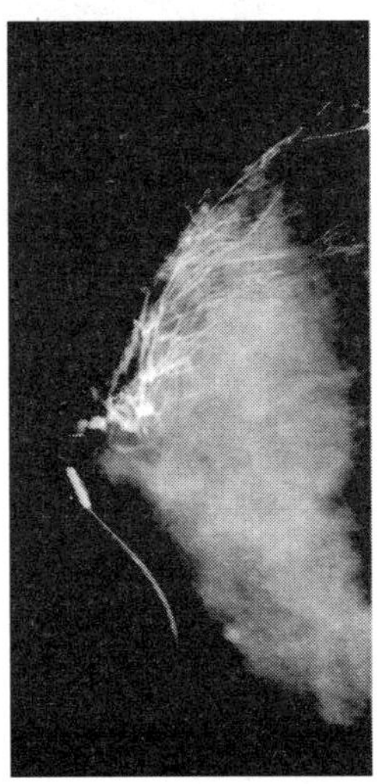

Galactography

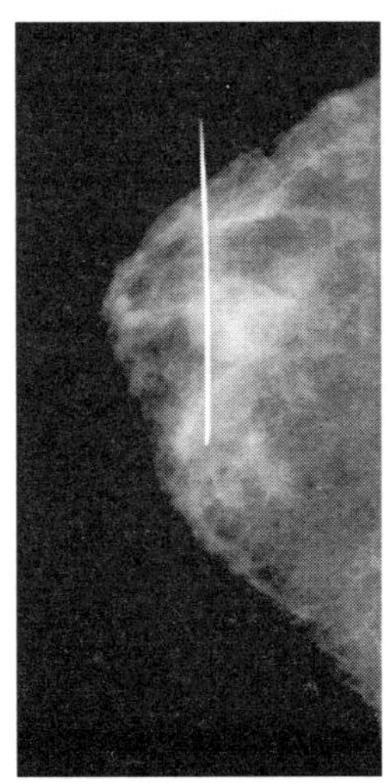

Localization

Ⅱ. 투시조영검사

실습 주차 : 주차

실습 기간 : 월 일 : ~ 월 일 :

실습 장소 :

실습 주제 :

1. 소화관

1) 검사목적

→ Routine 검사가 정밀검사인가?

소화관의 검사는 전처치, 검사방법, 조영제의 농도량 등이 다르기 때문에 상부 소화관(식도·위·십이지장)·소장·하부소화관(대장)으로 나누어서 생각할 필요가 있다.

→ 소화관에는 전형적인 촬영법이 있으나, 그것이 전부가 아니다.

정밀검사의 경우 임상소견(병소의 유무)을 확실히 알 수 있는 사진을 촬영하는 것이 최대의 목적이다.

→ 이 검사는 기본적으로 투시검사이다.

이 검사는 기본적으로 투시검사이므로 짧은 투시시간에서 병변을 인식할 수 없으면 안 된다. 촬영은 2차적으로 생각해야 한다.

2) 검사항목

- 월 : 상부 소화관(UGI), 하부 소화관
- 화 : 문합부 및 기타 조영 검사
  하부 내시경
- 수 : 상부 소화관(UGI), 하부 소화관
  하부내시경, ERCP
- 목 : 소아 조영 검사, 하부 내시경
  ERCP

- 금 : 상부 소화관(UGI), ERCP
  하부내시경

→ 문합부 및 기타 조영 검사는 수시로 한다.

2. 검사방법

1) 전처치

- 검사 전날 저녁은 지방질이 없는 유동식으로 하고 검사 당일은 금식한다.
- 물의 섭취는 작은 용종, 궤양을 진단하는데 장애 요소이며, 흡연은 타액과 위액 분비를 촉진시키므로 흡연을 삼가 한다.
- 대장검사를 먼저 하였을 경우에는 대장 검사 한 다음 최소한 3~4일, 경과 한 후 단순촬영을 시행 한 후 검사여부를 결정한다.

2) 상부소화관(식도·위·샘창자(십이지장))

식도조영검사(Esophagography) 단일조영검사법(single contrast method)과 이중조영검사법(double contrast method) 확인한다.

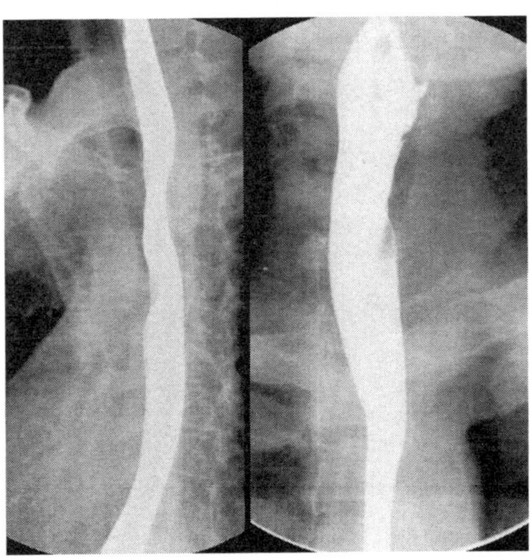

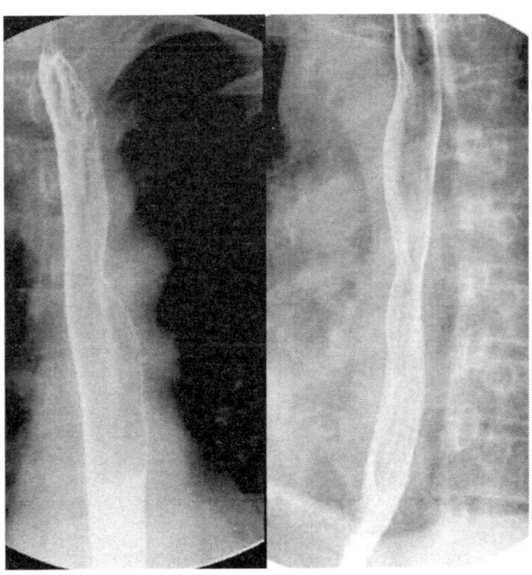

위장조영검사(U.G.I) 검사 방법을 확인한다.

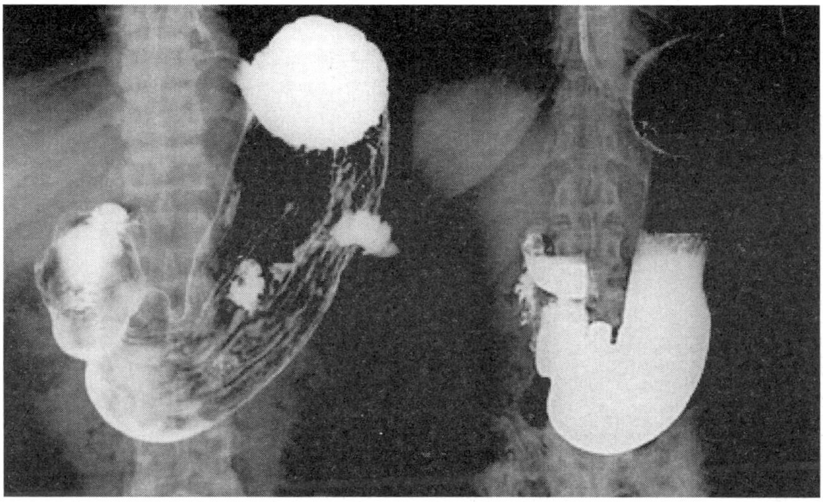

샘창자 조영검사법(Duodenography)의 해부학적 위치를 확인한다.

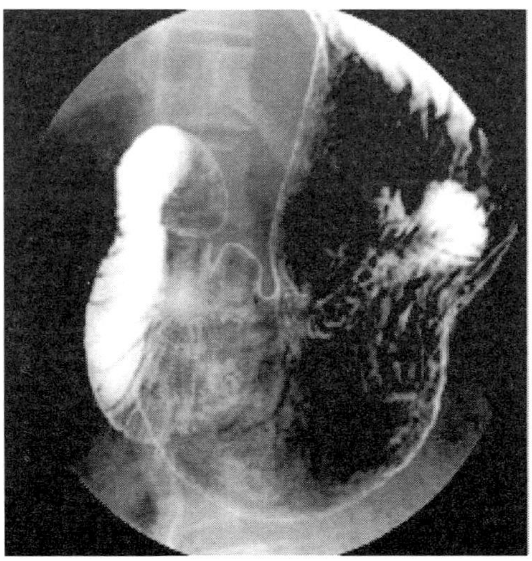

3) 소장조영검사 (small intestine)

소장조영검사의 검사 방법을 확인한다.

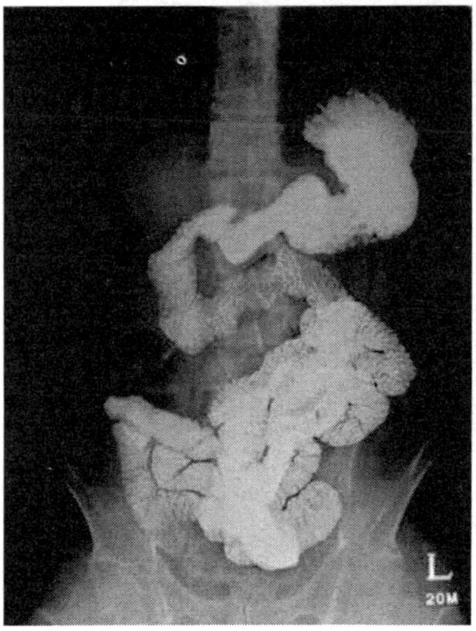

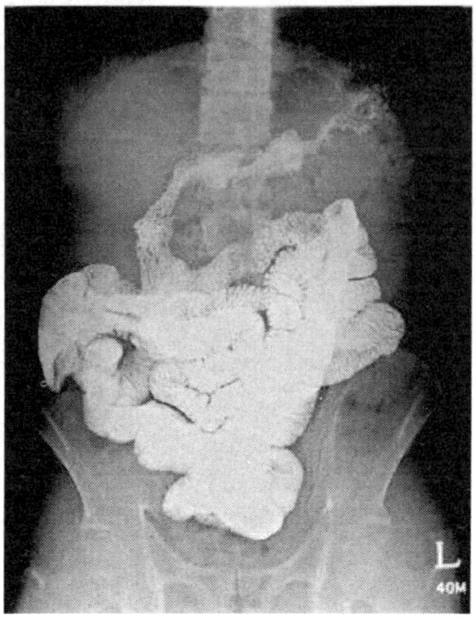

4) 큰창자조영검사 (large intestine)

큰창자조영검사의 검사 방법을 확인한다.

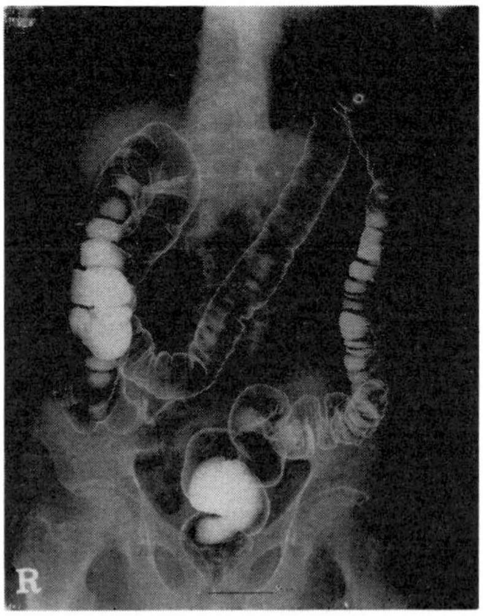

3. 조영제의 종류·량·농도와 용도

1) 황산 barium 제제($BaSO_4$)

- 농도(W/V %)는?

- 소포제(액)은?

2) 요오드계 조영제

3) 부스코판, Glucagon

4) 발포제

5) 후처치

Barium으로 인한 변비가 생길 수 있으므로 물을 많이 마시게 한다.

→ 해부를 잘 이해할 것!

실습 주차 : 주차

실습 기간 : 월 일 : ~ 월 일 :

실습 장소 :

실습 주제 :

4. UGI 조영법

1) 체위는?

(1) Erect position(선 자세)

바륨으로 충만 된 위장의 크기, 형태, 주위 장기와의 관계 등을 파악한다.

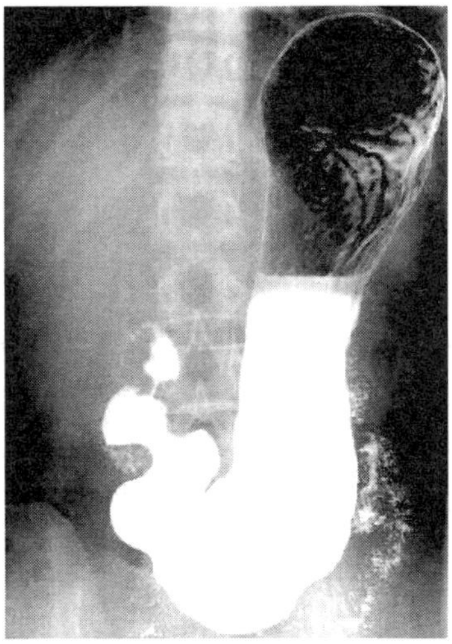

(2) Supine position(바로누운자세)

Barium이 위저부는 충만상을 관찰하며, 위몸통(위체부), 날문부(유문부), 샘창자(십이지장)는 이중조영상을 관찰할 수 있다.

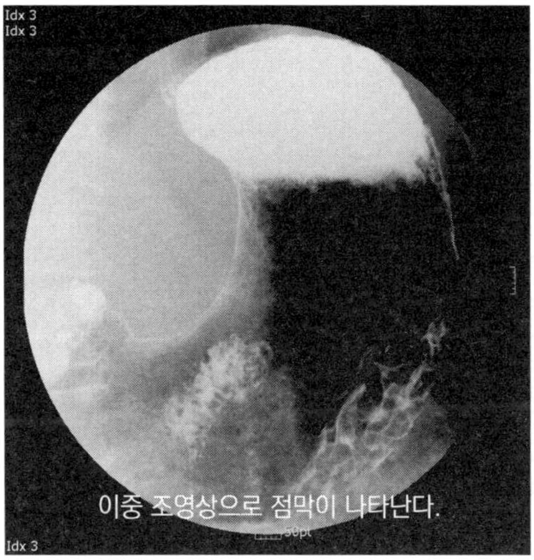

(3) Prone position(엎드린 자세)

바륨이 위벽 전체에 충만 되어 위가쪽의 변화가 선자세 촬영상보다 우수하다. 위저부의 이중 조영상, 위체부-유문부, 십이지장의 충만상을 볼 수 있다. 십이지장 병변이 있을 때 충만 불량 상태가 잘 나타난다.

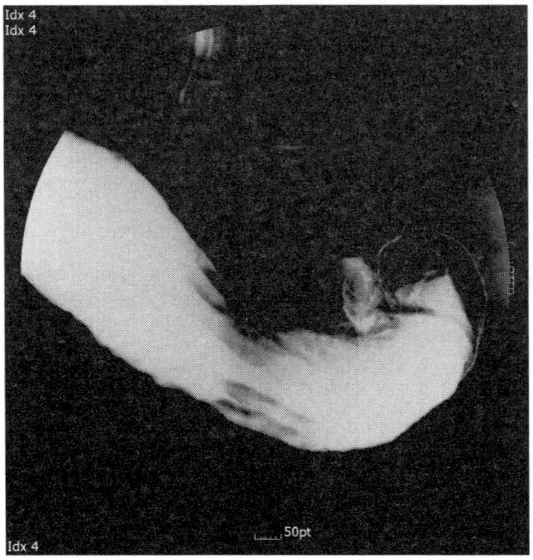

2) 이중조영법

아래사진은 조영제와 공기의 이중 조영 영상이다.

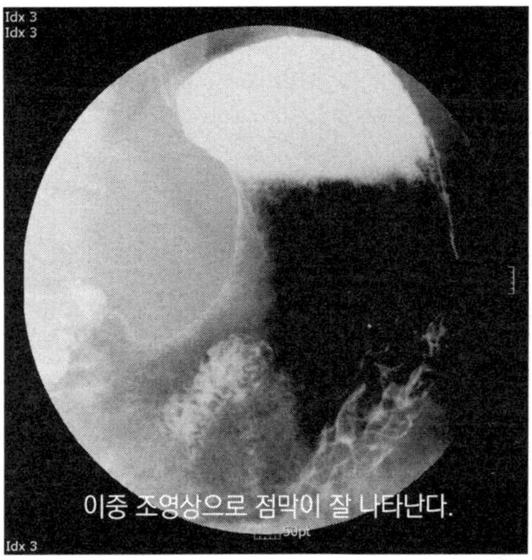

3) Spot 촬영법(촬영 관심부위의 부분 이미지)

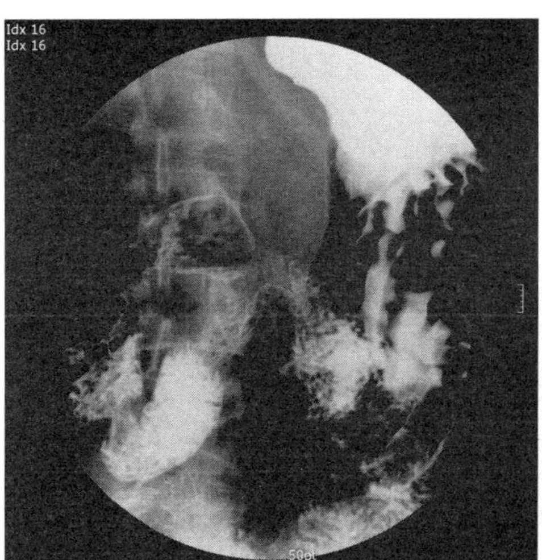

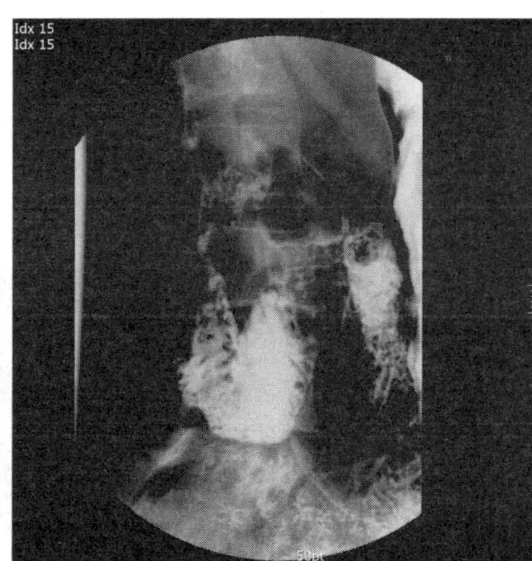

4) 충만법(조영제만으로 나타난다)

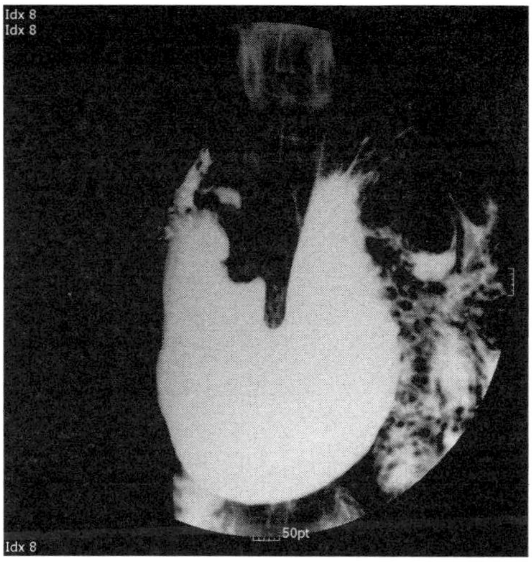

5) 압박법(위의 주름 압박)

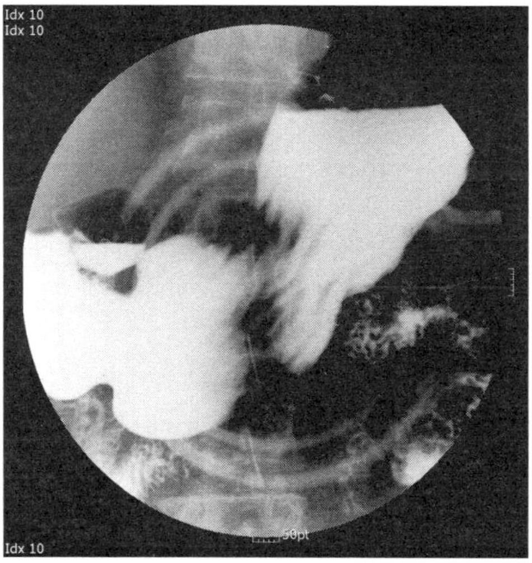

6) 자동노출기구

7) 장치구성(DR, I.I, CCD를 포함)

8) 방사선사·의사·간호사의 역할

9) 환자의 안전 확인, 장치의 업무 개시점검

→ 안전을 확보하기 위하여 어떻게 하는 것이 필요한가?

- **장치측면 :**

- **피폭관리측면 :**

- **지시의 측면 :**

실습 주차 : 주차

실습 기간 : 월 일 : ~ 월 일 :

실습 장소 :

실습 주제 :

5. 상부소화관 조영법(routine 검사)

1) 전처치

- Esophagography

- UGI

- SBS

2) 조영제

3) 상부소화관 조영순서

- Pathway of food through the digestive tract
- food enters the oral〉oral cavity〉pharynx〉stomach〉duodenum〉jejunum〉ileum〉cecum〉ascending colon〉transverse colon〉descending colon〉sigmoid colon〉rectum〉anus〉leave the body
  - ① esophagus
  - ② stomach
  - ③ duodenum
  - ④ jejunum
  - ⑤ ileum
  - ⑥ cecum

4) 촬영체위에 따른 특징

예 : Erect 정면 충만상은 위각부, 위의 형태·변연의 상태 등을 관찰한다.
위의 정면과 홈의 정면과는 아무리해도 일치하지 않는다.

(1) Erect 정면 충만상

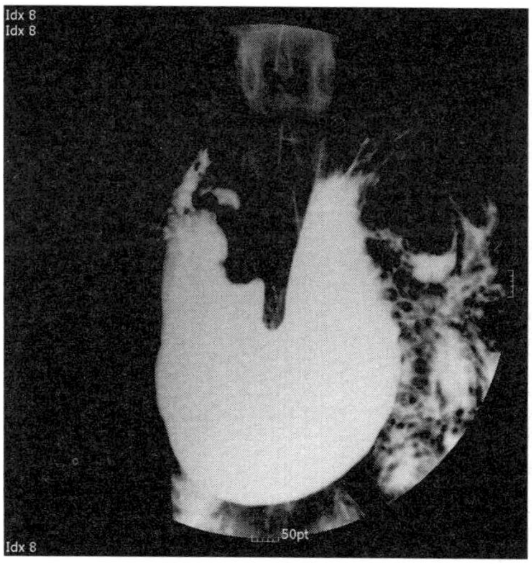

(2) Prone Position(엎드린 자세) 충만상

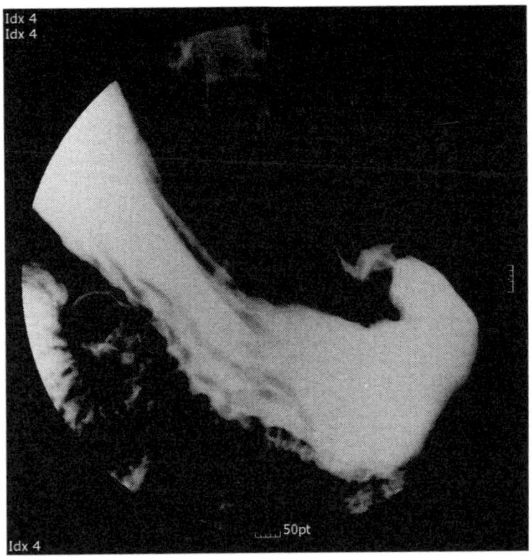

Barium이 stomach 전체에 고루 퍼짐으로 인해 위전벽의 병변이 관찰된다.

(3) Supine position으로 촬영하는 정면 이중조영상

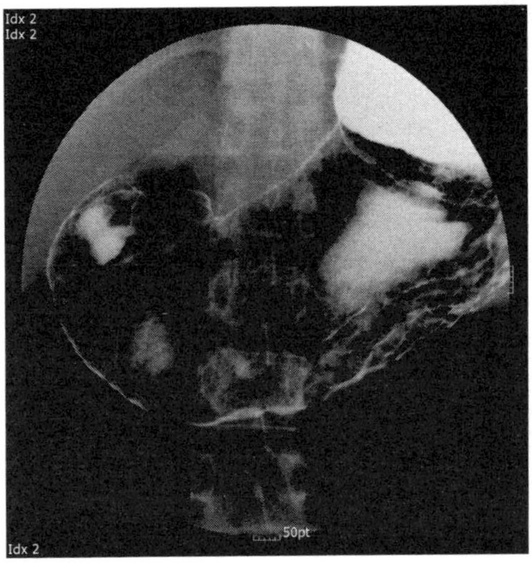

Barium이 stomach의 fundus에 차게 된다. 이런 이유로 gastric body와 antrum은 음성조영제인 발포제와 barium에 의해 후벽에 점막상이 나타난다.

(4) Supine position RPO 이중조영상

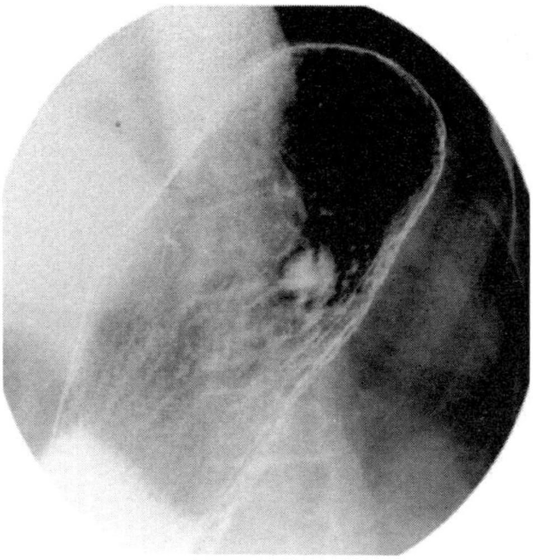

환자를 45° 거상 시 위 몸통(stomach body double contrast) 상부 이중 조영상과 함께 식도-위 접합부(Esophagogastric Junction)가 관찰된다.

(5) Supine position(바로누운자세) LPO 이중조영상

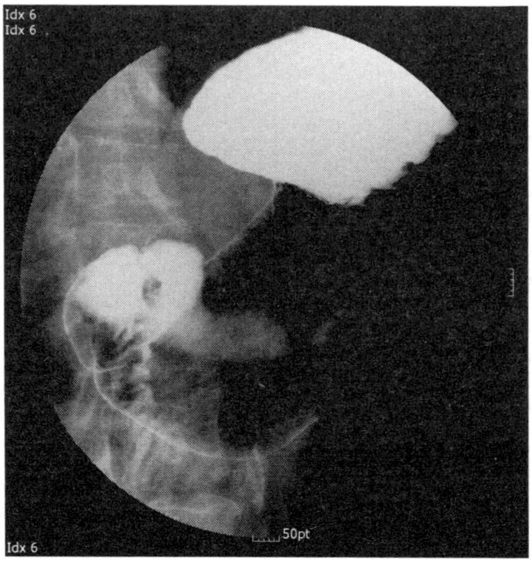

Barium이 fundus에 가득 차게 되고 stomach body와 antrum이 double contrast로 보인다. 또한 duodenum의 각 부분도 stomach body와 겹침 없이 잘 관찰된다.

(6) Semi-erect LPO 이중조영상

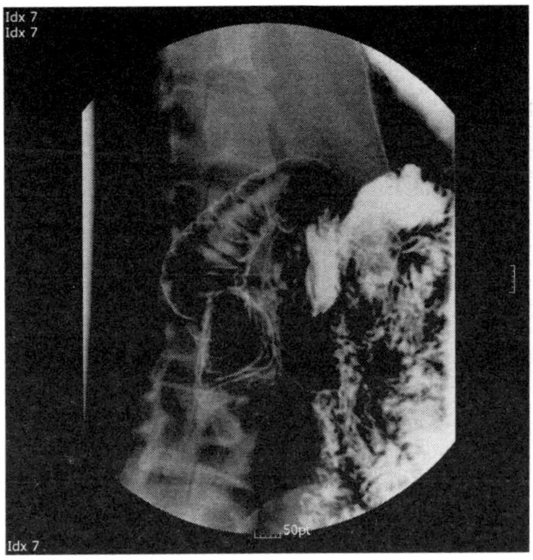

LPO자세로 하고 테이블을 세우면서 duodenal bulb를 포함한 C-loop가 최대로 팽창되었을 때를 포착한다. diverticulum의 관찰이 용이하다.

(7) 역경사 LAO 이중조영상

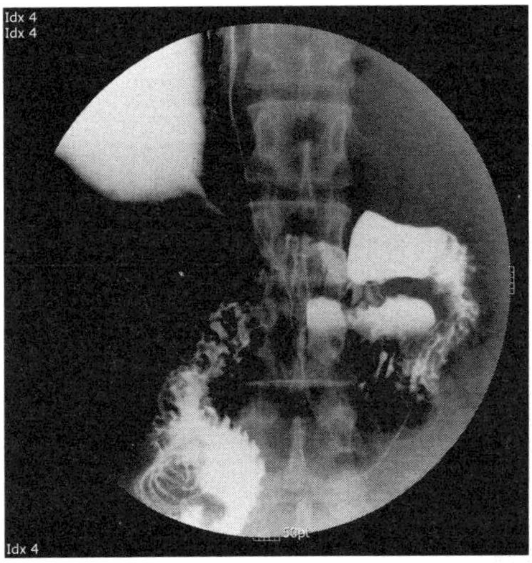

테이블의 각도를(-20°~-30°)를 취하게 하여 전벽 이중조영 촬영을 한다. 이 때 엉덩이를 살짝 들게 하고 흡기나 호기상태에서 선택하면 더욱 좋은 영상을 획득할 수 있다(→ 전벽의 위작은고랑이 섬세하게 나타난다).

(8) 선자세(입위, Erect position) 압박상

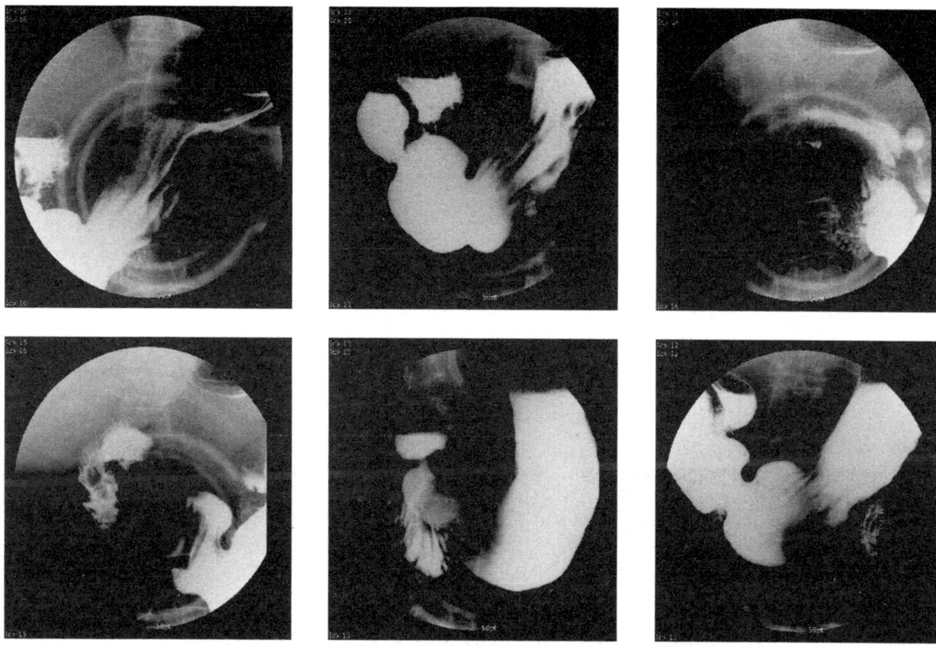

위몸통(상), 위몸통(중), 위몸통(하), 날문앞천정(유문전정), 날문방(유문동), 샘창자팽대부(십이지장구부) 등에 압박을 가한다.

→ 미소 위암(직경 5 mm 미만)을 찾는데 중요한 역할을 하며, 이중조영상에서 어려운 병변 표면의 모습을 잘 알 수 있다.

실습 주차 : 주차

실습 기간 : 월 일 : ~ 월 일 :

실습 장소 :

실습 주제 :

5) 작은창자(소장)조영법

(1) 저긴장성 샘창자(십이지장) 조영법

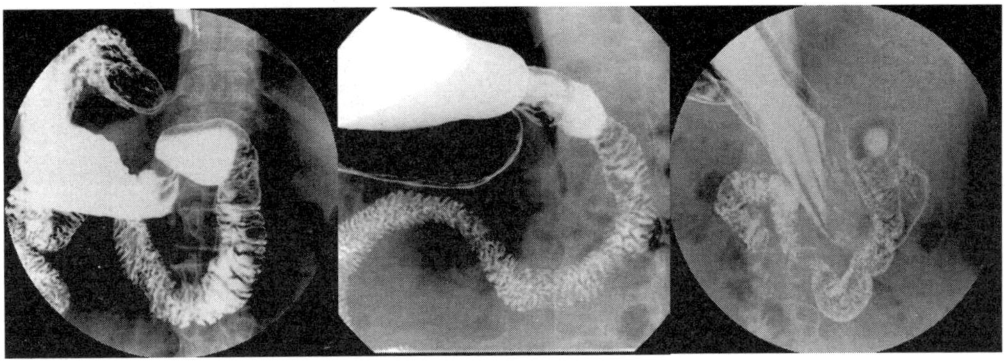

- **검사목적**

- **전처치**

- **조영제**

- **금기증**

• **검사방법**

(2) 고위관장법(enteroclysis)

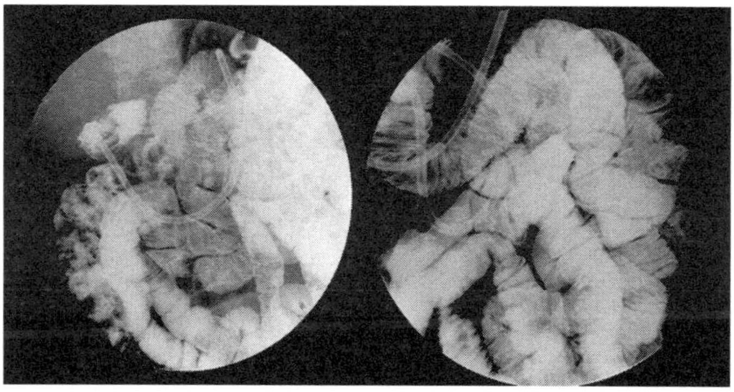

• **검사목적**

• **전처치**

• **조영제**

• **금기증**

• **검사방법**

(3) 경튜브법(M-A tube method or intubation examination)

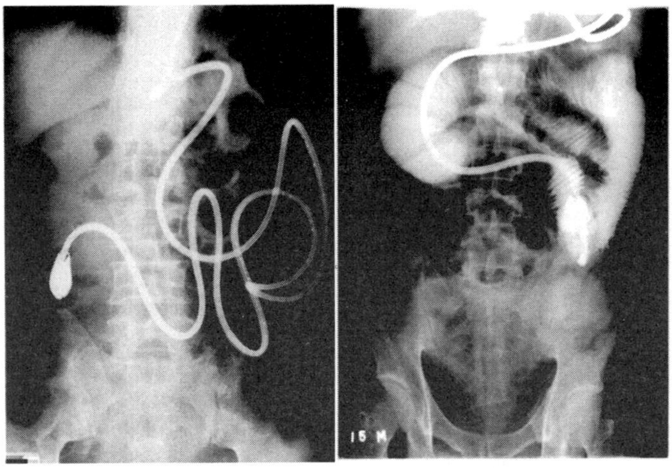

• 검사목적

• 전처치

• 조영제

• 금기증

• 검사방법

6) 큰창자(대장)조영법

단일조영검사법(single contrast method)과 이중조영검사법(double contrast method) 확인한다.

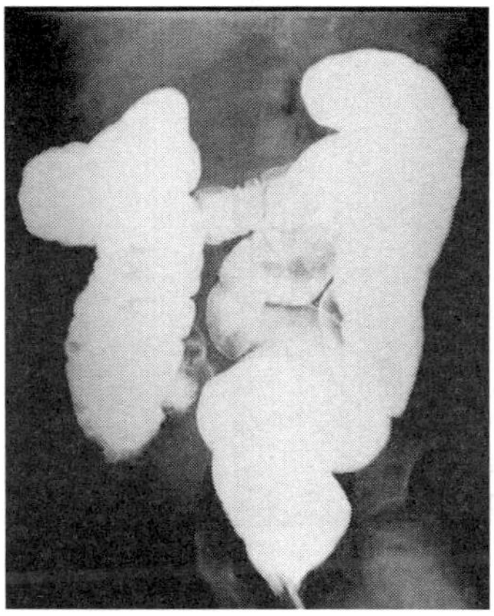

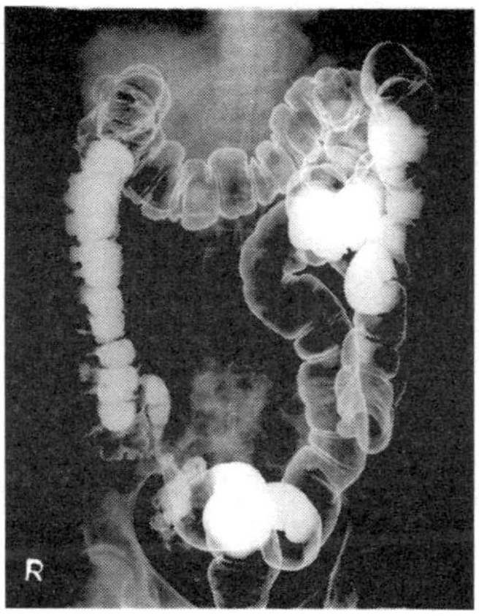

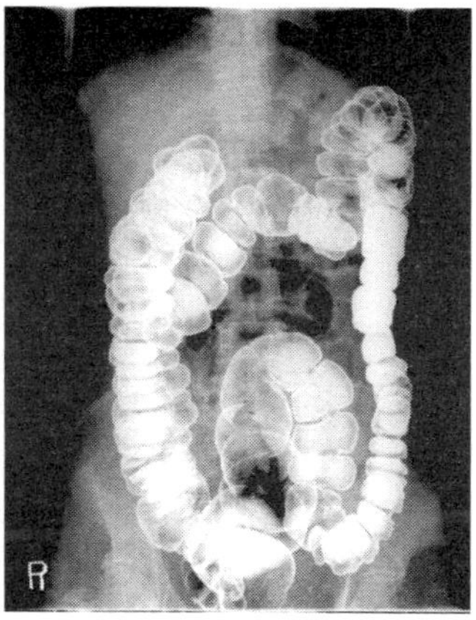

- **검사목적**

- **전처치**

- **조영제**

- **금기증**

- **검사방법**

(1) 대장통과시간측정검사(Colon transit time study. CTTS)

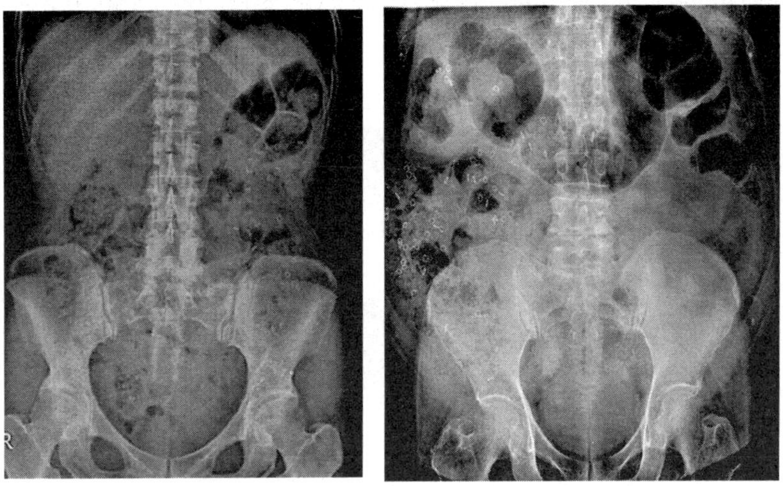

• 검사목적

• 전처치

• 조영제

• 금기증

• 검사방법

(2) 배변조영검사(defecography)

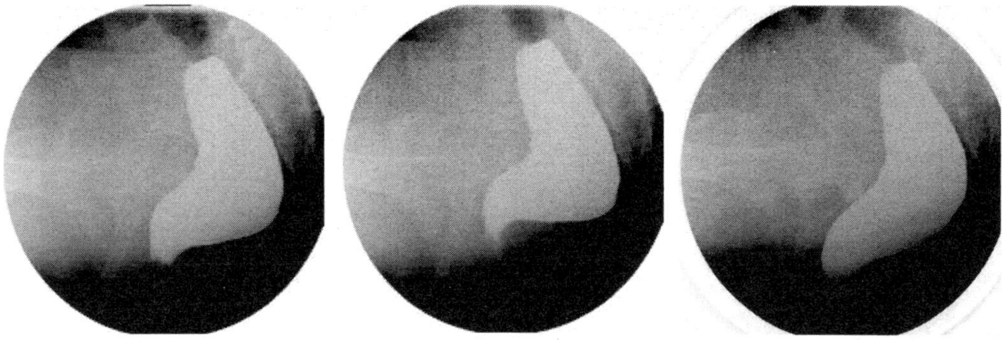

• 검사목적

• 전처치

• 조영제

• 금기증

• 검사방법

(3) 장충첩증 정복술(intussusception reduction)

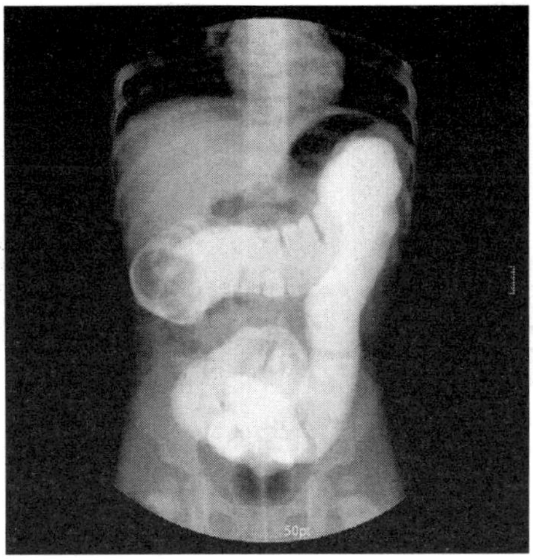

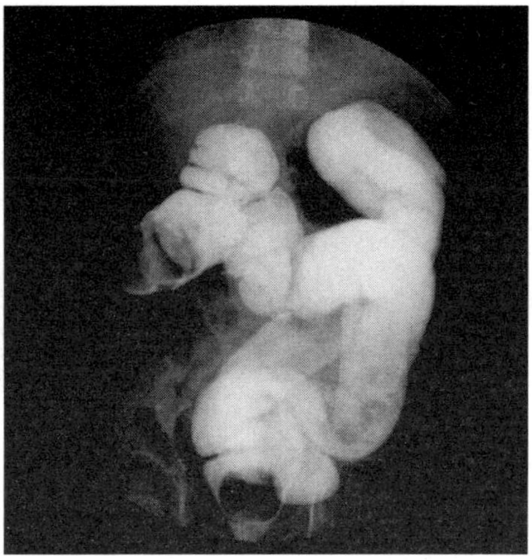

• 검사목적

• 전처치

• 조영제

• 금기증

• 검사방법

MEMO

MEMO

X선 투시검사

실습 주차 : 주차

실습 기간 : 월 일 : ~ 월 일 :

실습 장소 :

실습 주제 :

1. 비뇨기계

(예) 투시 - 1 : 부인과 및 비뇨기과계
투시 - 2 : 비뇨기과계
투시 - 3 : 다목적검사(소화기계 및 상기 이외)

1) 비뇨기과계 조영 검사

비뇨기과계 조영 검사를 복부단순촬영(KUB)을 하며 조영제를 사용한다. 조영제 배출의 여러 가지 상태를 경시적으로 촬영하면서 역행적으로 조영제를 주입하고 콩팥(신장), 요로의 병리해부학적 변화를 보고자 하는 검사이다.

IVU, DIP, RGP, AGP, Cystography, VCUG, RGU 등의 검사를 시행한다.

2) 부인과계 조영검사

자궁관조영법(HSG)은 내성기의 형태를 객관적으로 평가하는 검사이며 자궁·자궁관의 위치, 크기, 내강의 형태 및 통과성을 확인한다. 주로 불임증, 자궁 및 부속기의 종양, 기형 등을 진단한다.

3) 기타

하지정맥조영, TBLB(기관지경과 생검), 척수강 조영, 관절강 조영, 척추사이원판(추간판) 조영, 비혈관계, IVH의 첨단 확인 및 수정, 정복술(정형외과) 등

4) 검사목적과 치료목적을 이해해야 한다.

→ 확정진단을 위하여 조영검사를 시행하는 것만 아니라 치료 처치도 함께 한다.

- 검사는 방사선과 이외에 부인과, 비뇨기과, 정형외과 의사가 한다.
- 의문점은 방사선사(시행하는 의사)에게 적극적으로 문의할 것

5) 방사선사 · 의사 · 간호사의 역할

6) 조영제의 종류

과제

1. 다음 항목에 대해서 정리하시오.

1) I.I(image intensifier)의 구조와 원리

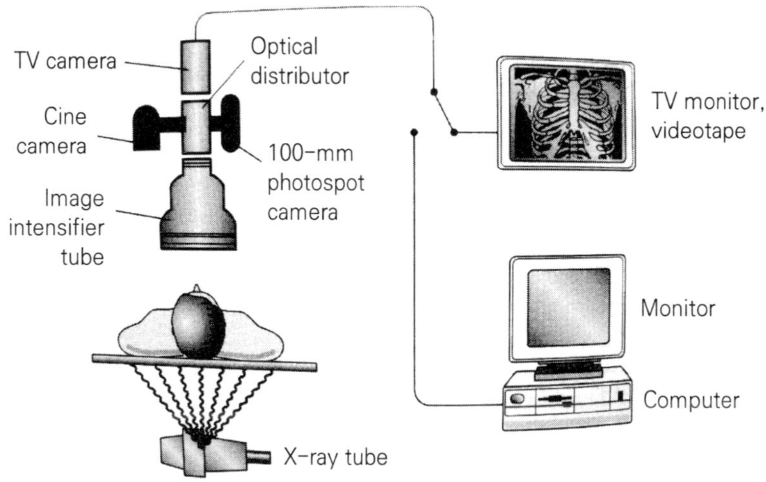

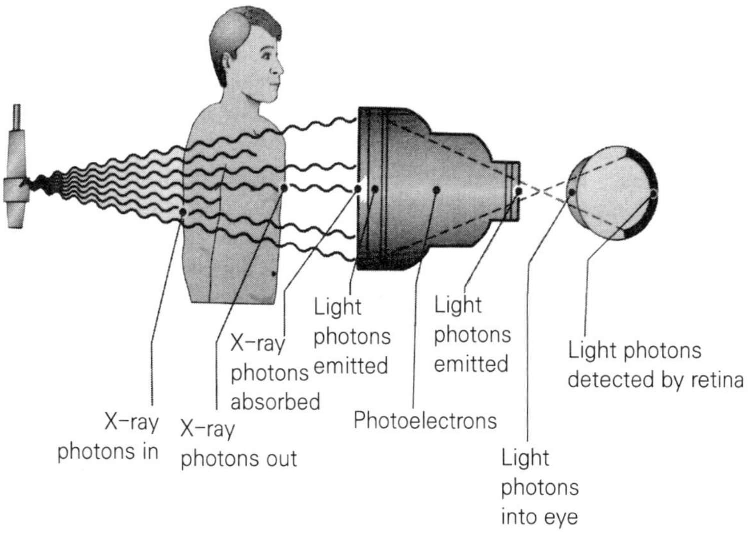

2) DR장치의 구성과 특징

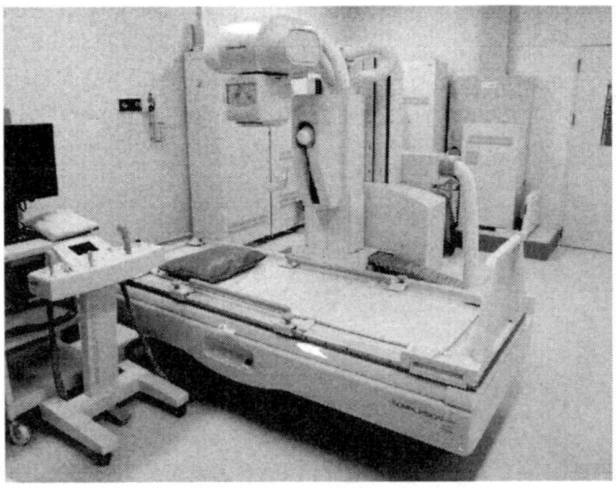

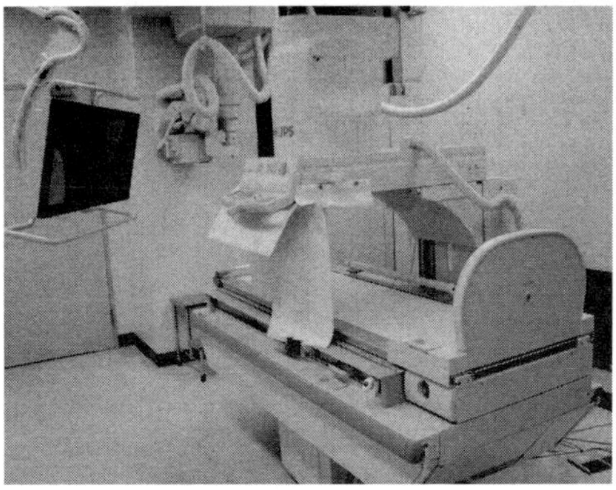

3) 촬상관과 CCD(charge coupled device)의 비교

2. 비뇨생식기 검사의 검사목적 · 검사방법들을 정리하시오.

1) 비뇨기과계 조영검사

(1) 경정맥 깔대기(신우)조영검사(IVP : intravenous pyelography)

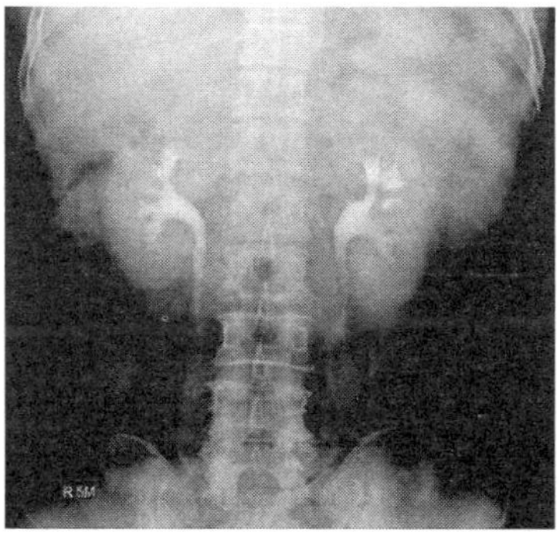

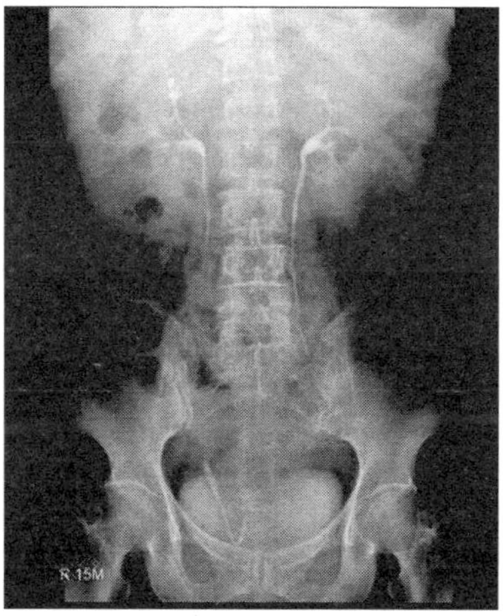

• 검사목적

• 전처치

• 조영제

• 금기증

• 검사방법

(2) 점적 정맥내 깔대기조영검사(DIP : drip intravenous pyelography)

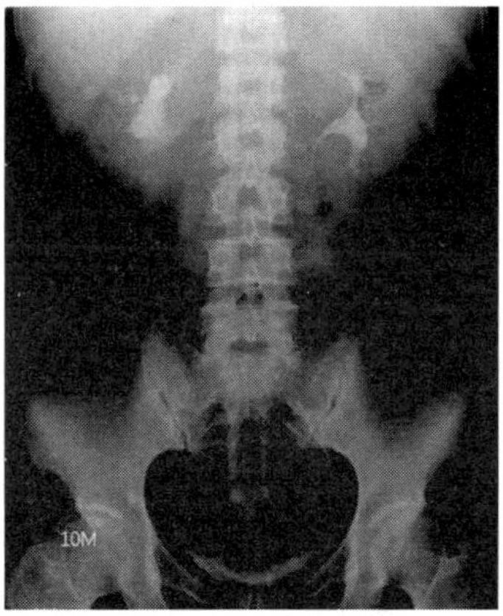

• **검사목적**

• **전처치**

• **조영제**

• **금기증**

• **검사방법**

※ IVP와 DIP의 차이점에 대해서 정리하시오.

(3) 역행성 깔대기 조영검사(RGP : retrograde pyelography)

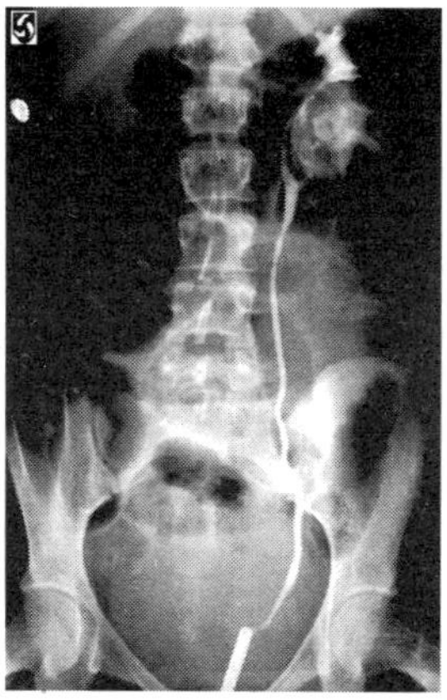

- **검사목적**

- **전처치**

- **조영제**

- **금기증**

- **검사방법**

(4) 선행성 깔대기 조영검사(AGP : antegrade pyelography)

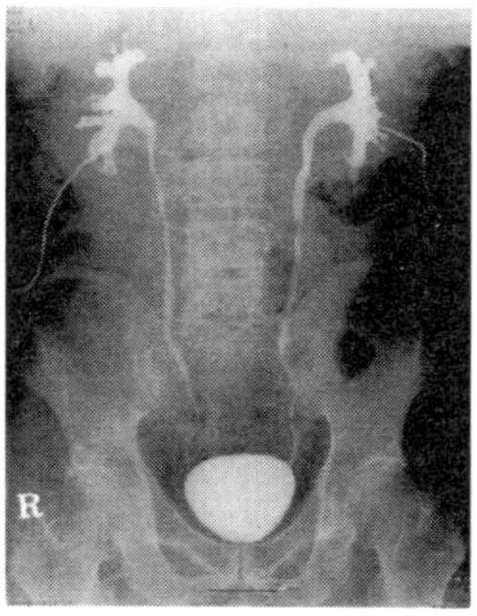

- **검사목적**

- **전처치**

- **조영제**

- **금기증**

- **검사방법**

(5) 방광 조영검사(cystography)

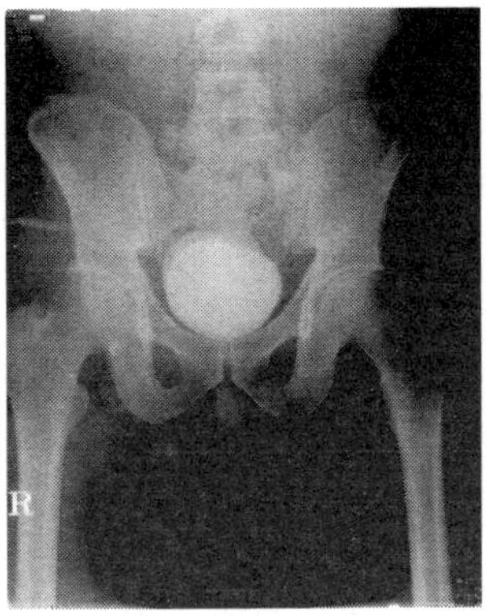

(방광정면상)

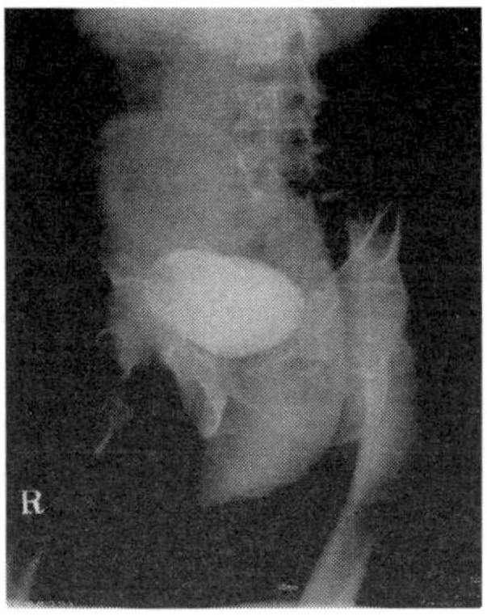

(방광사방향상)

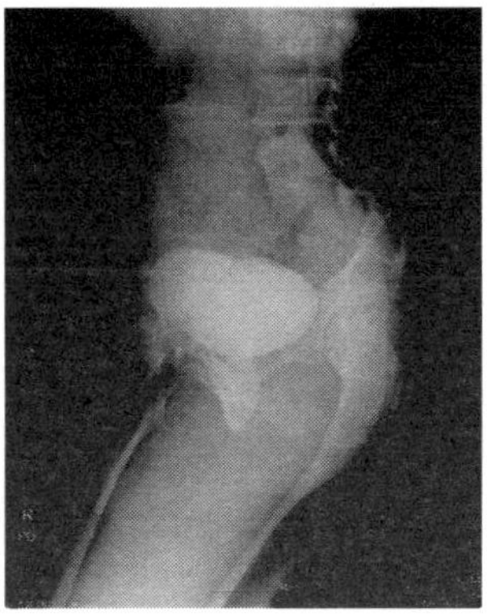

(방광측면상)

- 검사목적

- 전처치

- 조영제

- 금기증

- 검사방법

(6) 배뇨 중 방광요도조영검사(VCUG : voiding cysto urethrography)

• **검사목적**

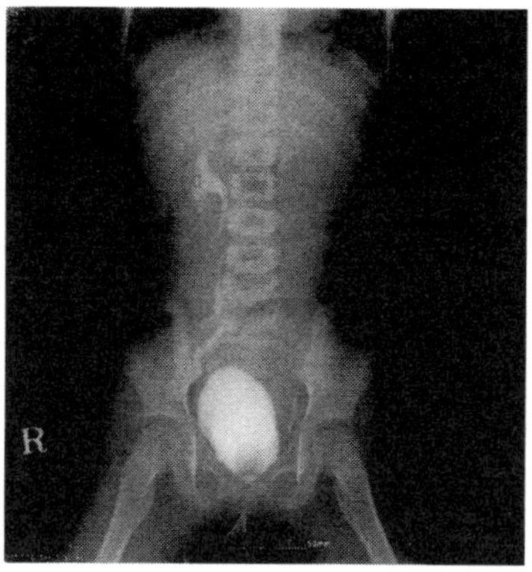

(조영제를 방광에 충만 시킨 후 배뇨중 조영검사를 한다)

• **전처치**

• **조영제**

• **금기증**

• **검사방법**

(7) 역행성 요도조영검사(RGU. retrograde urethrography)

• **검사목적**

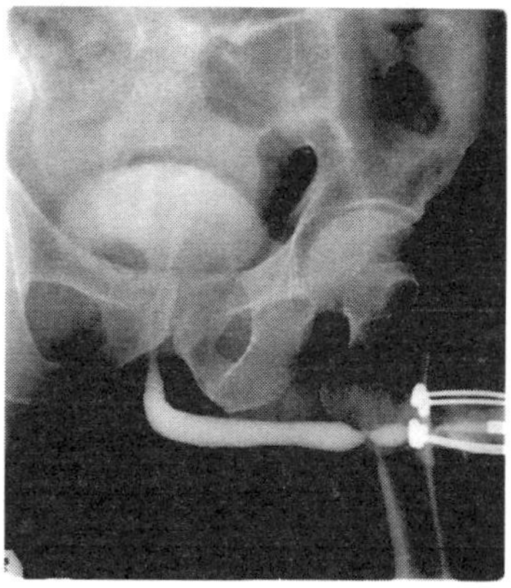

• **전처치**

• **조영제**

• **금기증**

• **검사방법**

실습 주차 : 주차

실습 기간 : 월 일 : ~ 월 일 :

실습 장소 :

실습 주제 :

2. 부인과계 조영검사

1) 자궁자궁관(자궁자궁난관)조영술(HSG : hysterosalpingography)

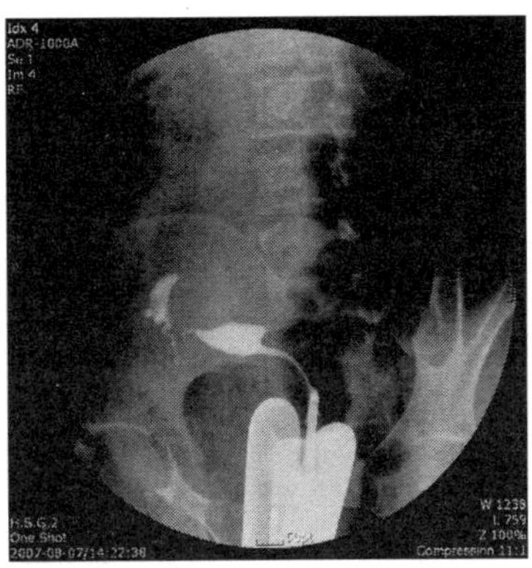

- **검사목적**

- **전처치**

- **조영제**

- **금기증**

- **검사방법**

3. 기타 조영검사

1) 피부간경유쓸개관(경피경간담관)조영술(PTBD)

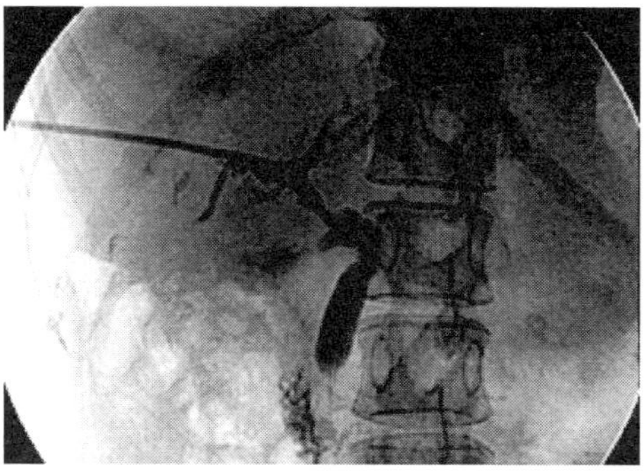

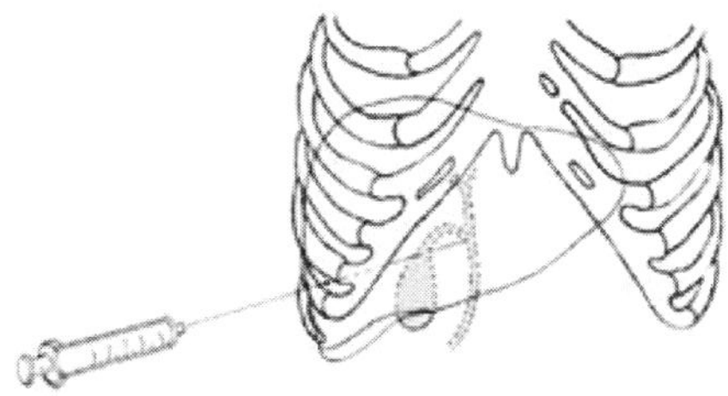

PTC punctute through liver into billary ducts.

2) 내시경적 역행성 쓸개이자관(췌담관)조영술(ERCP)

(1) 어떠한 상태가 검사 대상으로 되는가?

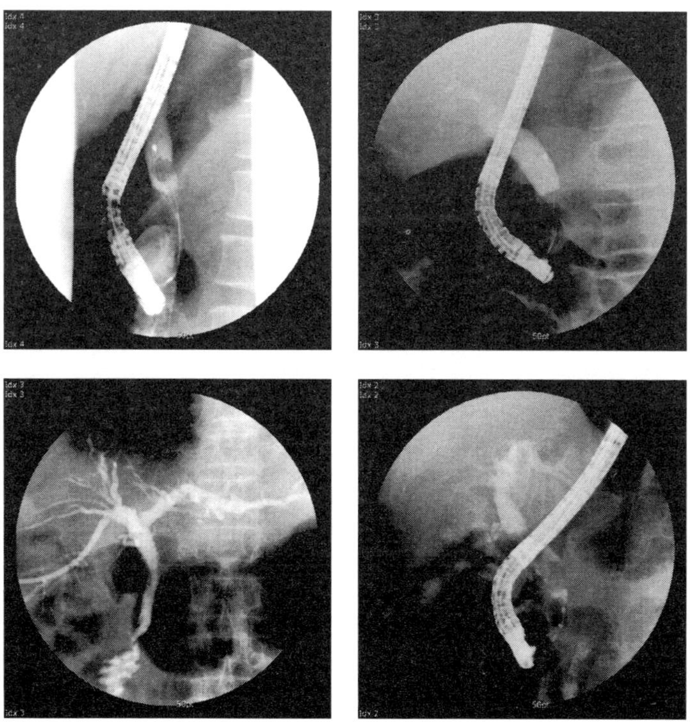

(2) ERCP와 동시에 하는 검사·치료에는 무엇이 있는가?

가. EST(endoscopic sphincterectomy)

나. Removal stone

다. ENBD, ERBD, PTBD의 장단점 비교

3) 기관지경과 생검(TBLB : transbronchial lung biopsy)

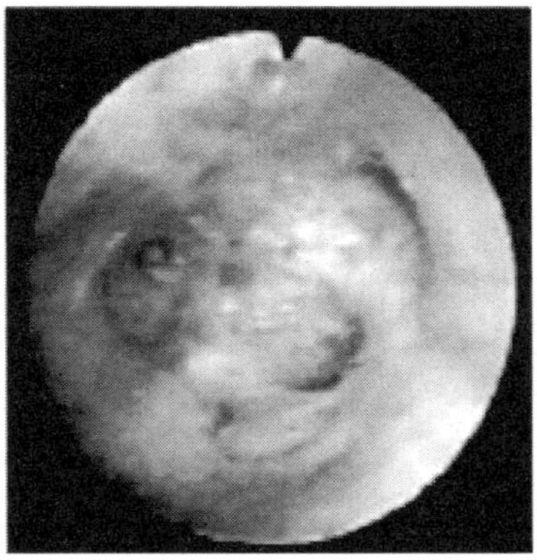

일반(백색)기관지경

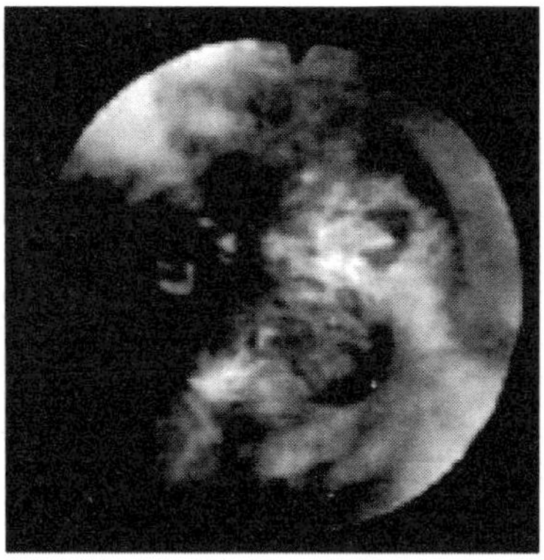

형광기관지경

4) 다리(하지)정맥조영술(venogram)

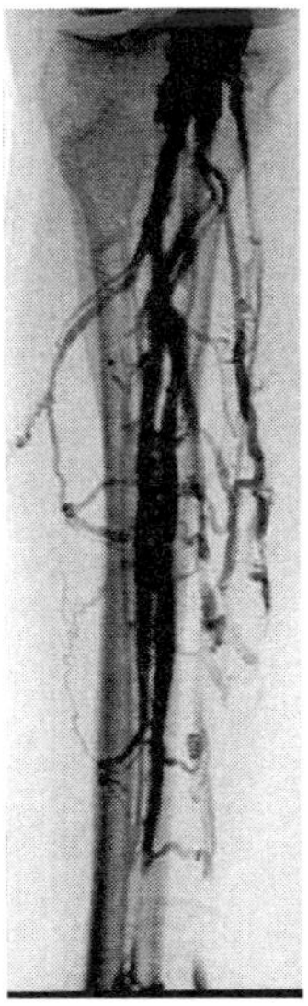

5) 척수강조영술(myelography)

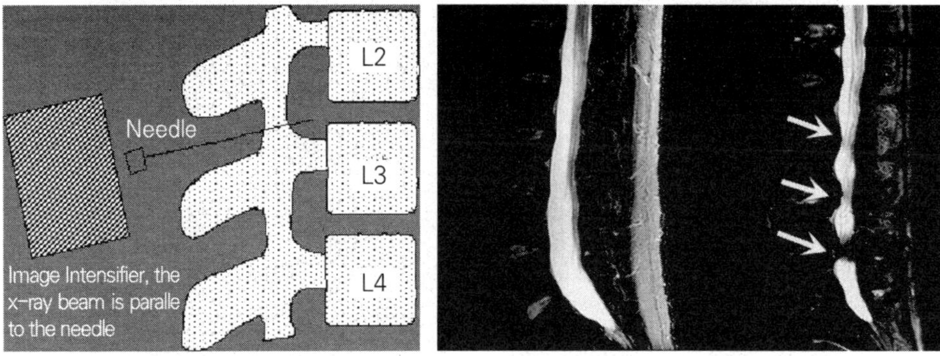

6) 관절강조영술(arthrography)

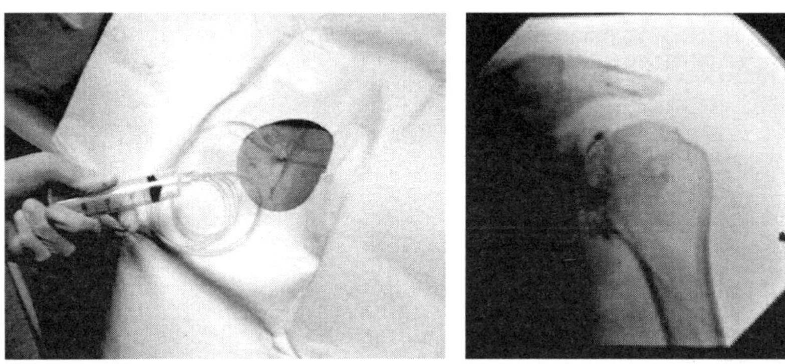

7) 척추사이원판(추간판)조영술(discography)

실험 : DR의 QC측정

1. 개요

매주 화요일의 검사종료 시부터 촬영 장치를 사용해서 시행한다.

2. 목적

① I.I.의 inch size에 따른 해상력을 이해하고자 한다.
② I.I.- DR의 dynamic range를 이해하고자 한다.
③ I.I.- DR의 선량과 디지털 값의 관계를 이해하고자 한다.

3. 방법

① 투시용 해상력 chart를 아크릴 팬텀의 윗면에 두고 각 inch size에서 촬영한다.
② Acryl phantom을 관전압 조사시간을 변형시켜 촬영하고 디지털 값을 측정한다.
③ 비접속형 X선 측정기를 이용하여 선량, 관전압, 조사시간을 측정한다.

4. 결과

① 방법 ①에서 얻은 chart 촬영상을 눈으로 관찰하고 인식 한계점을 기록한다.
② 방법 ②에서 얻은 디지털 값과 조사 설정조건을 표시한다.
③ 방법 ③에서 얻은 측정값과 설정 값을 표시한다.
④ 결과 ②, ③의 데이터를 이용하고 선량과 디지털 값의 관계를 graph에 작성한다.

MEMO

Ⅲ. CT

실습 주차 : 주차

실습 기간 : 월 일 : ~ 월 일 :

실습 장소 :

실습 주제 :

실습 · 문헌을 통해서 이하의 용어·내용에 대하여 설명하시오.

1. CT

1) CT의 정의

2) 일반 방사선영상(General Radiography)의 한계성 및 CT의 개요

3) CT scanning geometry

(1) 세대분류

	X선관과 검출기 운동	선속	검출기 수
1세대			
2세대			
3세대			
4세대			
EBCT			
MDCT			

(2) 나선형 스캔장치(Helical scanning)

- Slip ring & Brush

(3) MDCT(Multi-Detector Computed Tomography)

- Single detector CT vs. MDCT

4) 고관전압 기법의 적용 이유

실습 주차 : 주차

실습 기간 : 월 일 : ~ 월 일 :

실습 장소 :

실습 주제 :

2. CT의 구성

1) 영상획득 및 장치

(1) Generator, Tube, Filter, Collimator, Detector, DAS에 대해서 각각 설명하시오.

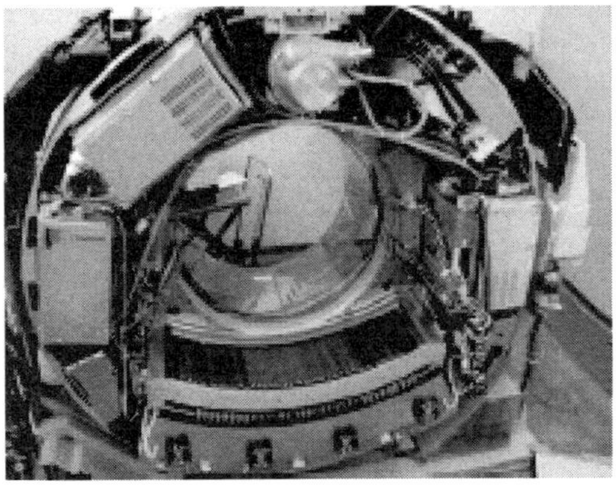

2) 영상처리(Image processing)

(1) 횡단면 CT 영상 재구성단계와 데이터 변화에 대하여 설명하시오.

3) 영상표시(Display)와 Windowing

(1) Gray level

(2) Gray scale

- 일반적 CT장치의 Gray scale

- 모니터(영상표시)의 Gray scale

(3) Window width & level

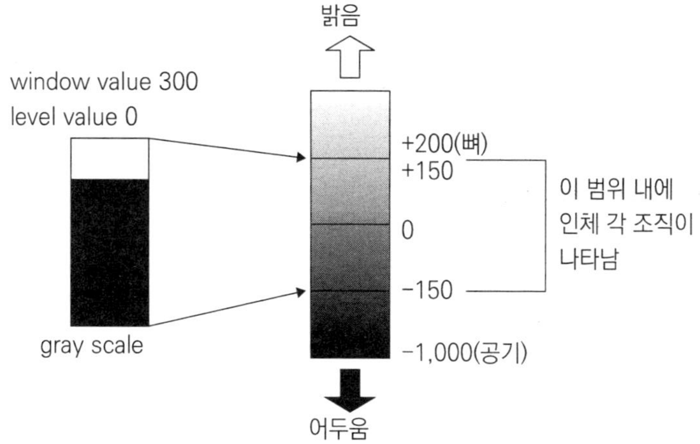

- 뇌 실질조직(brain window setting)

- 복부 & 연부조직

- 간의 narrow window setting

- 흉부의 mediastinal(= thoracic) setting

- Lung window setting

- Bone setting

- Temporal bone setting

실습 주차 : 주차

실습 기간 : 월 일 : ~ 월 일 :

실습 장소 :

실습 주제 :

3. CT 기초이론

1) X선 감약 및 선감약계수

2) CT Number

(1) CT number 공식 및 단위(HU)

(2) 인체 각 조직의 CT number 분포

- 물, 뼈, 공기, 연부조직, 지방, 혈액, 응고된 혈액, 백질, 회백질

실습 주차 : 주차

실습 기간 : 월 일 : ~ 월 일 :

실습 장소 :

실습 주제 :

4. CT의 재구성 및 기본처리

1) Scout 영상의 정의 및 형성과정

2) 2차원 단면(Axial plane) 영상 재구성 방법

(1) FBP의 원리

(2) 반복적재구성법(IR)이란?

3) 나선형 CT의 영상 재구성 방법

- **선형보간삽입법(Interpolation)**

4) 3차원 영상 재구성 방법

(1) MPR(Multi-planar reformation)

(2) SSD(Shaded surface display)

(3) MIP(Maximum intensity projection)

(4) MinIP(Minimum intensity projection)

(5) VRT(Volume rendering technique)

(6) Virtual endoscopy

실습 주차 : 주차

실습 기간 : 월 일 : ~ 월 일 :

실습 장소 :

실습 주제 :

5. CT 영상 포맷 & 영상화 파라메터

1) Pixel, Matrix, Voxel

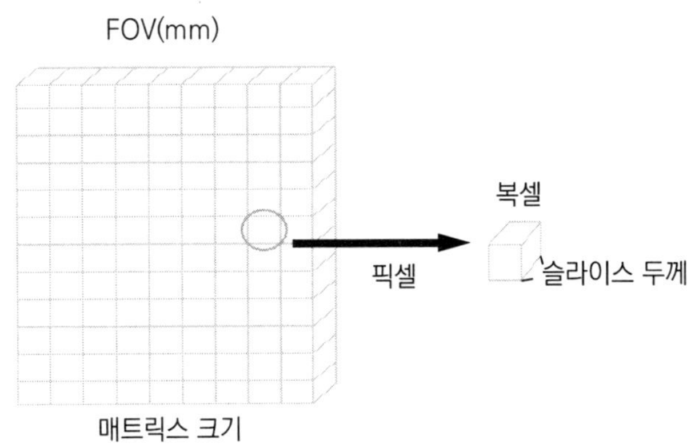

$$D = \frac{FOV}{\text{매트릭스 크기}}$$

2) SFOV & DFOV & Pixel size

(1) SFOV

(2) DFOV

(3) Pixel size

4) 회전시간(Rotation time)

5) Collimation & Slice thickness

6) Pitch

(1) Slice pitch

(2) Beam pitch

(3) Pitch와 영상의 질과의 관계

7) 재구성알고리즘

(1) Soft & Standard algorithm

(2) Bone & Edge algorithm

실습 주차 : 주차

실습 기간 : 월 일 : ~ 월 일 :

실습 장소 :

실습 주제 :

6. 영상의 품질(화질) 관련인자

1) 노이즈

(1) Slice thickness와의 관계

(2) 관전압 & 관전류와의 관계

2) 대조도 분해능 & 공간 분해능

(1) 대조도 분해능 향상 방법

(2) 공간 분해능 향상 방법

3) 인공물(Artifact) 정의 및 원인

(1) 선속경화 아티팩트(Beam hardening artifact)

(2) 콘빔 아티팩트(Cone beam artifact)

(3) 환자 및 검사자 및 검사운영 시 발생되는 아티팩트

(4) 장치 결함 및 기능 오류에 의한 아티팩트

(5) 기타 아티팩트

실습 주차 : 　　주차

실습 기간 : 　　월　　일　　:　　~　　월　　일　　:

실습 장소 :

실습 주제 :

7. CT장치의 성능평가

1) AAPM 팬텀

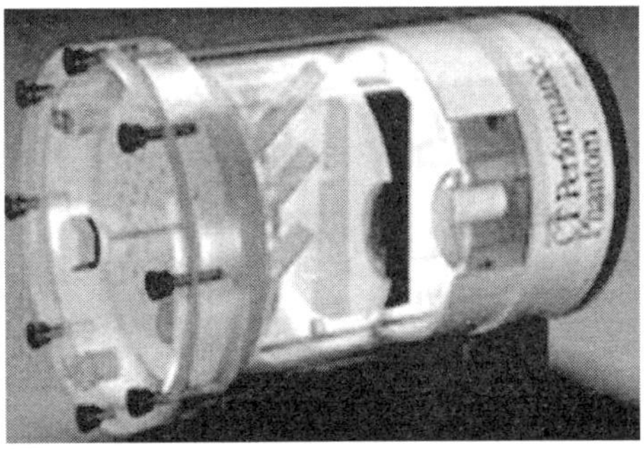

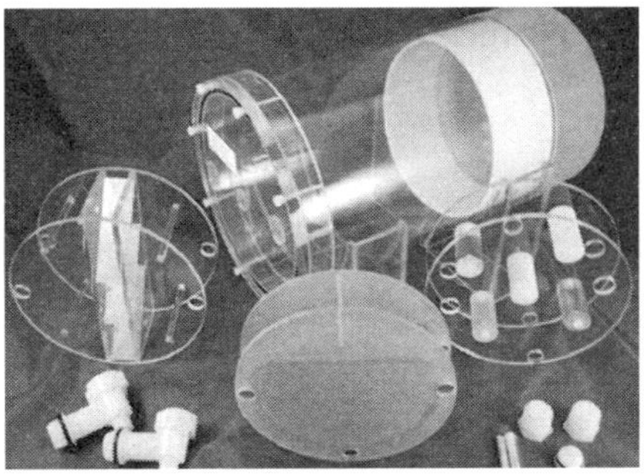

2) 다음 각 블록에서 평가하는 항목을 설명하시오.

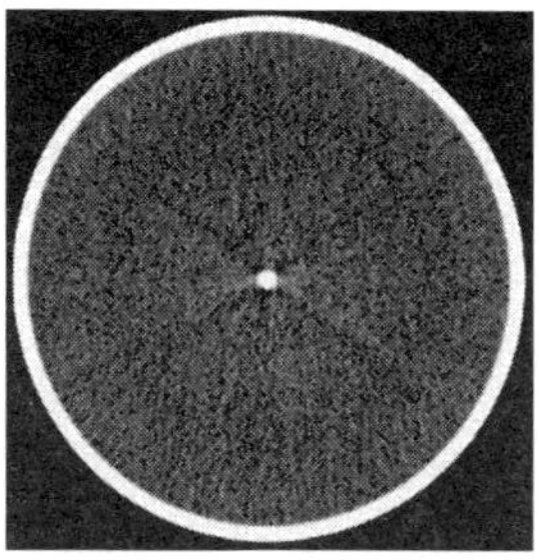

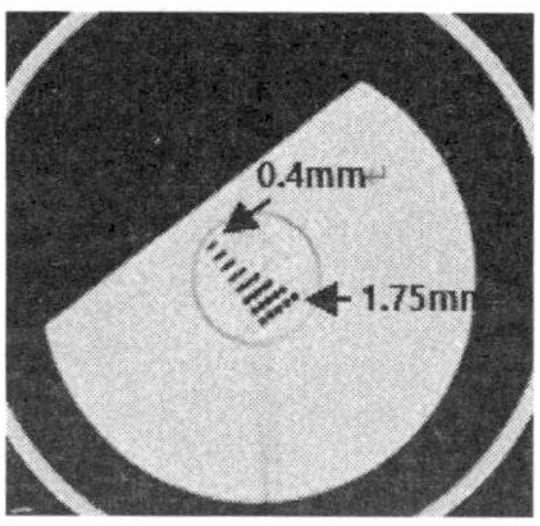

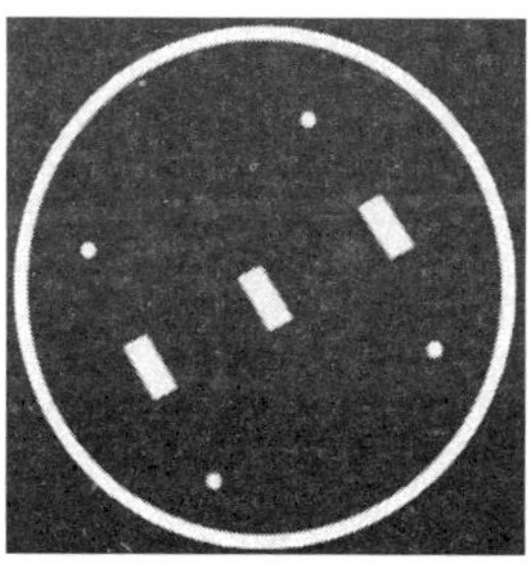

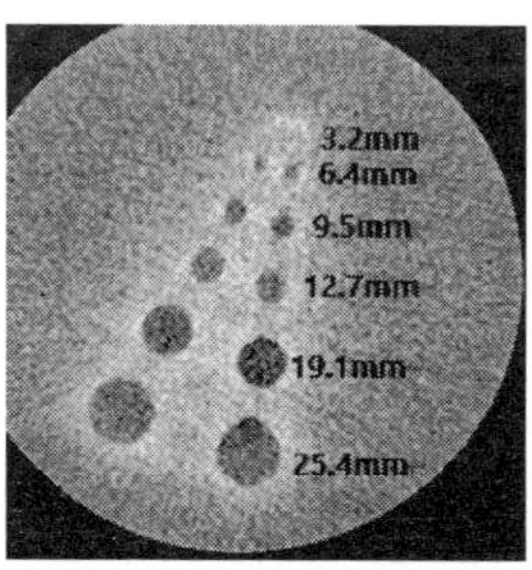

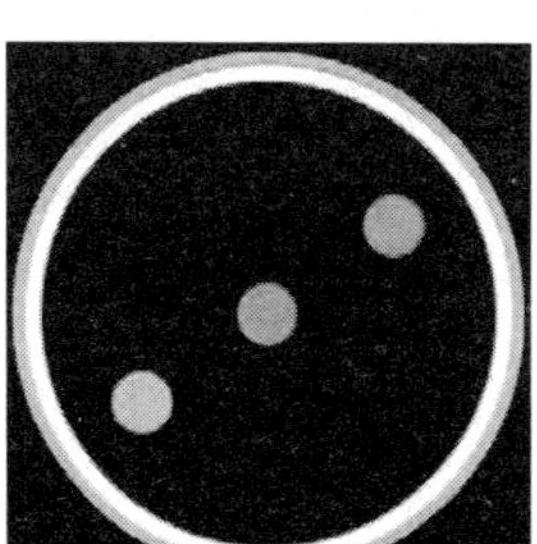

8. CT의 선량표시

1) CTDI & $CTDI_{vol}$

- CTDI

- $CTDI_{vol}$

2) DLP의 정의 및 단위

3) 선량 평가를 위한 팬텀 및 방법

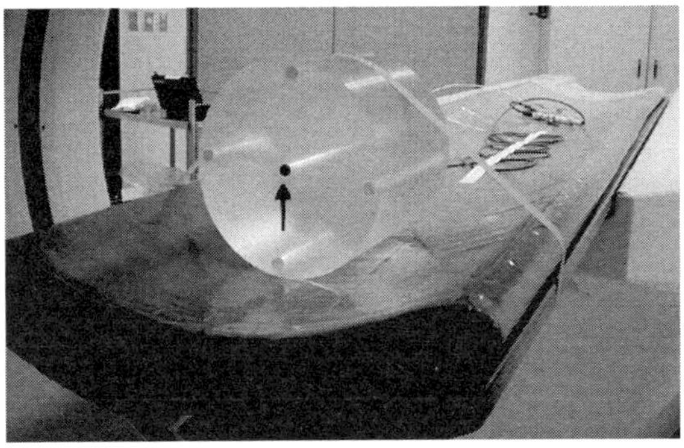

실습 주차 : 주차

실습 기간 : 월 일 : ~ 월 일 :

실습 장소 :

실습 주제 :

9. 임상 CT

1) CT검사의 준비 및 환자 전처치

- 금식, 전처치, 환자확인

2) 검사 전 사전 설명

- 검사 부위에 따라 Check 해야 할 사항 :

3) CT 검사 시 사용하는 조영제 종류

4) 검사 후 설명

- Check 해야 할 사항:

5) 두경부 CT 검사 방법 및 종류

(1) 기준선(OML, IOML, SOML) 적용 시 두부 단면 영상 이해하기

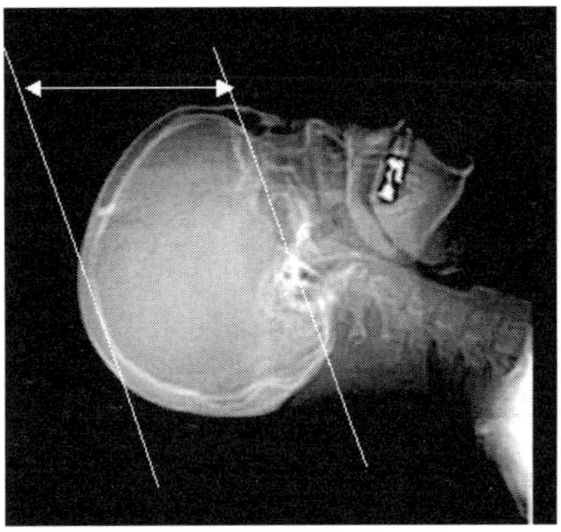

(2) Brain CT, Brain angiography CT, Brain perfusion CT

- Brain CT & Brain angiography CT

- Perfusion CT

(3) Temporal bone CT, PNS, OMU CT

(4) Neck CT

6) 흉부 CT 검사 방법 및 종류

(1) Low dose Chest CT

(2) Chest CT

(3) HR Chest CT

(4) Pulmonary embolism CT

7) 복부 CT 검사 방법 및 종류

(1) Abdomen CT vs. Abdomen & Pelvis CT

(2) Dynamic Abdomen CT (Liver dynamic CT)

(3) 복부 단면 해부학 구조의 이해

8) 심장 CT 및 대동맥 CT

(1) 심장 및 관상동맥 CT 검사 시 전처치 및 필수사항

- 심전도 동기화

(2) Calcium scoring

(3) 심장 및 관상동맥 CT 검사방법

(4) Aortic dissection CT

- 동맥류 vs. 박리에 관련된 그림을 넣으시오

9) CT guided biopsy

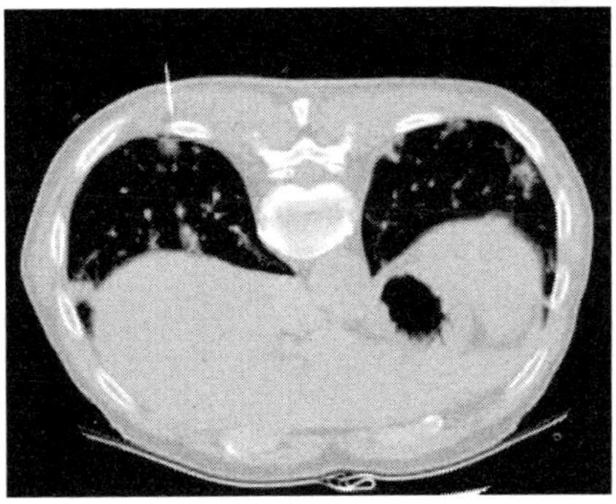

10) 기타 CT검사

- Fat measurement CT

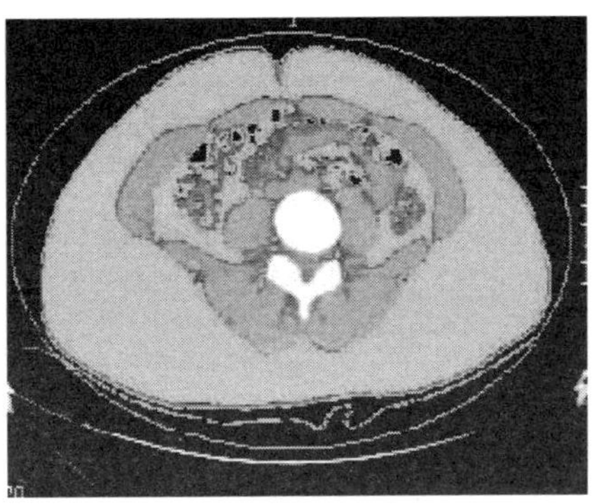

- BMD CT

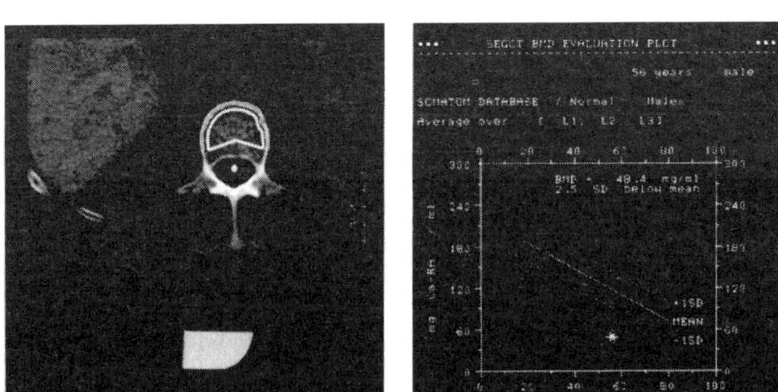

- 사지 & 하지 CT

11) Bolus tracking technique에 대해서 설명하시오

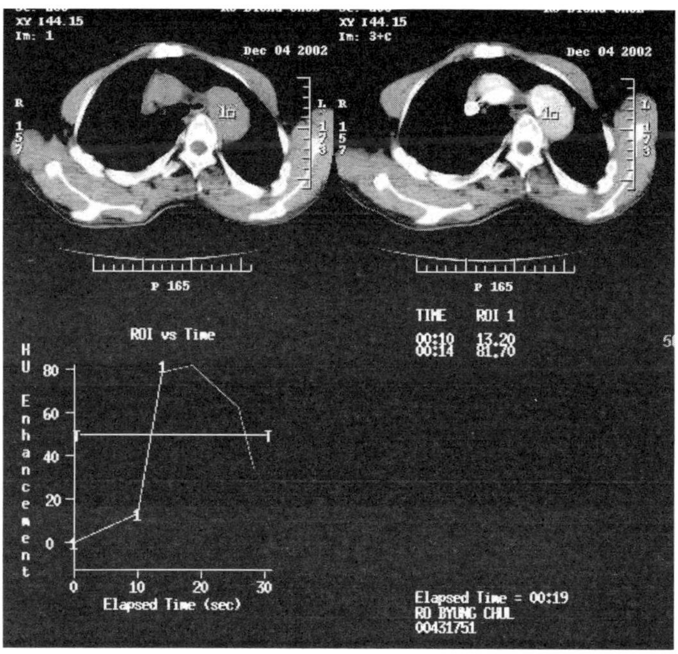

12) 조영제 부작용에 대해서 설명하시오

13) 피폭선량 저감화 방법

(1) Bismuth shield

(2) Dose modulation(=Automatic Exposure Control; AEC)

Check Point

실습 · 문헌을 통해서 아래 배운 내용에 대하여 숙지하고 있는지 파악할 것!

1. CT scanning geometry를 설명할 수 있는가?
2. 고식적 스캔 방식과 나선형 스캔 방식을 설명할 수 있는가?
3. SDCT와 MDCT를 구분할 수 있는가?
4. 위에서 배운 7개 영역(임상 영상)에서 WW & WL을 알고 있는가?
5. CT Number의 단위를 알고 있는가?
6. 인체 각 조직의 CT number 분포를 알고 있는가?
7. CT 영상의 재구성기법에 대해서 알고 있는가?
8. 3차원 영상재구성방법의 종류를 알고 구분할 수 있는가?
9. CT 영상 포맷 및 영상화 파라메터에 대해서 알고 있는가?
10. CT 영상에서 Slice thickness와 알고리즘 설정에 따라 영상의 질이 어떻게 달라지는지 알고 있는가?
11. CT 영상의 인공물에 대해서 알고 있는가?
12. CT 표준팬텀을 이용한 정도관리 시 각 팬텀 블록에서 평가하는 항목에 대해서 알고 있는가?
13. CT 선량의 단위를 알고 있는가?
14. 임상 CT 검사법의 특징에 대해서 숙지하고 있는가?
15. 복부 영상에서 단면 해부학 명칭을 숙지하고 있는가?
16. Bolus tracking technique에 대해서 알고 있는가?
17. 자동노출조절장치에 대해서 알고 있는가?
18. 조영제 부작용 종류 및 대처방법에 대해서 알고 있는가?
19. 조영제 자동주입기에 대해서 알고 있는가?

MEMO

IV. MRI

실습 주차 : 주차

실습 기간 : 월 일 : ~ 월 일 :

실습 장소 :

실습 주제 :

1. 전자기의 기본원리

1) 자기장의 형성과정

(1) 자성(Magnetism)의 개념

(2) 자장 세기의 단위

1. 1 Tesla = gauss

2. 경사자기장 단위 :

3. 고주파(radio frequency)단위 :

(3) 자화(Magnetization)

① **상자성체(Paramagnetic substance)**

② **강자성체(Ferromagnetic substance)**

③ **반자성체(Diamagnetic substance)**

2) 자기공명영상의 특징

(1) 기본원리

(2) 영상 변화 인자

① **고유인자**

② **부가인자**

③ **MRI의 장·단점**

3) 공명주파수

(1) 공명조건

(2) 세차운동

① **라모아(larmor)의 방정식**

$\omega = \gamma B_0$ [γ = 자기회전비율(MHz/T), B_0 = 주자장(T)]

참고) 핵종의 자기회전비율

핵종	^{1}H	^{2}H	^{13}C	^{19}F	^{23}Na	^{31}P
자기회전비율(MHz/T)	42.58	6.53	10.71	40.05	11.2	17.23

ω = (　　), γ = (　　), B_0 = (　　)

4) 순자화

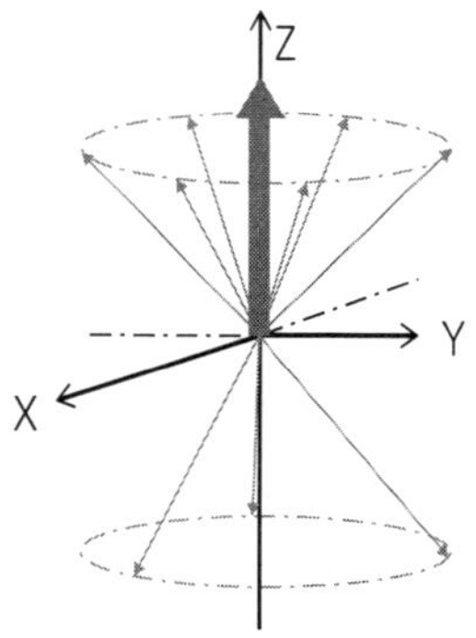

5) FID(자유유도감쇄 : free induction decay)

2. 이완(relaxtion)

1) T_1 이완(T_1 relaxtion time)

- 종이완(T_1 longitudinal relaxation, spin-lattice relaxation)

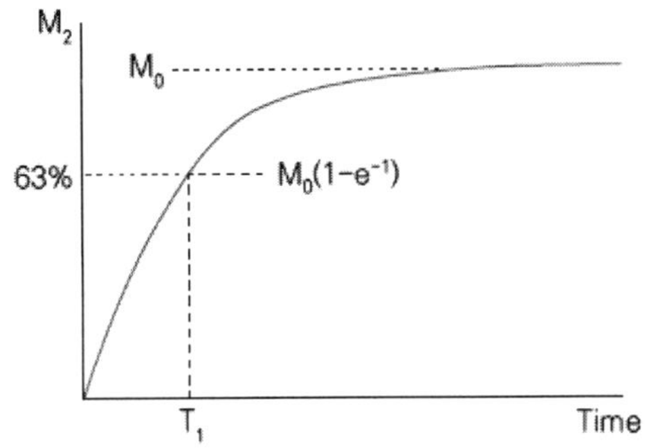

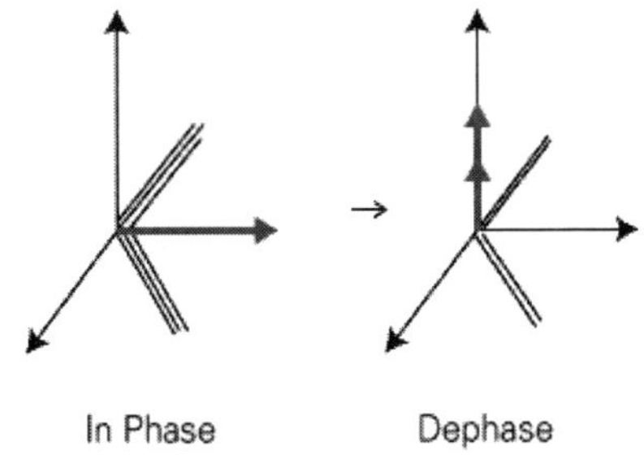

2) T2 이완(T2 relaxtion time)

- 횡이완(T2 transverse relaxation, spin-spin relaxation)

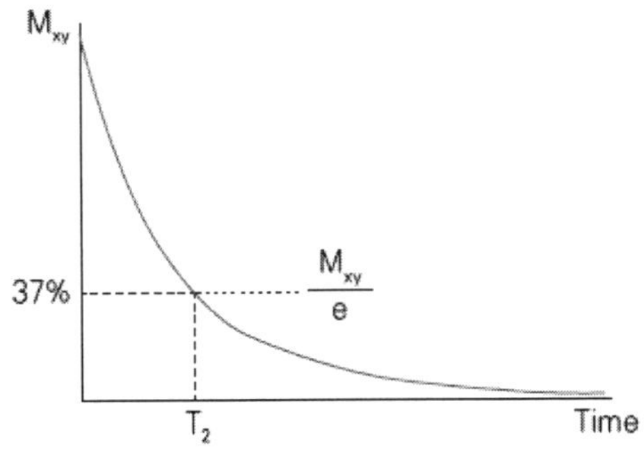

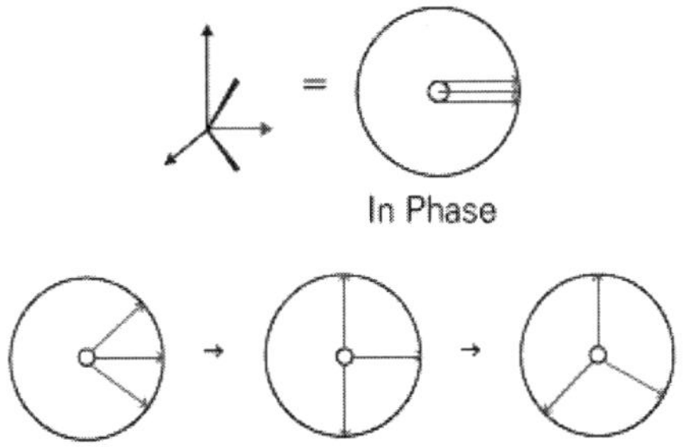

3) T2* 이완(T2* relaxtion time)

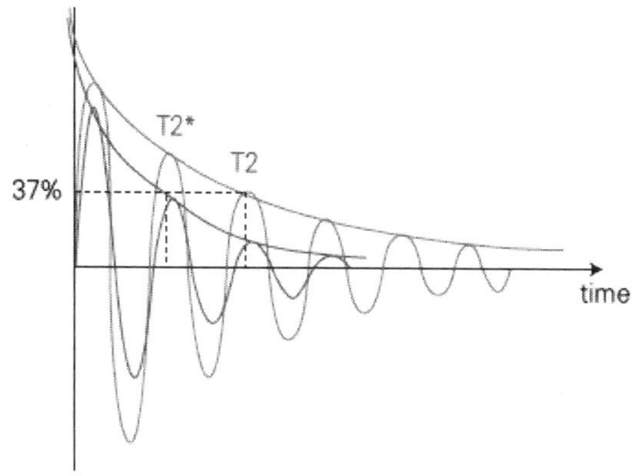

4) T1 강조 영상(TR, TE 짧게)

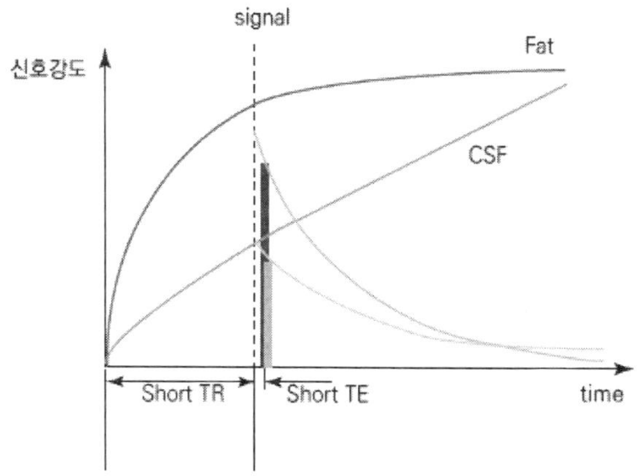

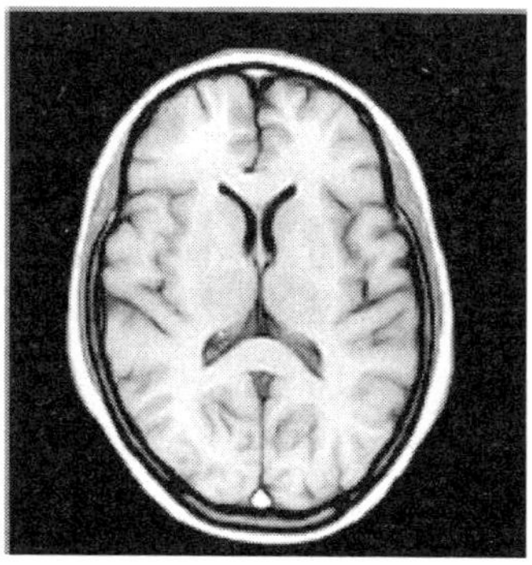

5) T2 강조 영상(TR, TE 길게)

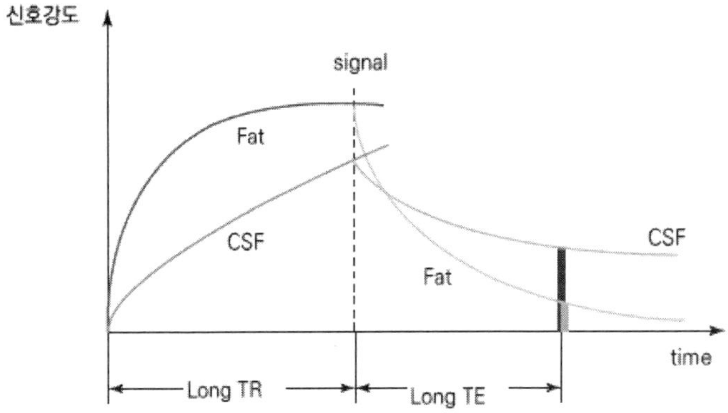

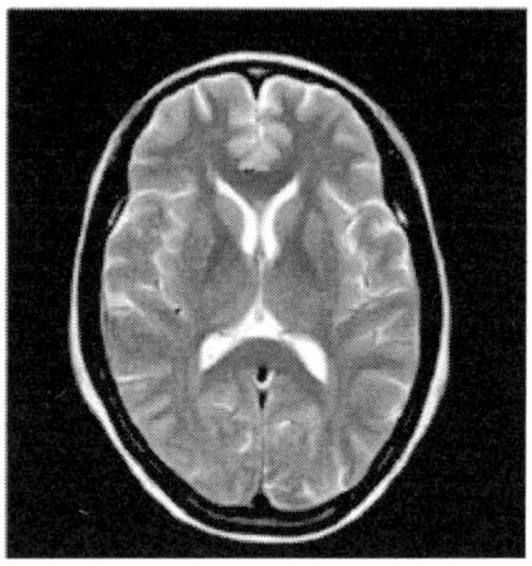

6) 양성자밀도(proton density) 강조영상(TR 길게, TE 짧게)

실습 주차 : 주차

실습 기간 : 월 일 : ~ 월 일 :

실습 장소 :

실습 주제 :

3. 영상화

1) 영상단면선택

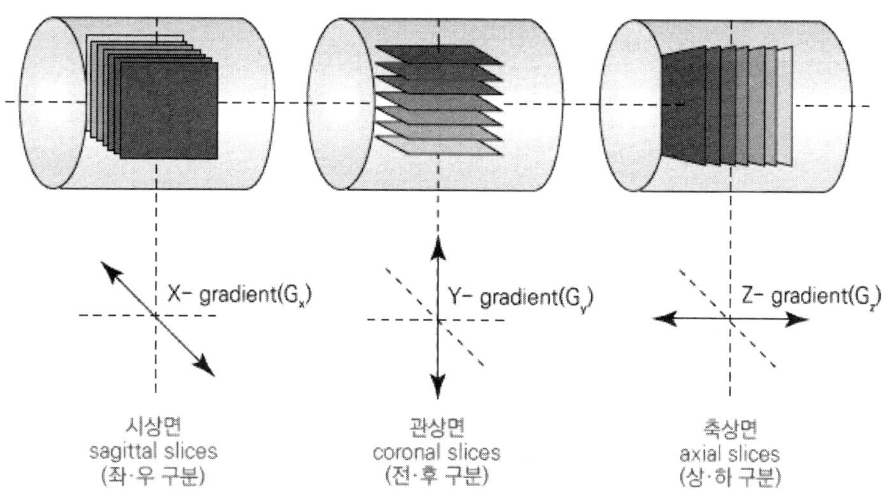

2) 위상부호화 경사자장

3) 주파수부호화 경사자장

4) k-공간(k-space)

5) 2D, 3D 영상화

4. 펄스 시퀀스

1) SE(Spin Echo) 펄스 시퀀스

2) FSE(Fast Spin Echo) 펄스 시퀀스

3) IR(inversion recovery) 펄스 시퀀스

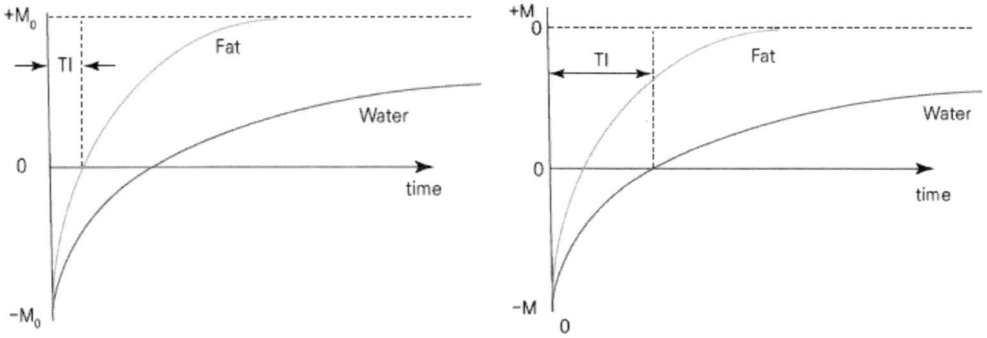

4) GE(Gradient Echo) 펄스 시퀀스

5) EPI(echo planar imaging) 펄스 시퀀스

6) 검사시간

실습 주차 : 주차

실습 기간 : 월 일 : ~ 월 일 :

실습 장소 :

실습 주제 :

5. 영상의 질

1) 영상 매개변수(Image parameter)

영상 매개변수	정의
에코시간 (time to echo, TE)	
반복시간 (repetition time, TR)	
반전시간 (inversion time, TI)	
숙임각 (flip angle, FA)	
여기 횟수 (number of excitation, NEX)	
영상영역 (field of view, FOV)	
화소배열 (Matrix)	
절편간격 (slice gap)	
단면두께 (slice thickness)	
주파수폭 (대역폭, bandwidth)	

2) 영상 매개변수(Image parameter)에 따른 영상의 질 변화

영상 매개변수	상대가치	신호대잡음비 (SNR)	해상력 (resolution)	검사시간 (scan time)
에코시간(TE)	⇑			
반복시간(TR)	⇑			
여기 횟수 (number of excitation, NEX)	⇑			
엉상영역 (field of view, FOV)	⇓			
화소배열 (Matrix)	⇑			
절편간격 (slice gap)	⇓			
단면두께 (slice thickness)	⇑			
주파수폭 (대역폭, bandwidth)	⇑			
자기장강도	⇑			

2) Gating의 종류

Gating	정의
Cardiac gating (ECG gating)	
Respiratory gating	
Peripheral gating	

3) 사전포화펄스(presaturation pulse)

실습 주차 : 주차

실습 기간 : 월 일 : ~ 월 일 :

실습 장소 :

실습 주제 :

6. 인공물

1) Motion artifact

발생원인	
해결방안	

2) Flow artifact

발생원인	
해결방안	

3) Aliasing artifact

발생원인	
해결방안	

4) Chemical Shift artifact

발생원인	
해결방안	

5) Truncation artifact

발생원인	
해결방안	

6) Cross Talk artifact

발생원인	
해결방안	

7) zipper artifact

발생원인	
해결방안	

8) Magnetic Susceptibility Artifact

발생원인	
해결방안	

9) 인공물 영상

영상	종류
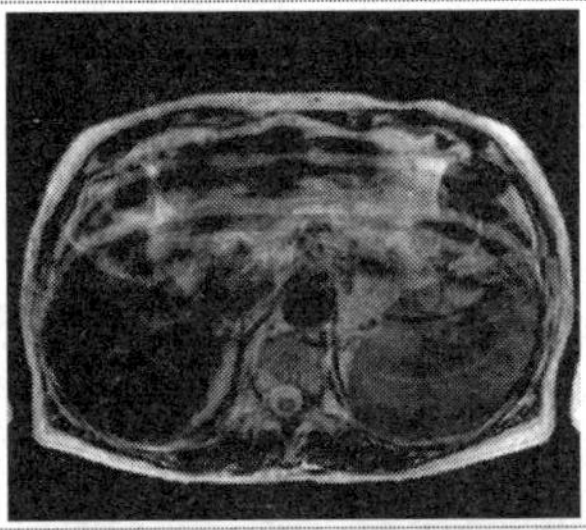	
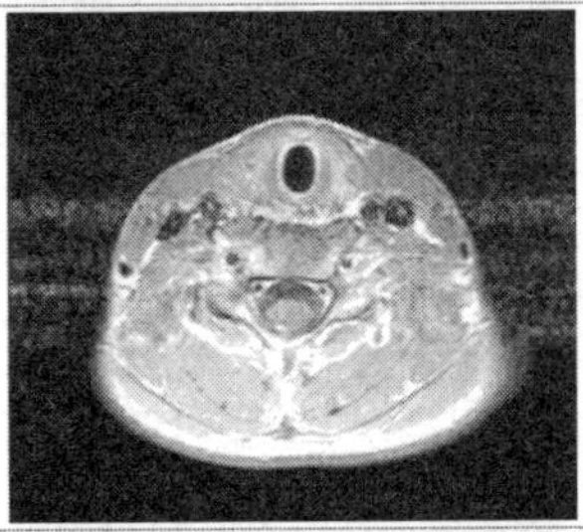	
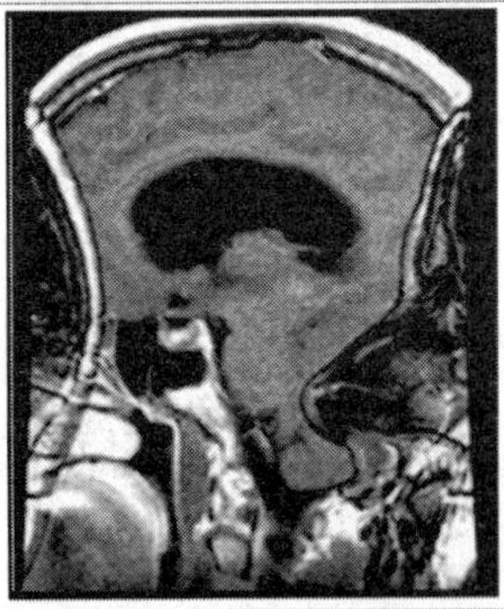	

영상	종류
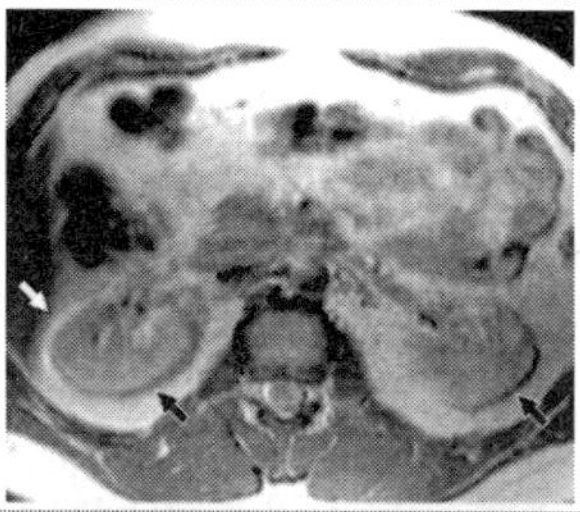	
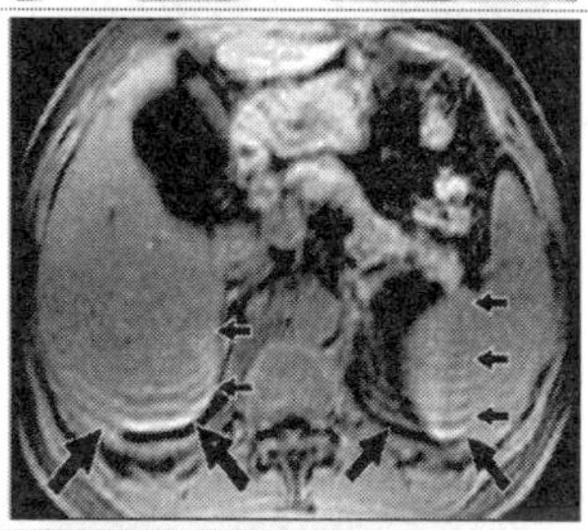	
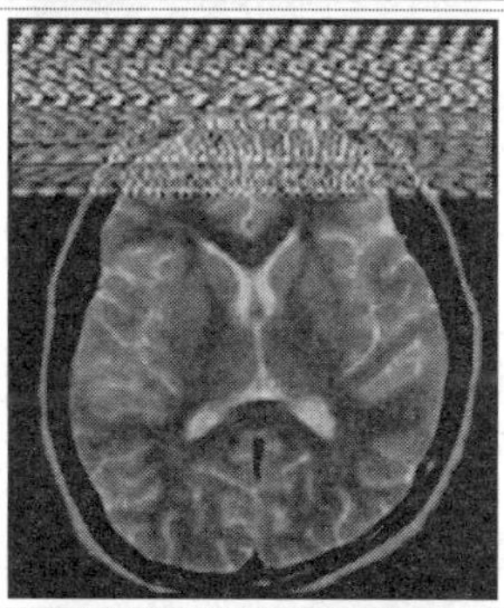	
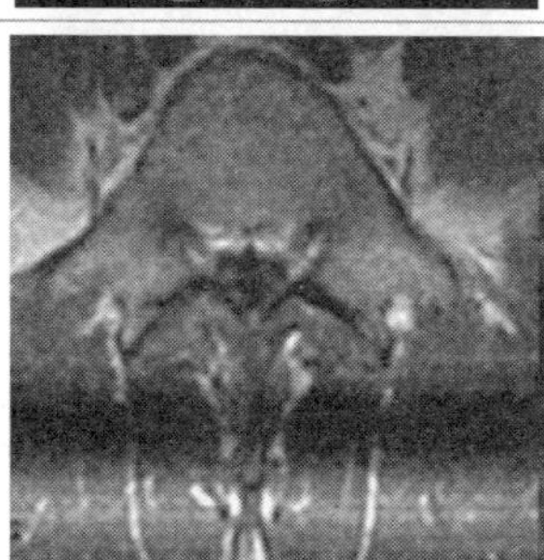	
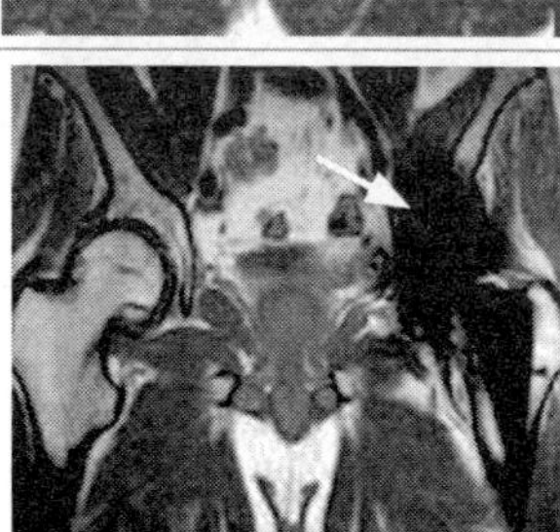	

실습 주차 : 주차

실습 기간 : 월 일 : ~ 월 일 :

실습 장소 :

실습 주제 :

7. 장치 및 안전

1) 초전도자석(superconducting magnet)

2) 경사자장 코일의 구성과 역할

3) MRI 시스템 설치 시 차폐

① 자석차폐(magnet shielding) 방법 :

② 라디오 주파수 차폐(RF shielding) :

4) 표면코일(surface coil)

5) 공간흡수율 & 특수흡수율(Specific Absorption Rate = SAR)

6) Quenching

8. 혈관검사

1) TOF(time of flight)

① 유속신호강조효과

② 유속신호감소효과

2) PC(phase contrast)

3) CE-MRA

오름(상행)대동맥	긴뼈(장골)동맥	온목(총경)동맥기시부
150~175	100~150	80~120
중·전대뇌동맥	망치뼈뇌바닥(추골뇌저)동맥	정맥
40~70	30~50	20 이하

참고) 인체의 혈류속도(cm/sec)

실습 주차 : 주차

실습 기간 : 월 일 : ~ 월 일 :

실습 장소 :

실습 주제 :

9. 특수검사

1) 확산강조영상(Diffusion)

① 원리

② 영상

b-value = 0	b-value = 1000	ADC

2) 관류자기공명영상(Perfusion)

① 원리

② 영상

CBV	CBF

MTT	TTP

3) 자기공명분광법(MR Spectroscopy)

① 원리

② 영상

4) 기능적 자기공명영상(functional MRI)

① 원리

② 영상

실습 주차 : 주차

실습 기간 : 월 일 : ~ 월 일 :

실습 장소 :

실습 주제 :

10. 조영제

1) 혈액뇌장벽(혈액뇌관문, BBB : blood brain barrier)

2) Gadolinium 제제

실습 주차 : 주차

실습 기간 : 월 일 : ~ 월 일 :

실습 장소 :

실습 주제 :

임상현장실습

1. 금기사항

2. MRI의 전처치

3. 조영검사와 단순검사의 의의·목적

4. 조영제의 종류, 투여량

1. 금기사항

• 검사를 해서는 안 되는 환자(절대금기)

- 검사를 받을 수 없는 경우 -

1) 환자의 몸속에 자성체를 가진 물질이 있나 확인.
2) 심장박동기(pacemake)를 부착하신 분.

⇒ 자장내에서 심박동기에 미치는 영향은 첫째 자장이 전류를 유도하여 심장의 자연적 전기임펄스와 혼합되면서 박동기의 작동을 방해, 둘째 부가임펄스가 주어지면서 박동기의 전자석 스위치를 작동할 수 있다. 그러므로 이러한 효과는 결과적으로 박동기의 오작동을 발생시키는 까닭에 자장의 임계치를 5gauss로 정하고 있으며 심박동기를 부착한 환자는 5gauss 들어오지 못하도록 하고 있다.

3) 뇌동맥류 수술을 받아 금속성의 뇌동맥류 수술클립을 체내에 가지고 있는 분

⇒ 동맥류클립은 최근에는 비자성체로 제작되어 MR검사를 할 수 있도록 하였지만 실제 비자성체로 제조 되었는지를 반드시 확인한 후 검사를 실시.

4) 최근에는 방사선 중제적 시술로 인한 stent가 많이 사용되기 때문에 이것 역시 비자성체인지 자성체인지 확인한 후 검사를 실시.
5) 안구에 파편과 같은 금속성 이물질이 있는 분
6) 보청수술을 받아 내이 이식기를 하고 계신 분
7) 협소공포증(claustrophobia)이 있는 분
8) 기타 이와 유사한 경우로 의심된다면 반드시 사전에 담당자에게 문의 하여 주십시오.
9) 마지막으로 NRPB(national radiological protection bord)에서는 임신 3개월 이내에는 가급적 검사를 하지 않도록 권고하고 있다.

- 검사 시 소지할 수 없는 물질 -

1) 목걸이, 반지, 귀걸이, 팔찌 등의 귀금속
2) 머리핀, 안경, 동전, 열쇠, 자기파스류
3) 시계, 보청기구, 호출기, 자기기록카드(신용카드, 전화카드 등)
4) 기타 금속물질, 브레지어

• 신중하게 시행할 필요가 있는 환자(원칙금기)

임신 3개월 미만의 임산부는 되도록 MRI 검사를 자제

임신 3개월 이상의 임산부는 MRI 검사 시 조영제 사용에 주의

• 임산부의 조영제 사용시 설명서

임신 중 MRI 사용 설명서

임신 중 MRI의 일반적인 권고안은 다음과 같습니다.

산과영역에서 영상진단을 위한 일차적인 수단은 초음파검사이지만, 모든 경우에서 초음파검사로 충분하지 않습니다.

MRI는 전리방사선을 사용하지 않아 추가적인 검사가 필요한 경우에 이상적인 방법일 수 있습니다.

현재까지 MRI가 태아에게 좋지 않은 영향을 미친다는 증거는 없습니다.

그러나 아직 MRI의 안전성에 대해서도 충분한 자료가 부족한 실정입니다. 임신 제1삼분기에는 태아 기형이나 자연유산의 위험성을 배제할 수 없으므로, MRI 검사를 피하는 것이 좋습니다.

그러나 실제적으로 이 시기의 MRI는 태아 진단보다는 산모를 진단하기 위한 목적으로 사용되므로, 전리방사선을 사용하는 다른 영상수단보다는 MRI를 사용하는 것이 더 권유됩니다.

** 임신한 여성에서 MRI 검사 시 조영제의 사용은 잠제적인 태아의 위험성을 고려하여 진단적으로 반드시 필요한 경우로 제한하는 것이 좋습니다.

** 산모, 수유 중 → 조영제는 태반을 통과, 유즙으로 배설됩니다.
→ 기형유발의 증거는 없으나 주의를 요한다.
→ 만 하루 후에 수유하시는 것이 좋습니다.

환자와 보호자는 상기사항을 숙지하고 MRI 검사를 시행하도록 합니다.

년 월 일

환자 성명 :

보호자 성명 :

설명의사 :

2. MRI의 전처치

• 전처치의 필요가 있는 MRI 검사와 그 전처치의 내용

- 검사 전처치 및 준비사항 -

1) 복부 MRI를 할 환자는 검사 전일 자정부터 공복을 요하며 입원환자는 병실에서 5%DW 수액을 IV한 상태에서 검사 실로 온다. 복부 검사를 제외한 모든 환자는 6시간 전부터 공복을 요한다.

2) 조영제를 사용하는 모든 환자는 검사 전에 18G needle로 IV route를 확보한 후 3way를 연결함을 원칙으로 한다.
단, 소아의 경우는 더 가는 needle을 사용할 수 있다.

3) 소아의 진정은 Pocral(10% chloral hydrate : 경구용) 0.6~0.7kg을 검사 30분 전에 IV route를 확보한 후 경구투여 한다.

4) 조영제 injection시 성인의 사용량은 복부검사 15mL, Spine검사 시 15mL, Head & Neck 검사시 10mL를 사용하며, Angio검사 시 20mL를 사용한다. Peripheral angio는 30mL 소아의 경우 0.2mL/kg를 bolus로 injection 하고 검사를 시작한다.

5) 조영제 증강검사 시 조영제 사용에 대하여 본인 또는 보호자에게 자세히 설명하고 사용 동의서를 얻어야 한다.

3. 조영검사의 목적과 대상

• 조영제란?

조직의 영상을 변화시키는 물질로 색소제와 비슷한 역할을 한다. 보고자 하는 부위의 조영증강 유무 및 병소의 구분에 사용 되며, cyst와 solid 그리고 vascular mass 등의 구별에 이용되며 정맥주사용 또는 oral용 등이 있다.

Quiz

조영제의 주입 경로

Anticubital vein→Subclavian vein→SVC→( )→ ( )→Pulmonary trunk→Pulmonary artery→ Pulmonary vein→ ( )→ ( )→Aorta

4. 조영제의 종류, 투여량

1) MR 조영제의 주성분

신호강도를 변화시킬 수 있는 상자성체(paramagnetic)나 강자성체(ferro- magnetic)물질을 이용한다.

1. 상자성체로 구성된 조영제 - 조직에 흡수되어 T1이완시간을 단축시키게 되고(T1 shortening effect) 흡수된 부위의 signal을 증가시켜 T1 강조영상에서 밝게 보이도록 만들어 준다. 미 FDA에서는 gadolinium만을 임상에 허용하고 있다.
2. 강자성체로 구성된 조영제 - 조직의 T2 이완시간을 감소시켜 signal 감소를 시킨다.

2) 조영제의 종류

Gd-HP-DO$_3$A(prohance®), Gd-DOTA(dotarem®), Gd-DTPA-BMA(omni- scan®), Gd-DTPA(magnevist®) 등의 조영제가 임상에 사용되고 있다.

3) 조영제 투여량

① 0.2mL/kg

- **조영제 금기**

1. 신기능 이상자
2. 임산부
3. 수유 중인 산모는 되도록 48시간 이후에 수유함을 권고 한다.

V. 초음파 검사

실습 주차 : 주차

실습 기간 : 월 일 : ~ 월 일 :

실습 장소 :

실습 주제 :

1. 초음파 검사의 원리

초음파 영상은 인체에 초음파를 투과한 후, 기관 내 조직의 경계면 혹은 조직 내부에서 반사와 산란되어 돌아오는 신호를 재구성하여 영상을 형성한 것이다. 이때 인체 내의 조직의 밀도 차이에 의해 에코가 반사되어 돌아오는데, 인체내의 연부조직의 속도 = 1540m/s로 계산하여 반사체의 깊이를 계산한다.

에코의 세기는 반사에코의 점의 밝기로 나타낸다(Gray scale mode).

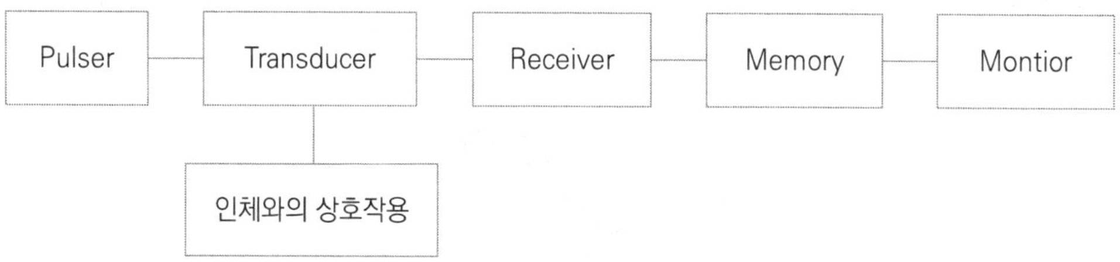

1) 인체와의 상호작용

(1) **흡수** (absorption) : 음향에너지가 열에너지로 변환

(2) **반사** (reflection) : 서로 다른 음향저항을 가진 인접한 두 매질의 경계면에서 발생, 입사되는 초음파가 두 매질의 경계면에 수직입사

(3) **굴절** (refraction) : 두 매질의 경계면이 수직이 아닌 사방향으로 입사시 발생

(4) 산란 (scattering) : 음파가 경로를 벗어나는 현상, 매질의 크기가 초음파 파장보다 작거나 같아야 발생

(5) 감쇄 (attenuation) : 초음파가 인체 내로 전파되면서 초음파 빔의 진폭과 강도가 감소하는 현상

2) 영상표시방법

(1) A-mode : 에코 신호의 진폭표시

(2) B -mode : 회색조 영상으로 에코의 크기를 점의 밝기로 표시

(3) M-mode : 시간에 따른 움직임을 표시

(4) CFM-mode : 혈류의 유무, 혈류방향을 표시

(5) D(pulse)-mode : 혈류의 유무, 방향, 정확한 혈류의 속도, 깊이, 형태 등을 표시

(6) PD-mode : RBC밀도만 평가, 혈류유무 평가, 작은 부위, 느린혈류에서 사용, 감도가 좋음

(7) CW-mode : 송신부와 수신부가 분리되어 있음. 혈류 속도 측정의 정확도는 높으나 특정한 깊이 조절이 불가능함

3) 탐촉자(Transducer)의 구조

초음파를 발생하여, 인체에 송신하고, 인체 기관 및 조직에서 발생한 에코를 수신하는 역할을 한다.

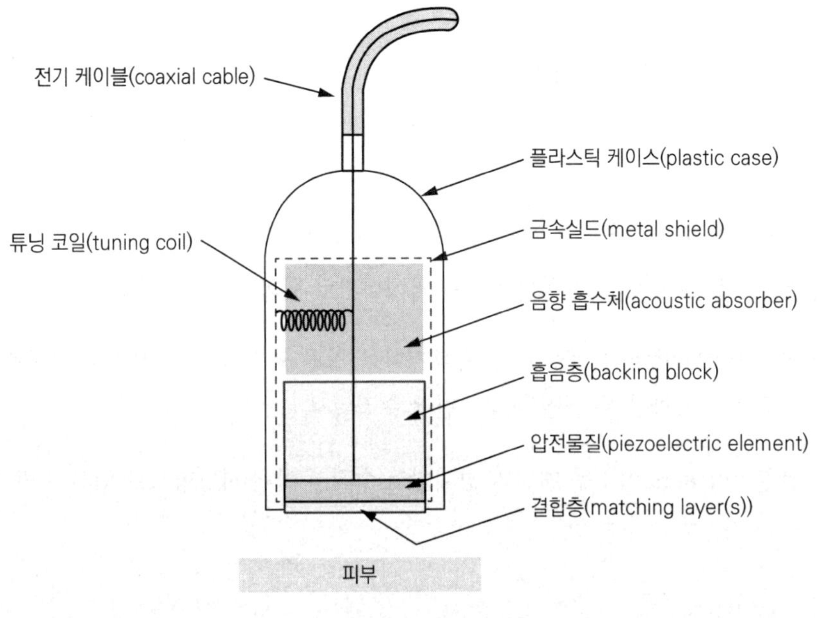

2. 탐촉자(Transducer)의 종류 및 특징

1) 볼록형 탐촉자 (convex probe) : 2~5MHz의 낮은 주파수

- 곡선형 배열
- Linear와 sector의 중간형
- 성인의 상복부, 경복부검사의 자궁, 난소, 전립선, 정낭 검사에 사용

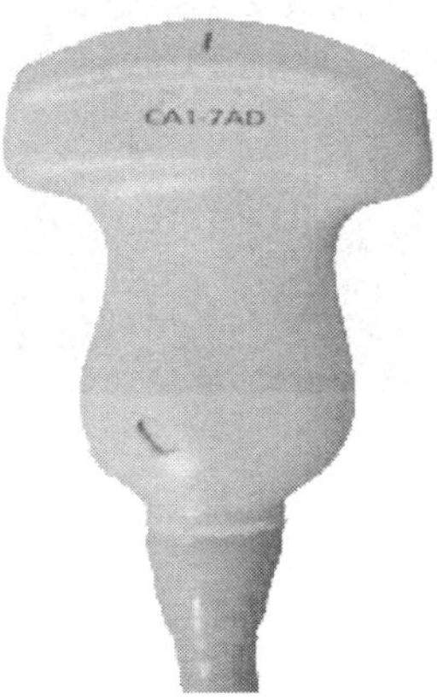

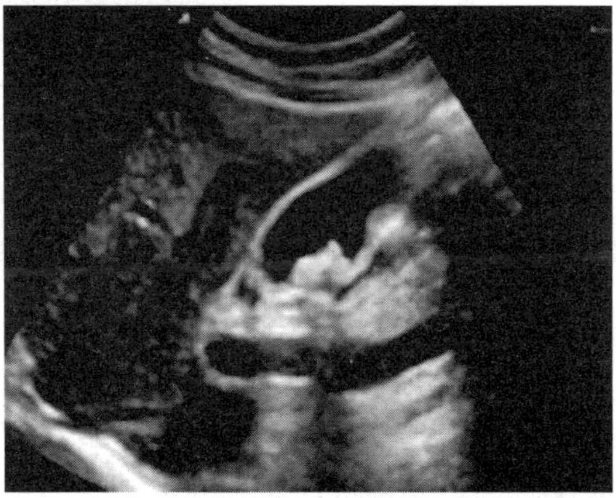

2) (직)선형프로브(linear array probe) : 7~15MHz의 높은 주파수

- 표재성 장기에 사용(유방, 갑상샘, 고환, 근골격계, 혈관 등).

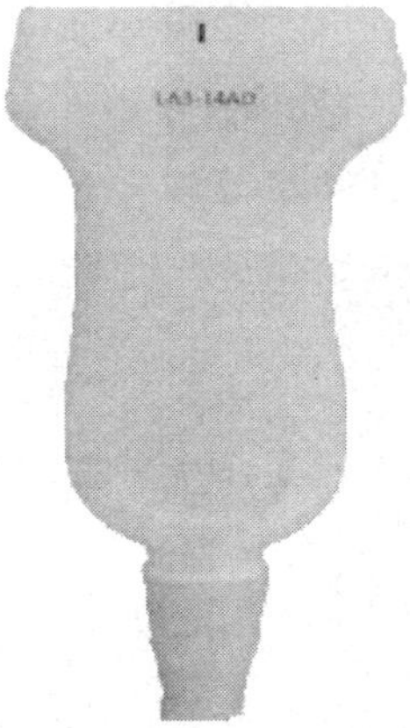

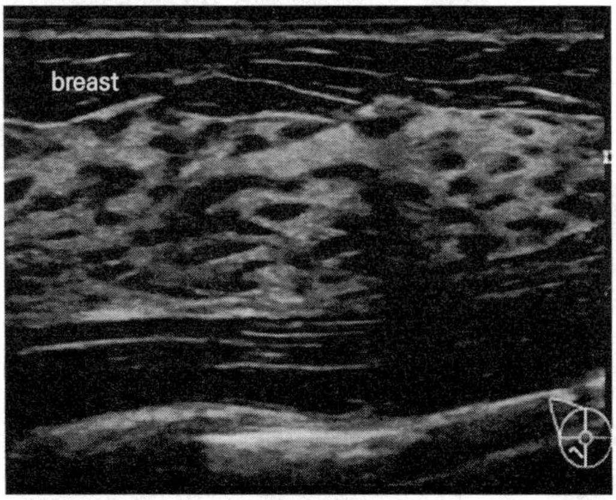

3) 부채꼴형 프로브(sector scanning probe) :2 ~5MHz

• 간의 intercostal scan, 심장, 신생아 뇌 등의 검사에 사용

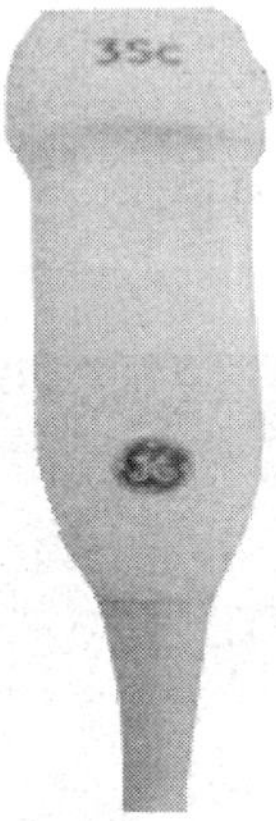

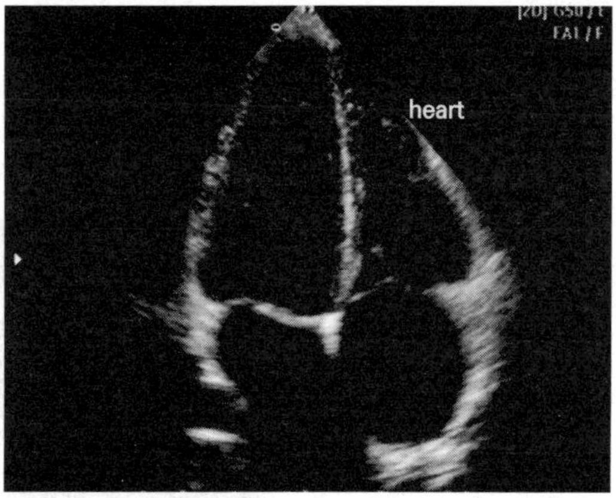

4) 경질, 경직작용 프로브(intra-corporeal probe) : 7.5MHz

• 체강 내에 probe 삽입한다.
• 자궁과 난소, 전립샘, 방광, 곧창자(직장) 등의 종양을 감별한다.

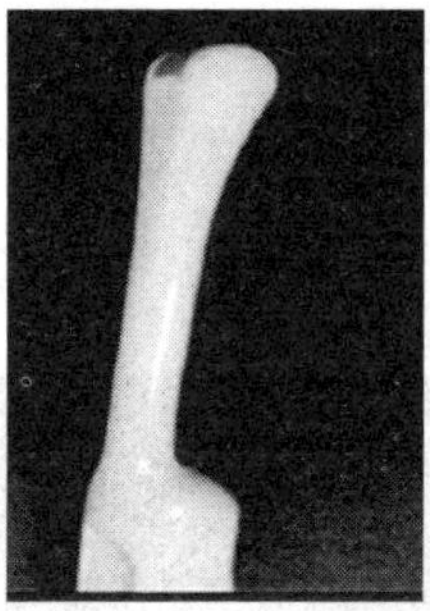

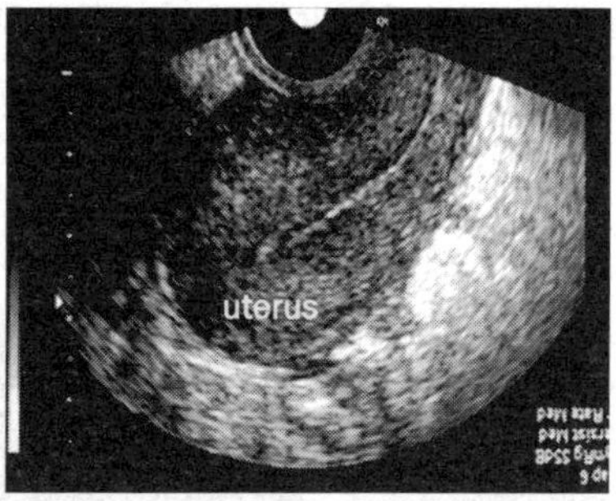

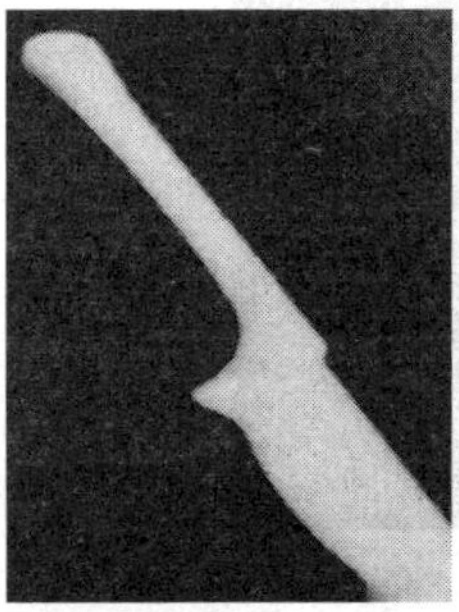

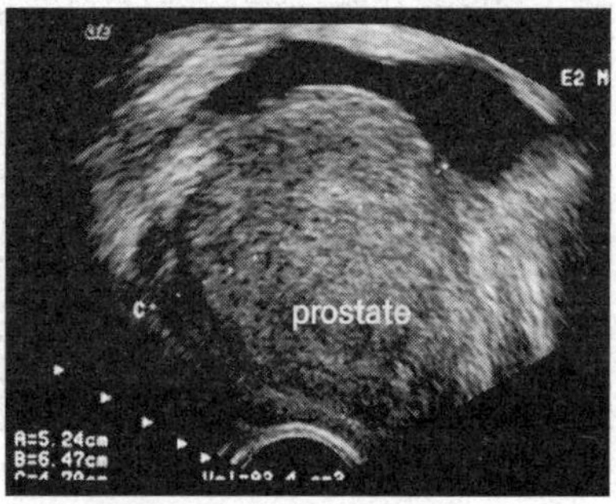

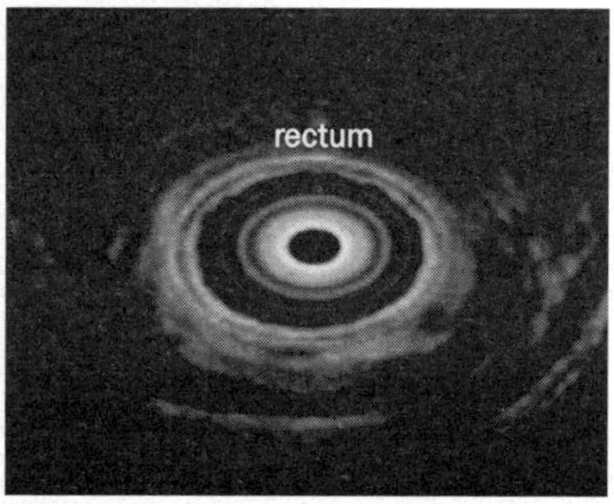

5) 천자용 프로브(puncture probe)

- Biopsy, sono guided aspiration probe의 중앙 또는 가장자리에 hole이 있다.

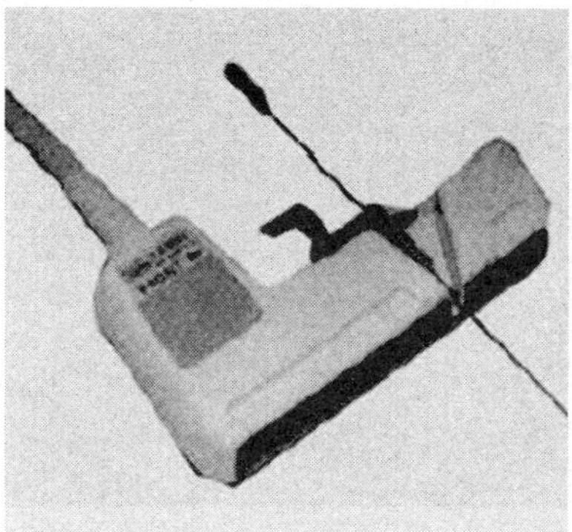

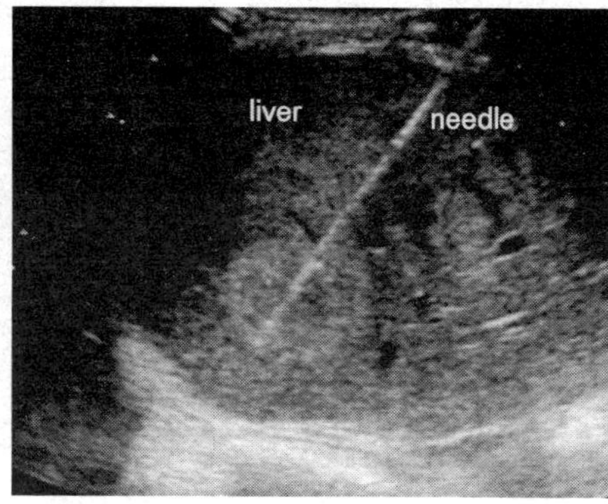

6) 내시경용 프로브(endoscope probe)

- Endoscope의 원리 이용한다.
- 식도, 샘창자(십이지장), 위의 검사한다.

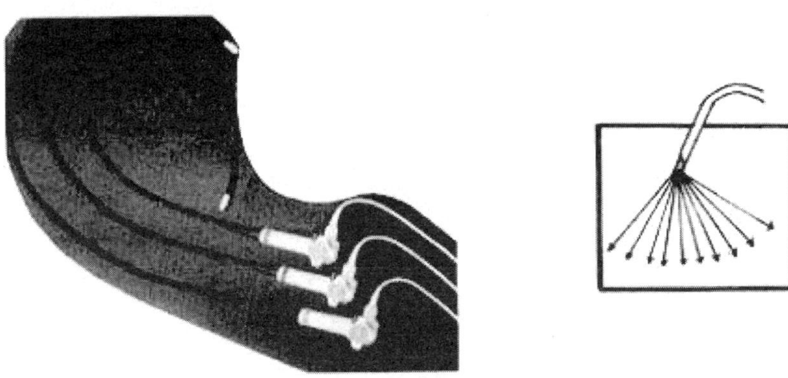

내시경 프로브와 선속

7) 3D volume probe

- 3차원 상의 관찰

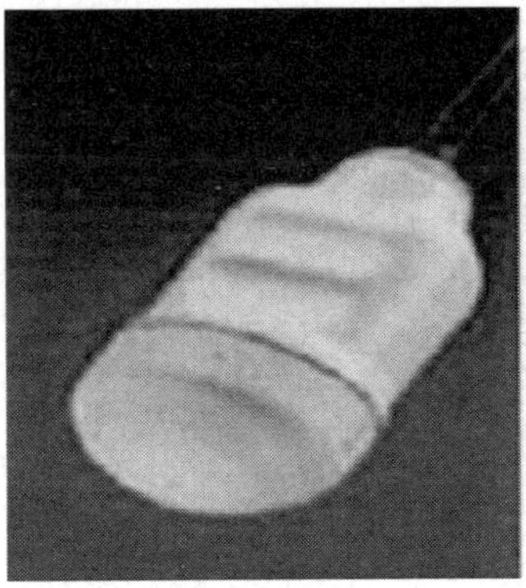 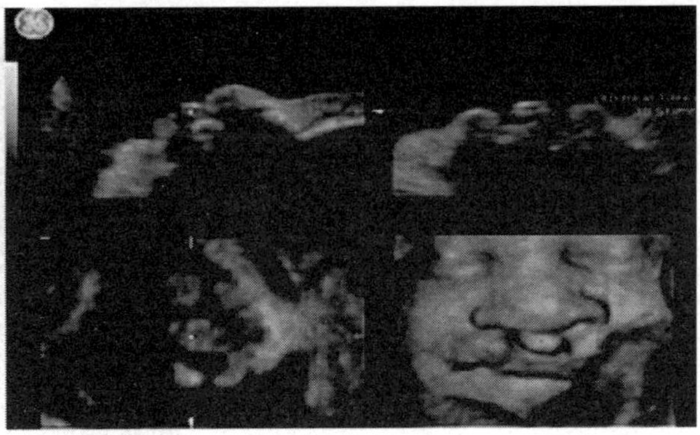

과제

Probe의 특성에 대해서 정리하시오.

convex　　　　Linear　　　　sector

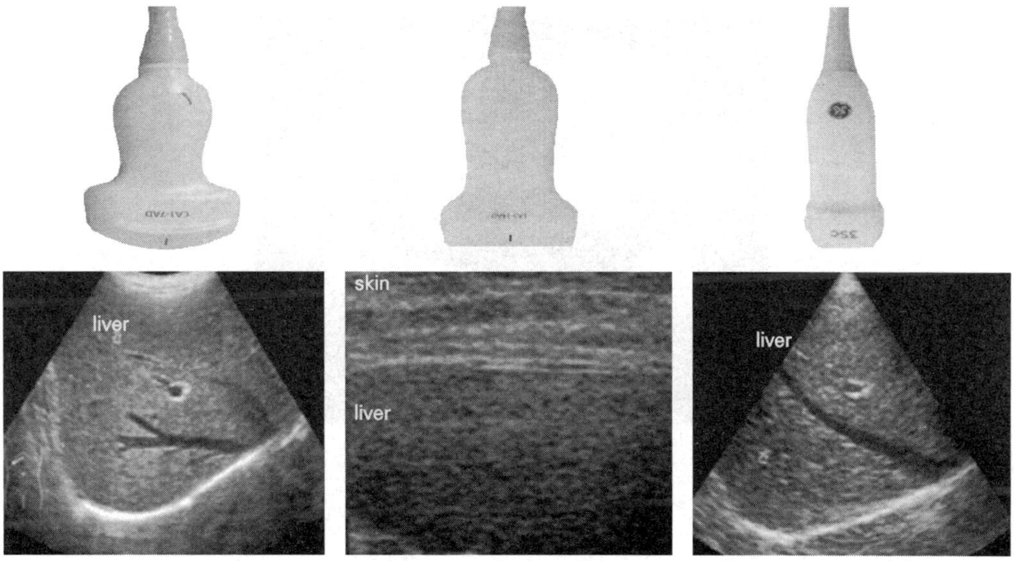

	convex	Linear	sector
주파수			
영상형태			
beam 방향			
근거리시야			
원거리시야			
적응부위			

3. 초음파 검사에서의 artifact

1) 후방음향 음영(posterior acoustic shadow)

초음파가 매질(반사체)를 통과할 때 전반사가 일어나면 반사체 후방에 음영의 결손이 나타나는 것(bone, stone).

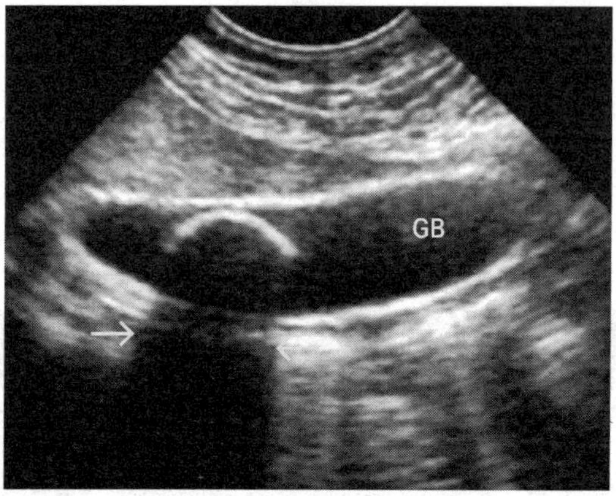

2) 후방음향 증강(posterior acoustic enhancement)

매질 뒤에서 휘도가 높게 나타나는 현상으로, 그 후방에는 주위조직보다 상대적으로 초음파의 감쇠가 적어져 나타나는 것(cyst, Bladder).

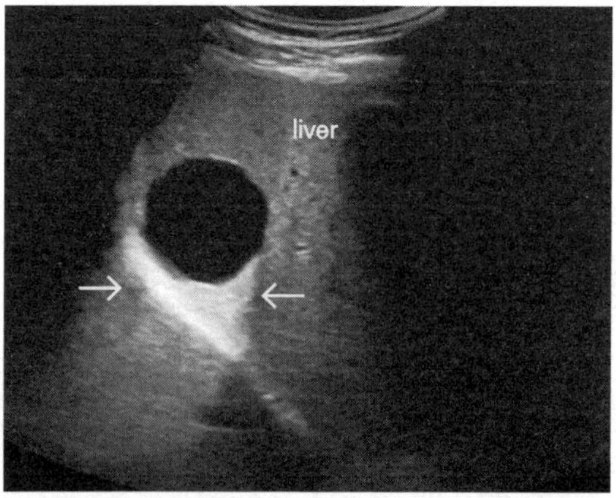

3) 다중반사(reverberation)

경계면등에서 여러 번 반사된 에코들이 순차적으로 탐촉자에 도착했을 발생.

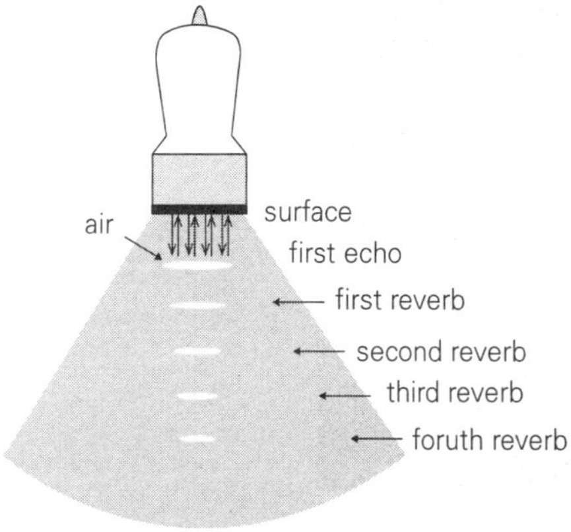

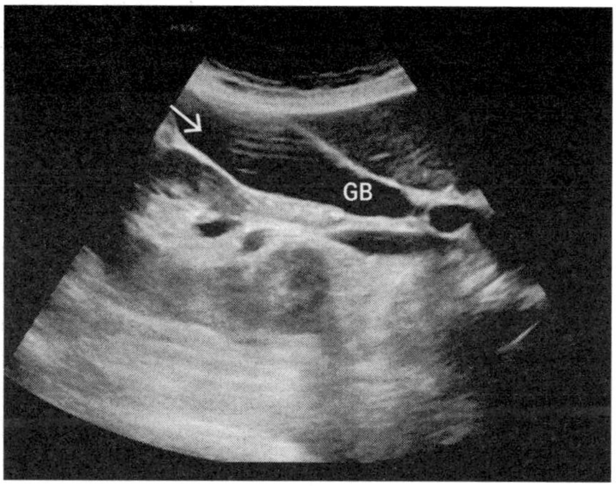

혜성꼬리 허상(comet tail sign)

다중반사의 형태로서 담낭벽에 혜성(comet)의 꼬리(tail)같은 강한에코가 수직으로 보이는 현상으로, 반사에코가 연속적인 것이 특징이다. (담낭 전벽측에 존재하는 콜레스테롤폴립이나 금속성 이물질, 생검바늘에 의해 발생)

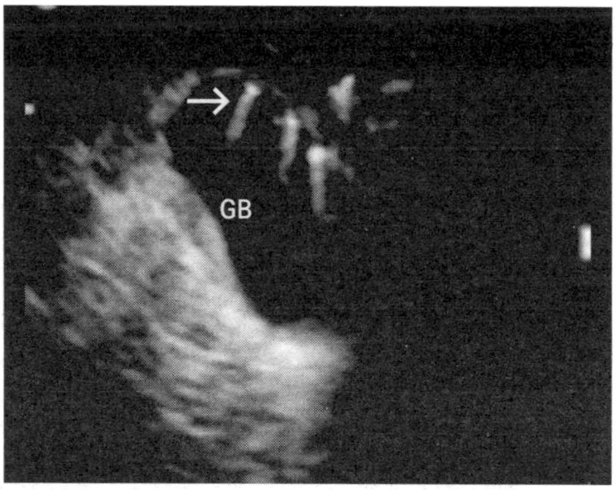

4) 여운허상(ring down artifact)

작은 공기방울(small bubbles)에서 발생하며, 강한 선상에코(linear echo)형태로 나타난다.

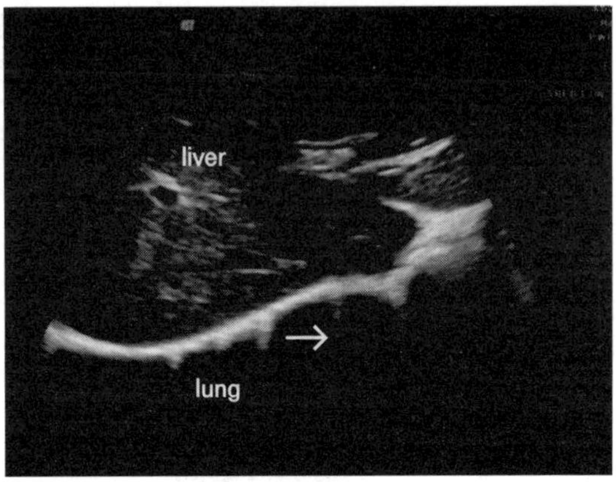

5) 경면(거울)허상(mirror image)

강한 반사체를 사이에 두고 구조물이 거울 대칭형으로 나타남.

- 가로막(횡격막) 주위

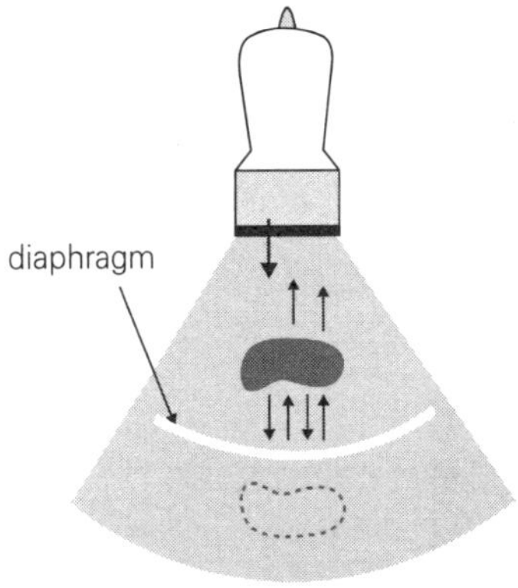

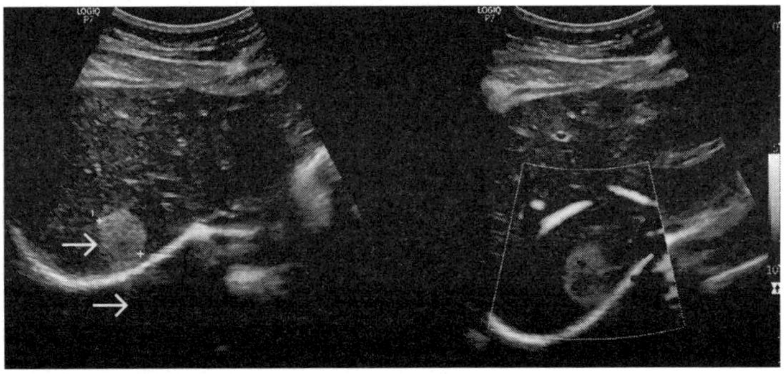

6) 측엽허상(side lobe artifact)

중심축의 강한 주엽(main lobe) 외에 여러 개의 측엽(side lobe)이 강한 반사체에 수직에 가까운 각도로 입사되어 probe로 강한 반사echo가 검출되어 main lobe의 경로 내에 반사체가 있는 것처럼 보이는 현상이다.

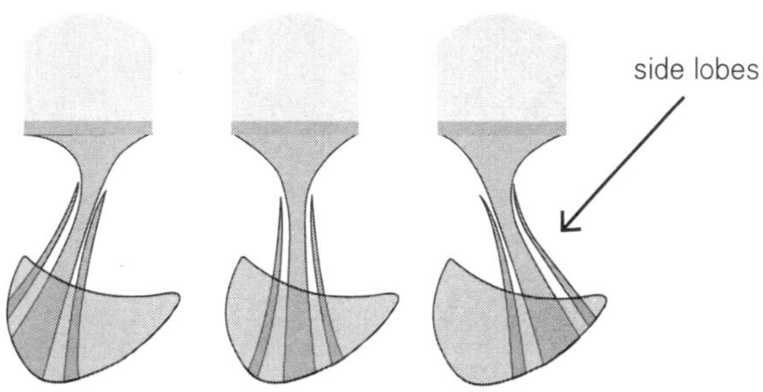

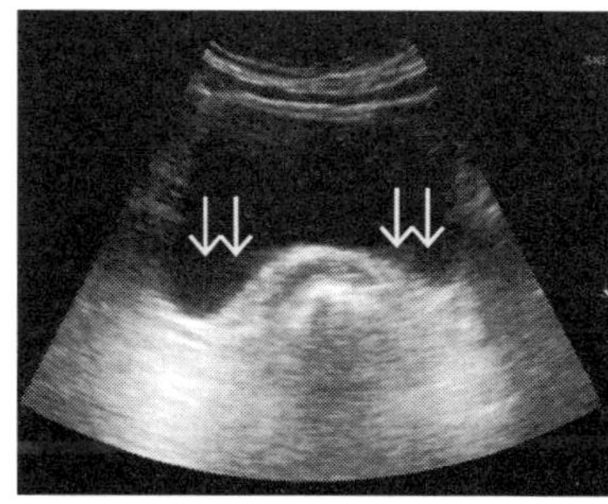

7) 빔너비에 의한 인공물(beam-width artifact)

물혹과 같은 구조물이 벽이 초음파에 비스듬하게 스쳐 맞게 되면, 미세한 알갱이 같은 에코들의 집합이 물혹의 내부에 따라 나타나게 되는 현상이다.

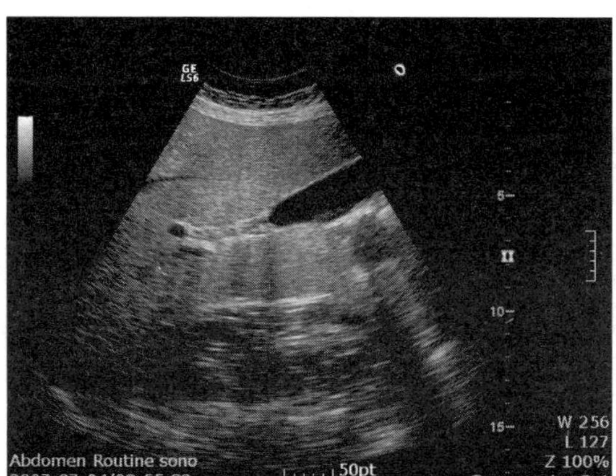

8) 측방음향 음영(lateral edge shadow)

물혹 같은 구조물의 외측테두리의 원위부에 생기는 가느다란 음향그림자이다. 물혹의 벽에 스치면서 부딪힌 음파의 굴절과 산란에 의해 깊은 층으로 더 이상 진행하지 못하고 음향그림자를 생성한다.

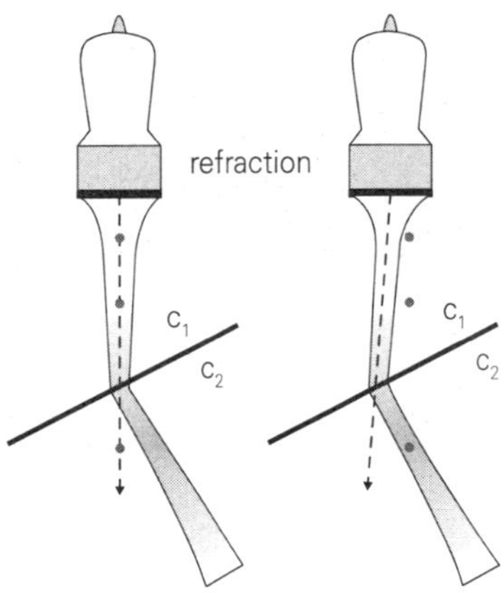

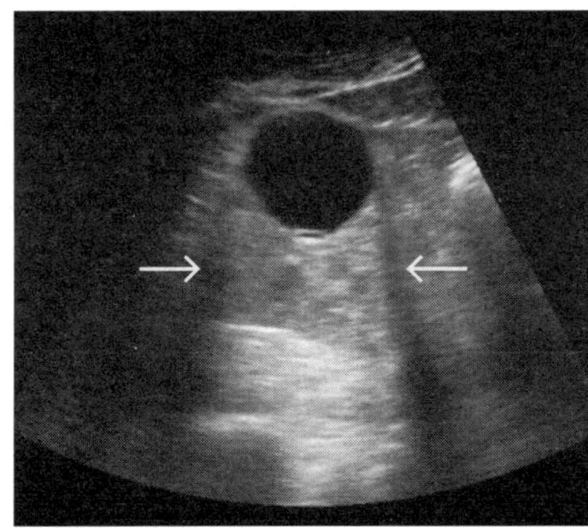

9) 섬광(반짝임) 허상(twinkling artifact)

작고 강한 반사체에 의해 주파수가 교란되어 나타나며, 색도플러상 부호의 변화가 반복되어 나타남. (작은결석)

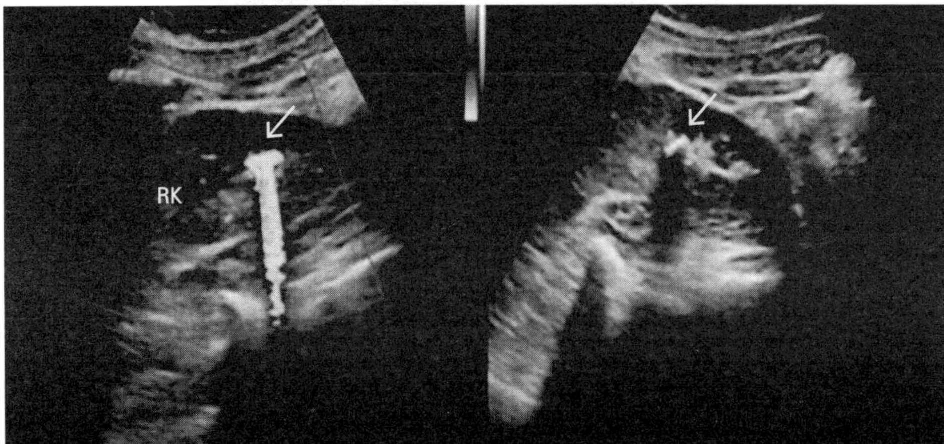

4. 상복부 초음파 검사

- 간, 담낭, 췌장, 비장 의 검사
- Transducer 종류 :
- 전처치 :

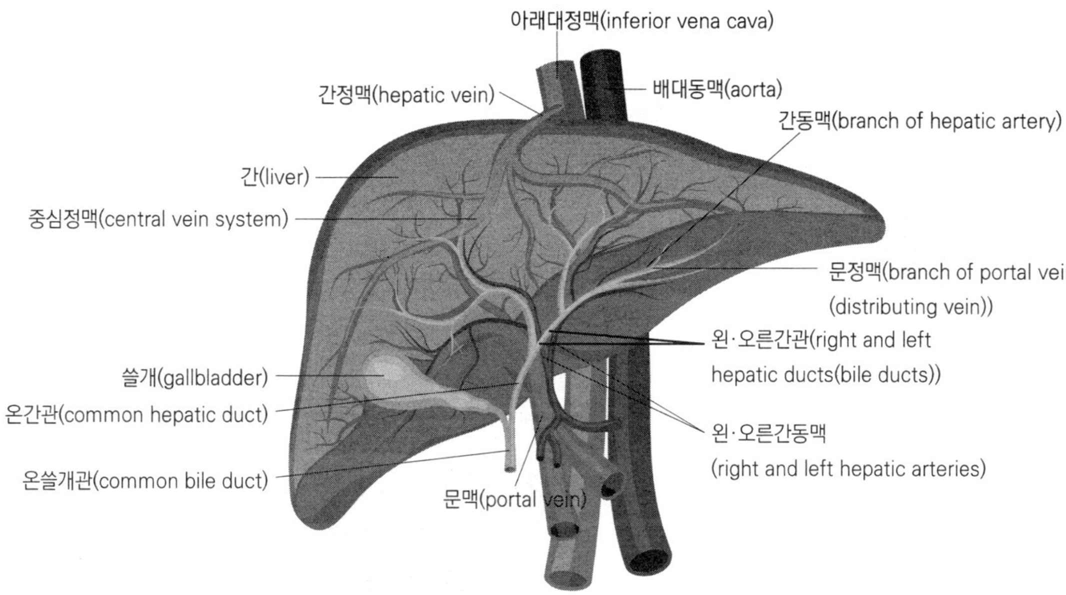

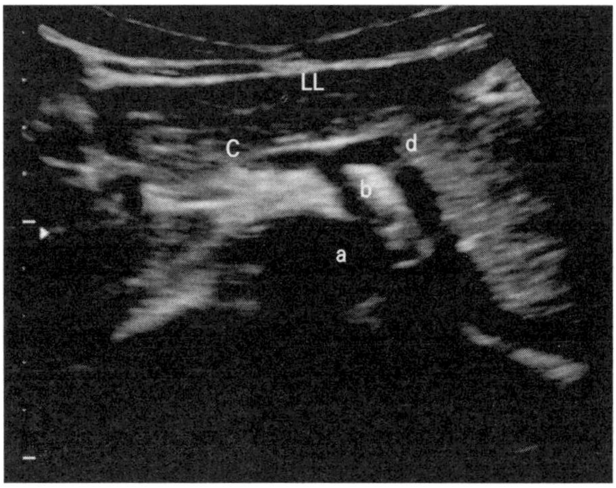

a -

b -

c -

d - ( ) sign

· 간의 구조

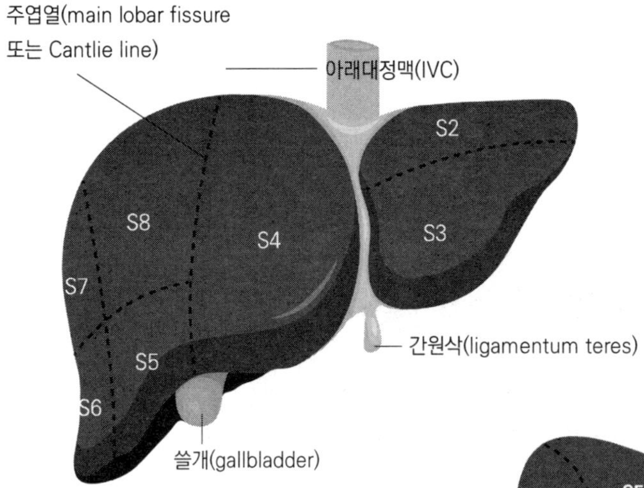

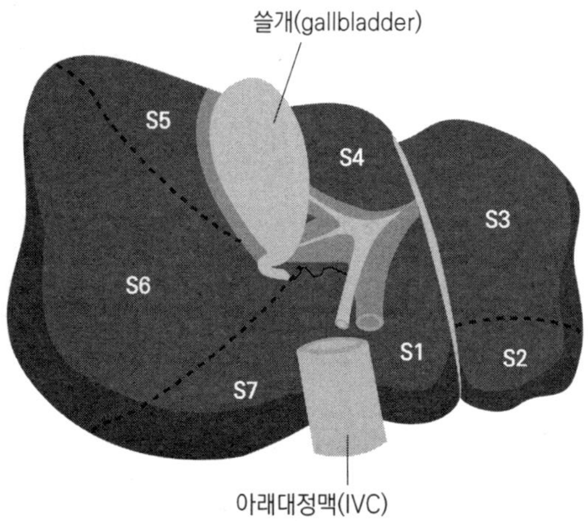

1) Liver segment의 분류

S1 :

S2 :

S3 :

S4 :

S5 :

S6 :

S7 :

S8 :

2) RT lobe과 LT lobe을 나누는 landmark :

LT lobe의 medial segment 와 lateral segment를 나누는 landmark:

RT lobe의 anterior와 posterior segment를 나누는 landmark:

S1과 LT lobe의 lateral segment를 나누는 landmark:

실습 주차 : 주차

실습 기간 : 월 일 : ~ 월 일 :

실습 장소 :

실습 주제 :

1) 간 초음파 검사

- **환자의 체위 :**

- **탐촉자의 주사방법**

  LT-Longitudinal scan (종단 주사)

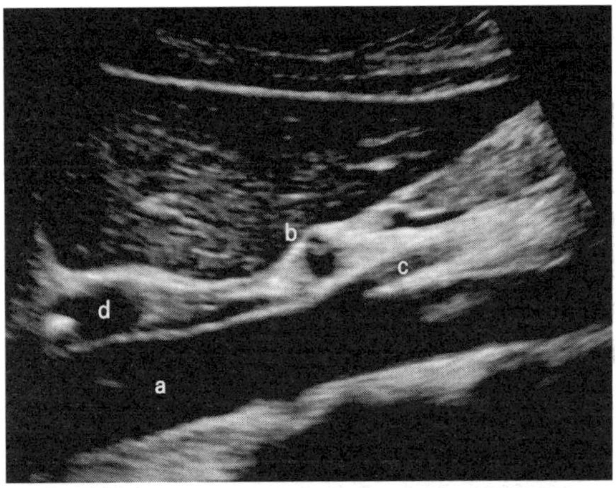

a -

b -

c -

d -

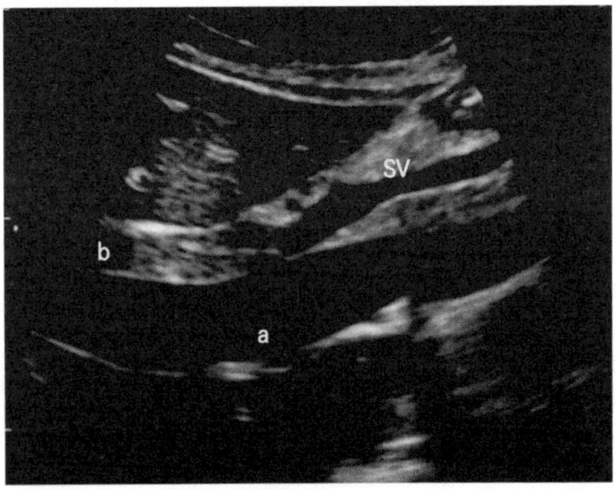

a -

b -

LT-Longitudinal scan

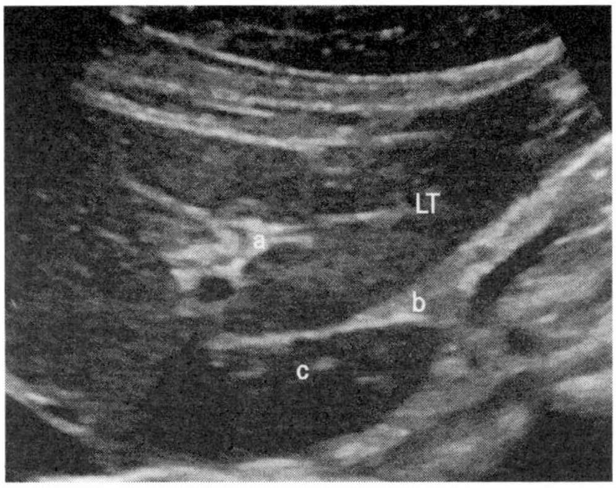

a -

b -

c - S (   )

RT - Longitudinal scan

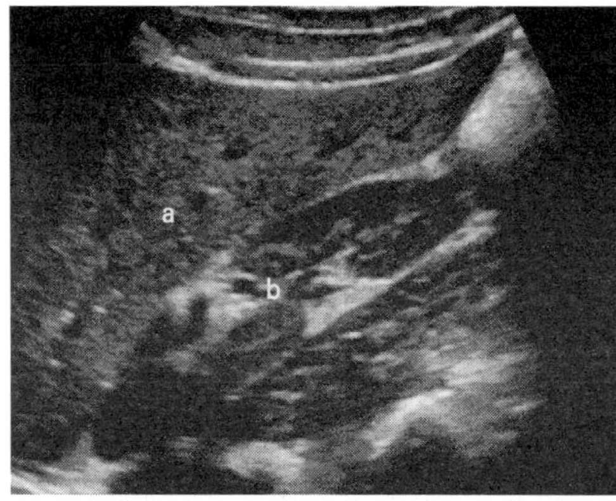

a -

b -

Subcostal scan (늑골궁하 주사)

Hepatic vein

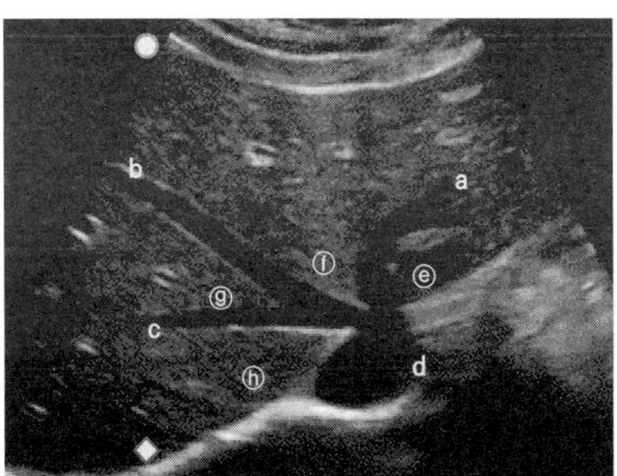

a -

b -

c -

d -

e - S(   )

f - S(   )

g - S(   )

h - S(   )

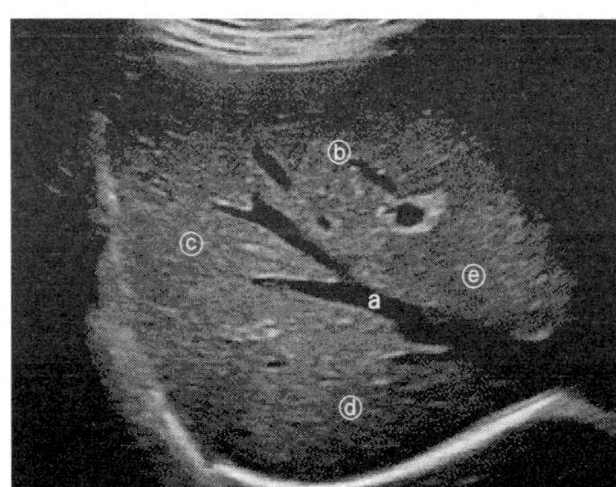

a -

b - S(   )

c - S(   )

d - S(   )

e - S(   )

Portal vein

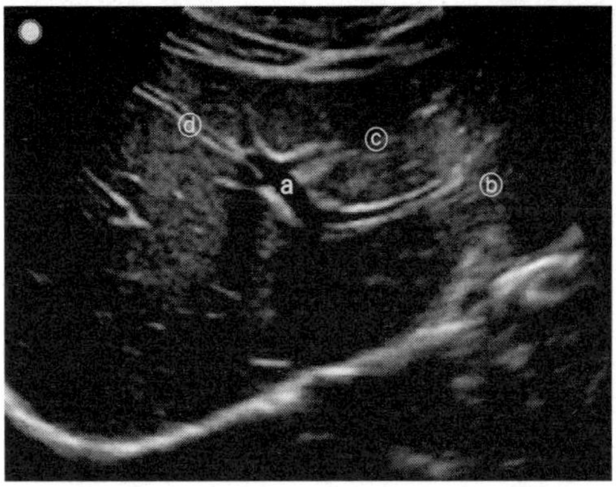

a -

b - S( )

c - S( )

d - S( )

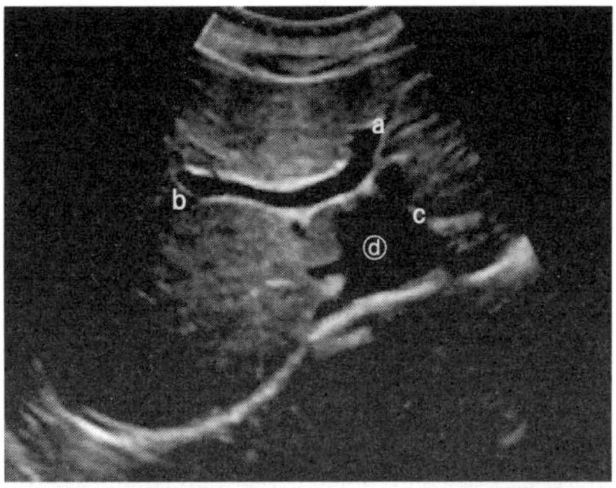

a -

b -

c -

d - S( )

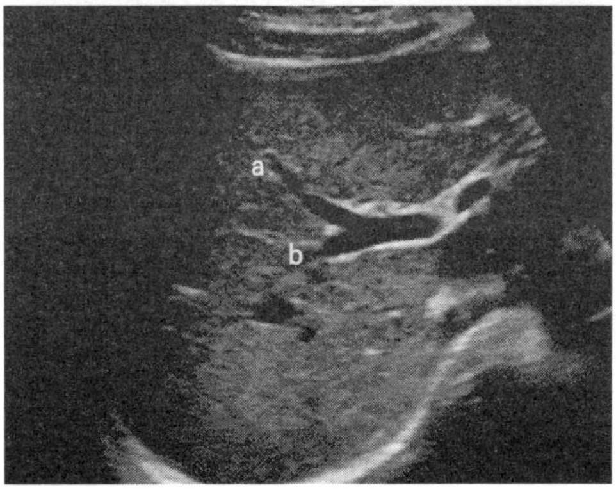

a -

b -

Intercostal scan (늑간 주사)

Portal vein

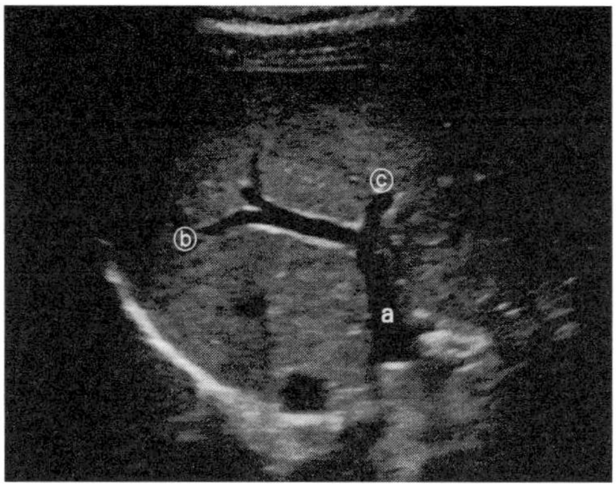

a -

b - S(　)

c - S(　)

Hepatic vein

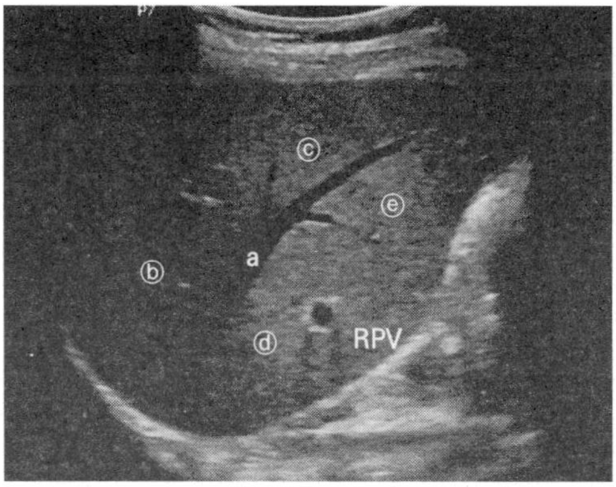

a -

b - S(　)

c - S(　)

d - S(　)

e - S(　)

실습 주차 : 주차

실습 기간 : 월 일 : ~ 월 일 :

실습 장소 :

실습 주제 :

2) 담낭, 담관 초음파 검사

- **환자의 체위 :**

- **탐촉자의 주사방법:**
  Subcostal scan(늑골궁하 주사)

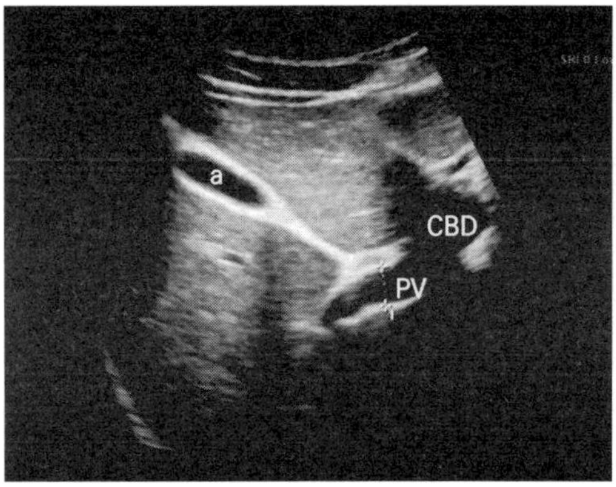

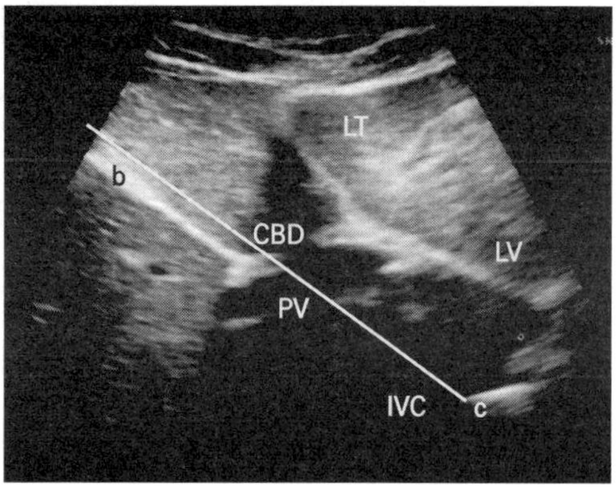

a -

b -

c - ( ) line

portal triad (문맥삼분지)

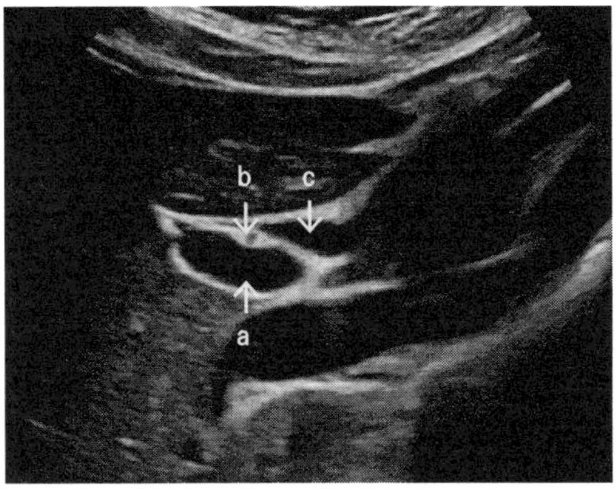

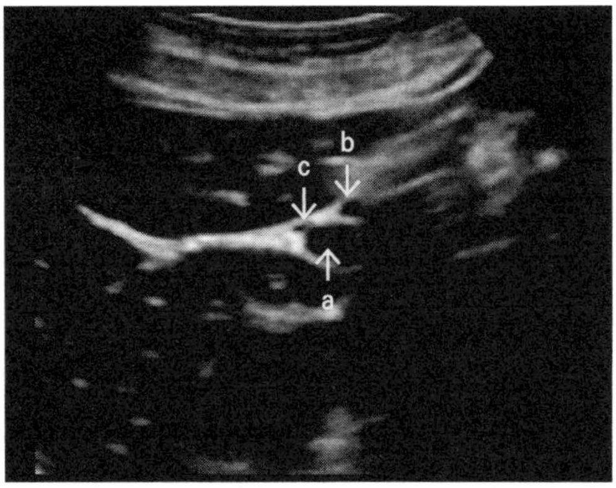

(   ) sign

a -

b -

c -

실습 주차 : 주차

실습 기간 : 월 일 : ~ 월 일 :

실습 장소 :

실습 주제 :

3) 췌장 초음파 검사

pancreas head

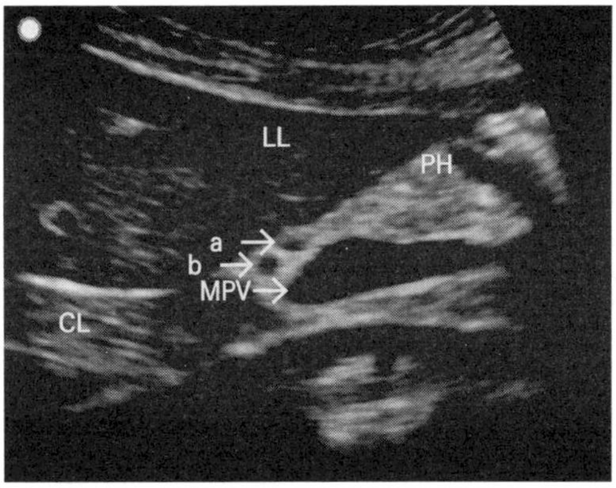

a -

b -

pancreas body

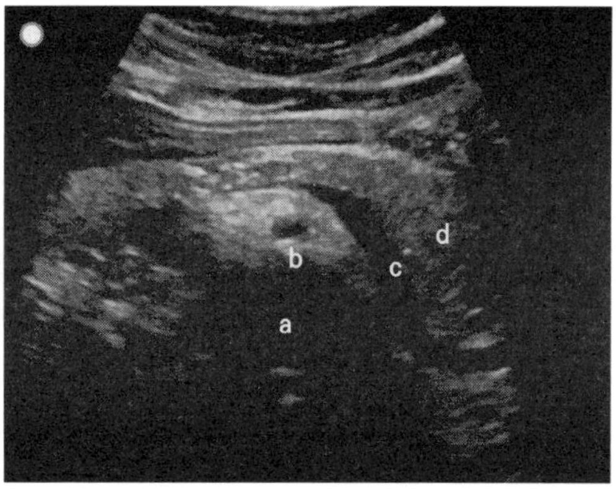

a - c -

b - d -

pancreas tail

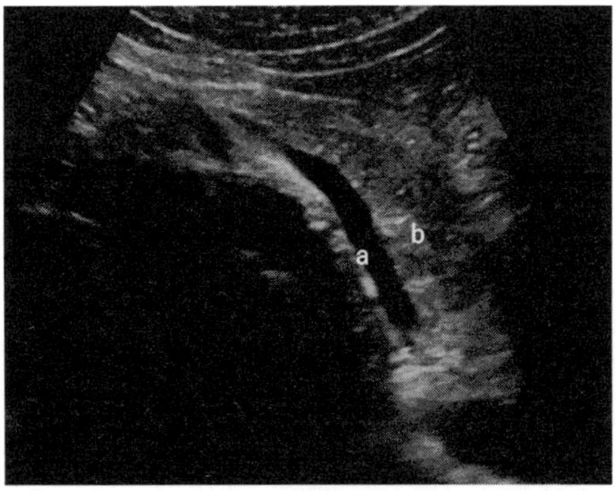

a-

b-

실습 주차 : 주차

실습 기간 : 월 일 : ~ 월 일 :

실습 장소 :

실습 주제 :

4) 비장 초음파 검사

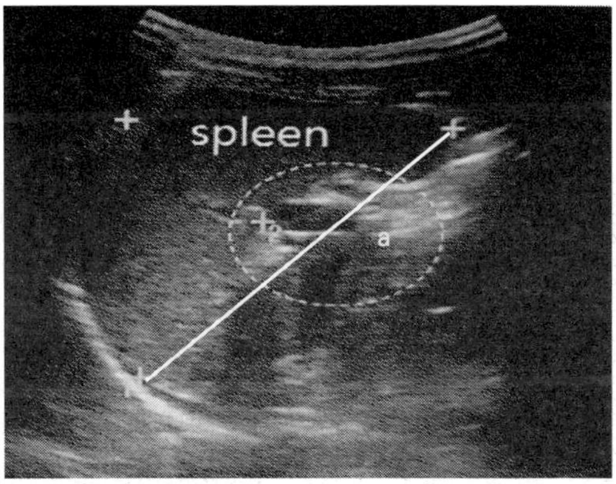

a -

- spleen의 normal 길이 : cm

실습 주차 : 주차

실습 기간 : 월 일 : ~ 월 일 :

실습 장소 :

실습 주제 :

5. 하복부 초음파 검사

1) 신장 초음파 검사

Longitudinal scan

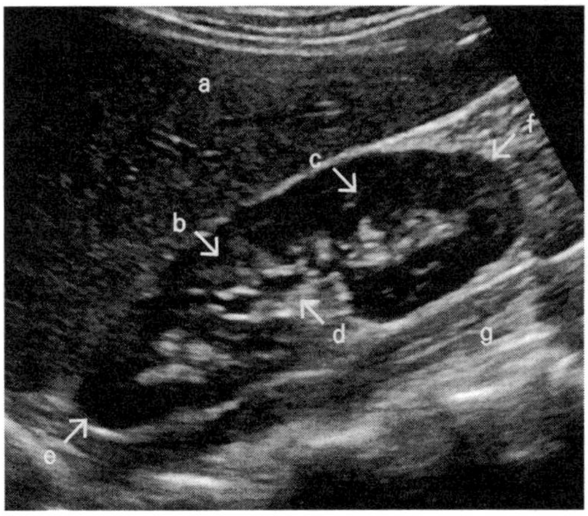

Transverse scan

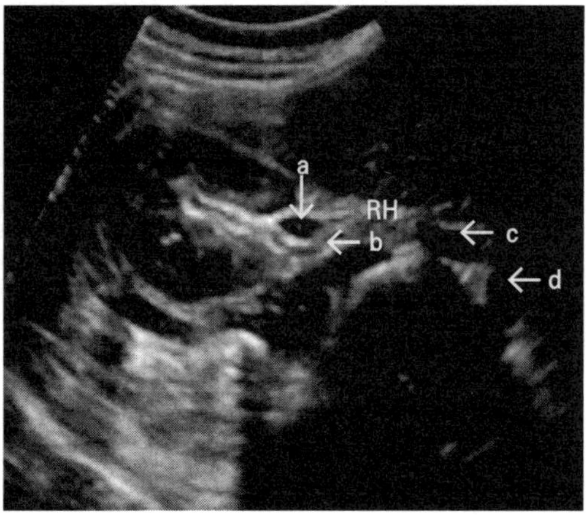

a -

b -

c -

d -

e -

f -

g -

a -

b -

c -

d -

2) 방광 초음파 검사

• 전처치 :

• Transducer :

Transverse scan

male

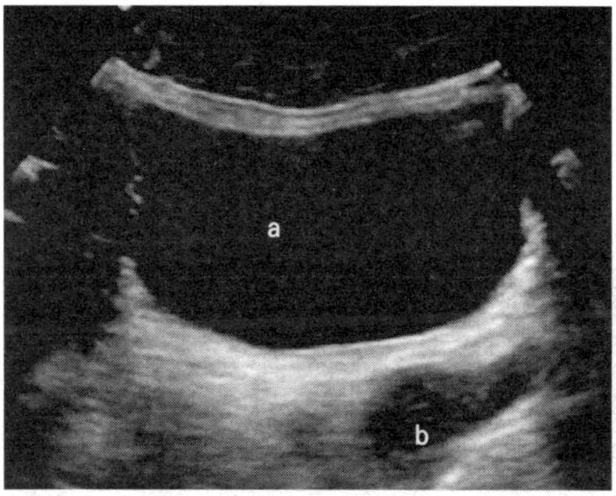

a -

b -

female

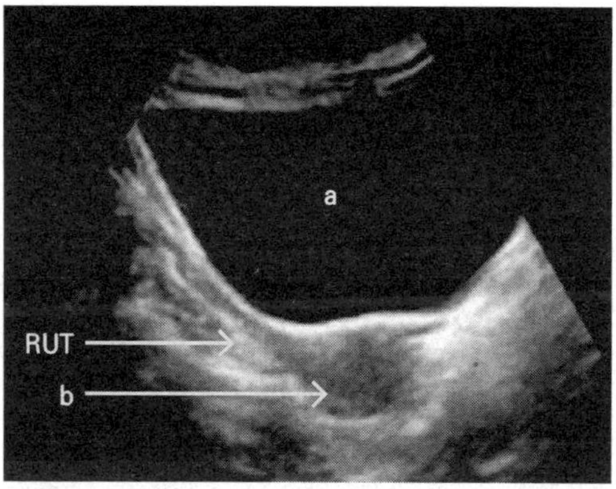

a -

b -

Longitudinal scan

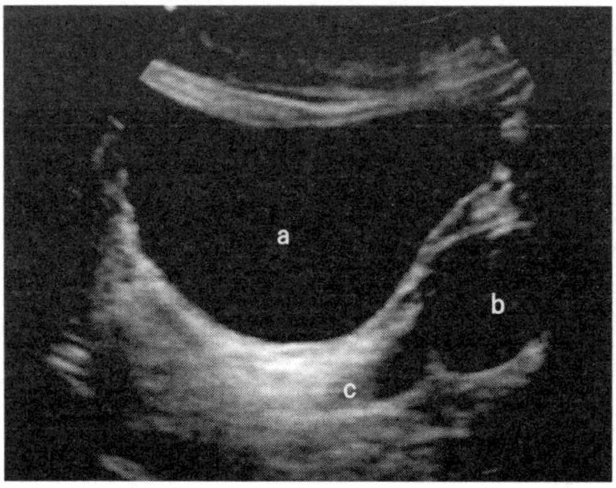

a - c -

b -

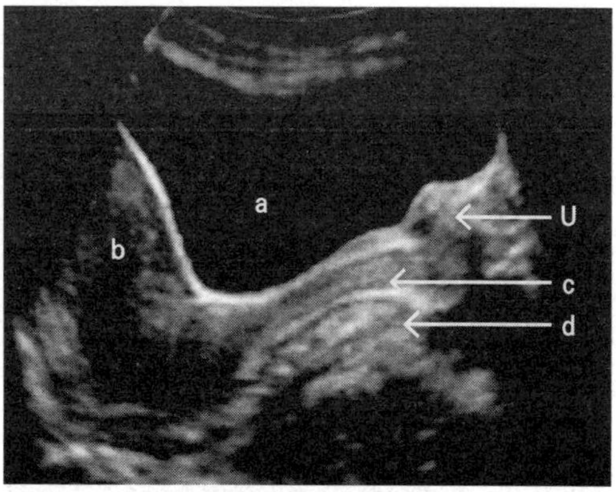

a - c -

b - d -

실습 주차 : 주차

실습 기간 : 월 일 : ~ 월 일 :

실습 장소 :

실습 주제 :

3) 전립선, 정낭 초음파 검사

Transverse scan

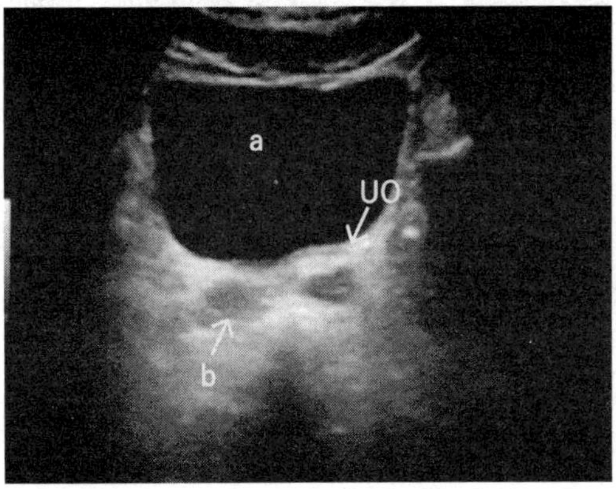

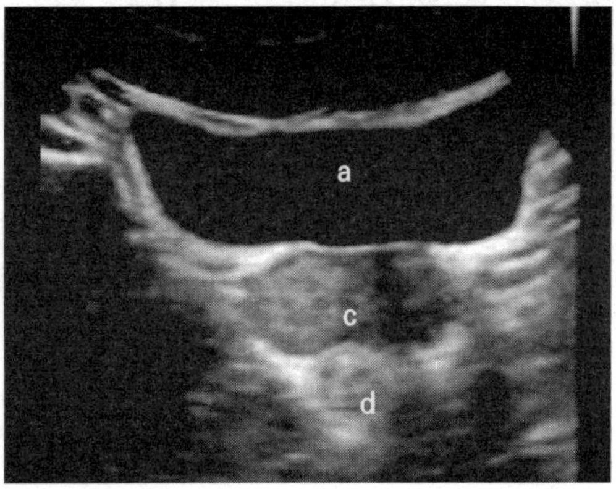

a -

b -

c -

d -

Logitudinal scan

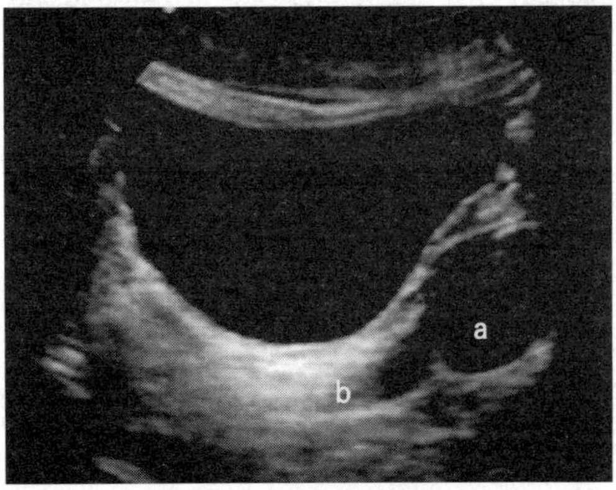

a -

b -

실습 주차 : 주차

실습 기간 : 월 일 : ~ 월 일 :

실습 장소 :

실습 주제 :

4) 자궁, 난소 초음파 검사

Transverse scan

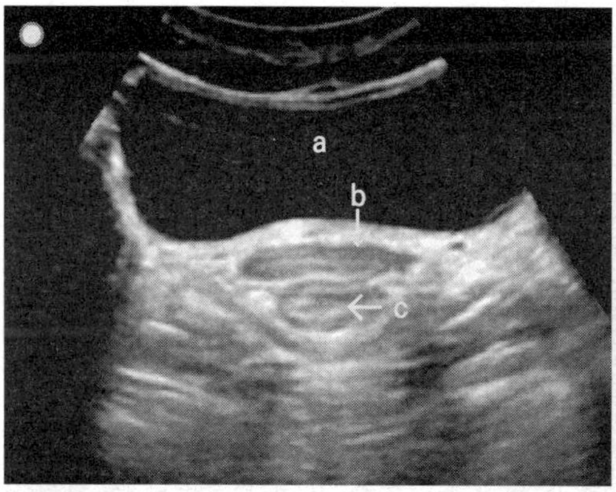

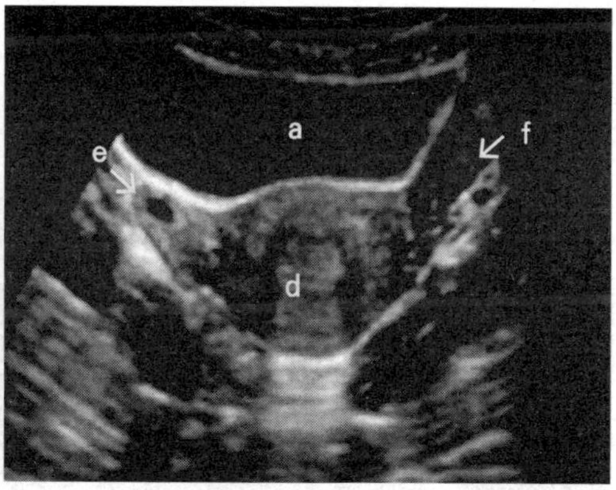

a - b - c -

d - e - f -

Longitudinal scan

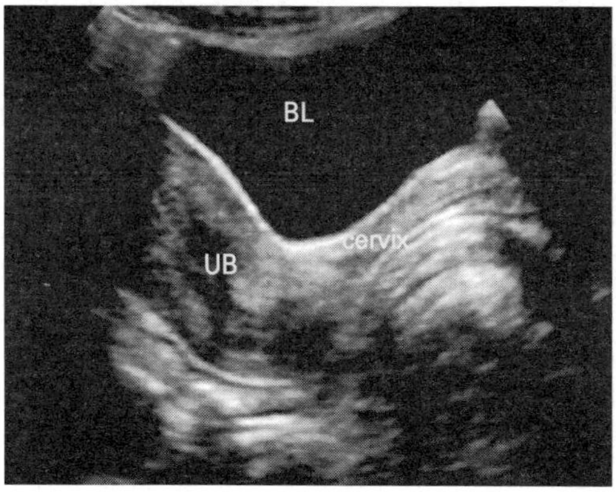

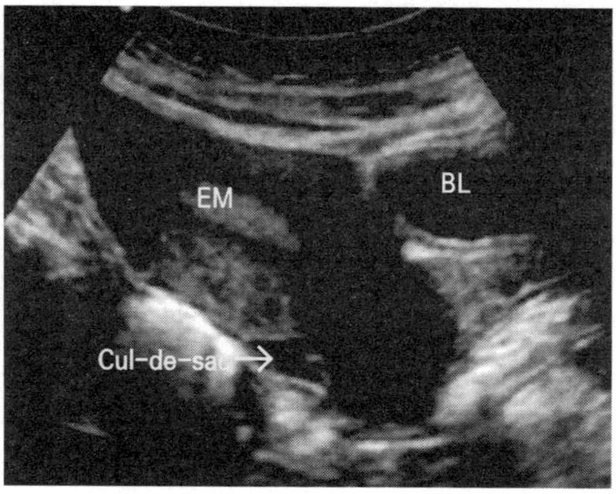

실습 주차 : 주차

실습 기간 : 월 일 : ~ 월 일 :

실습 장소 :

실습 주제 :

6. 경부 초음파 검사

1) 갑상선 초음파 검사

• Transducer :

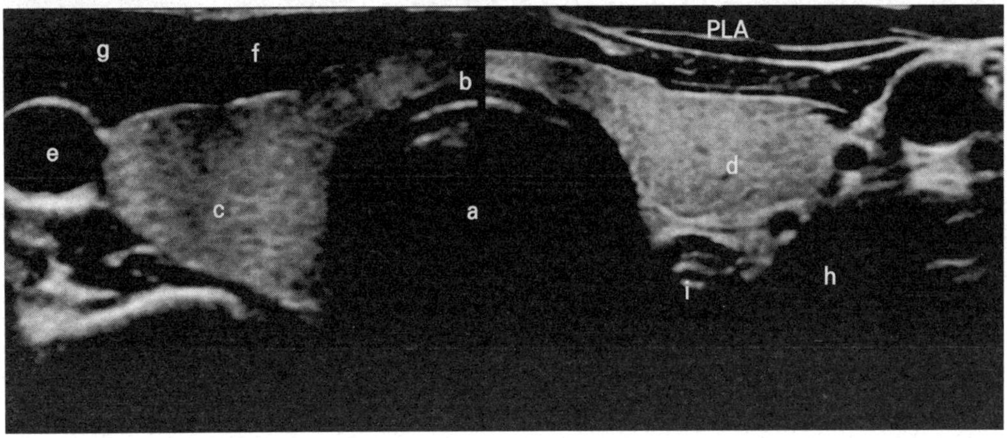

a -

b -

c-

d -

e -

f -

g -

h -

i -

Transverse scan – Isthmus

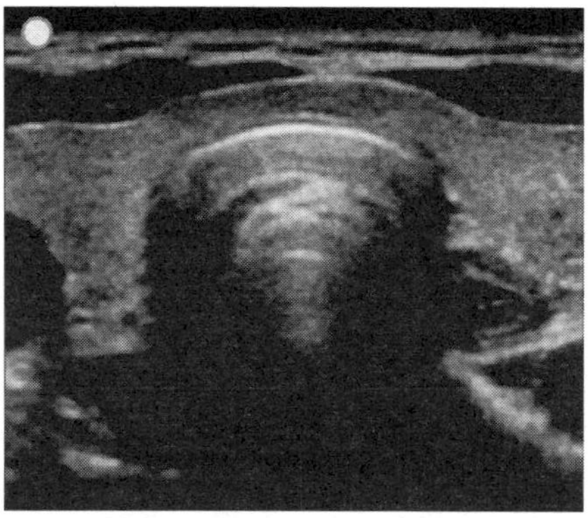

Rt thyroid lobe

Transverse scan

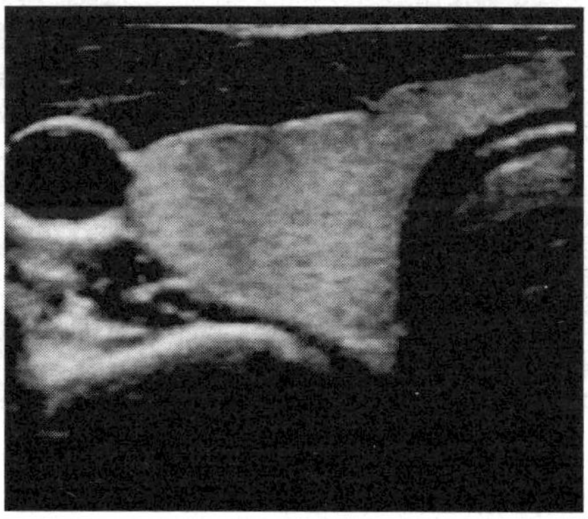

Longitudinal scan

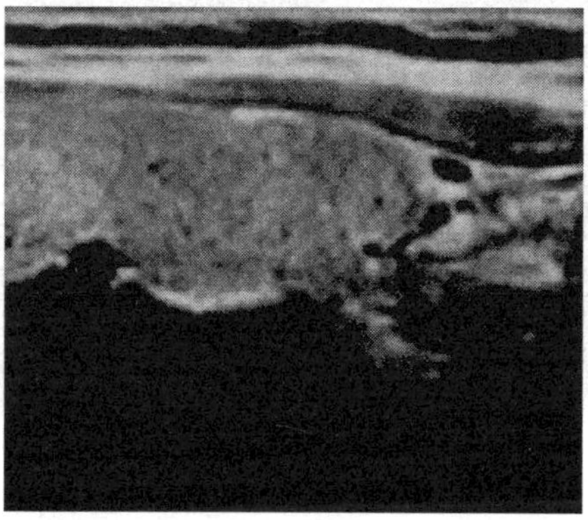

Lt thyroid lobe

Transverse scan

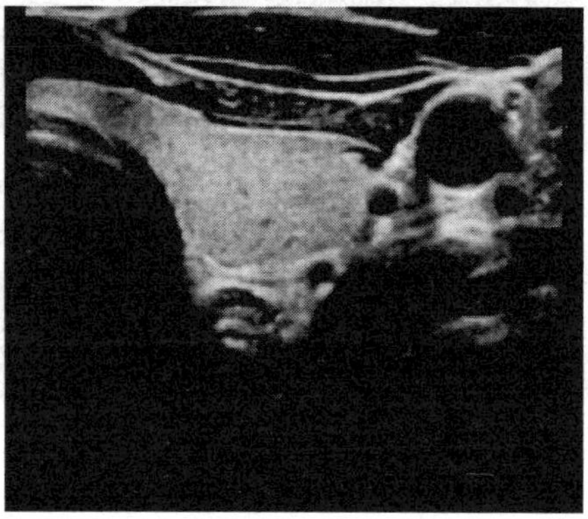

Longitudinal scan

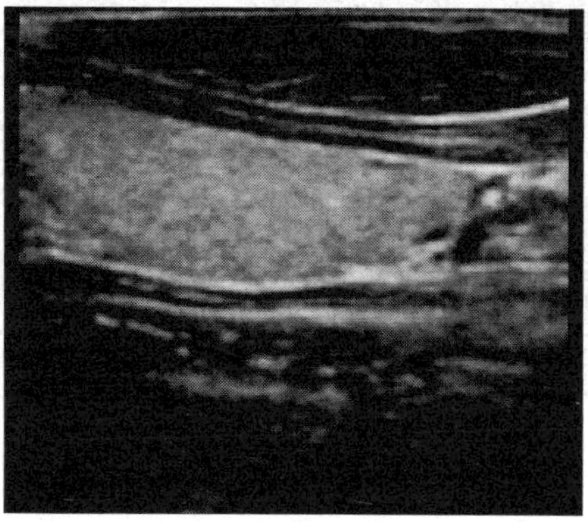

실습 주차 : 주차

실습 기간 : 월 일 : ~ 월 일 :

실습 장소 :

실습 주제 :

2) 경동맥 초음파 검사

RT/ Transverse scan

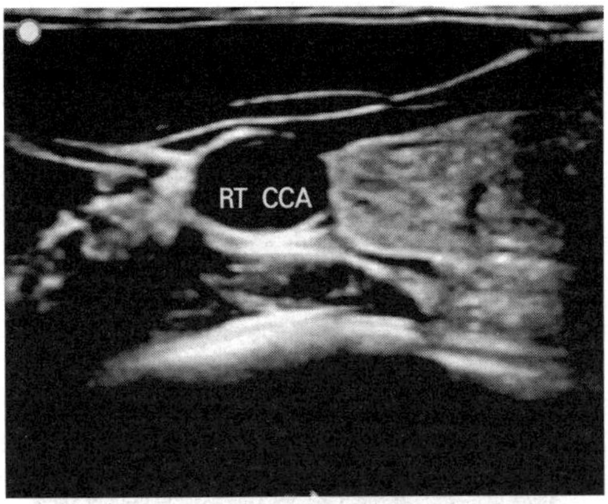

Longitudinal scan

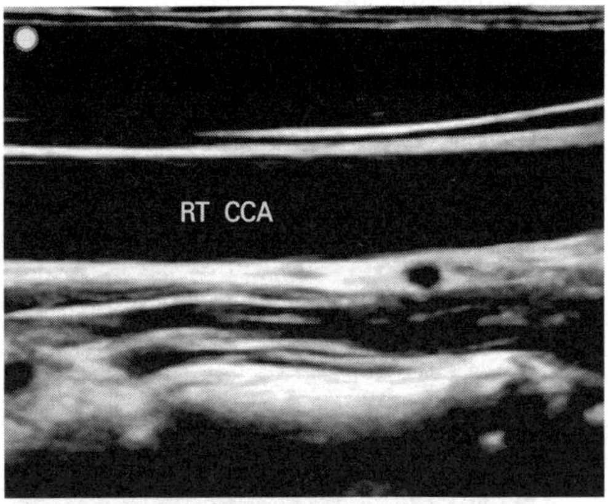

LT/ Transverse scan

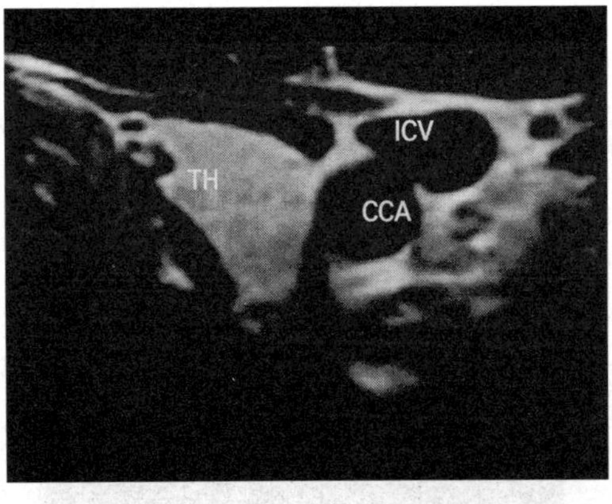

Longitudinal scan

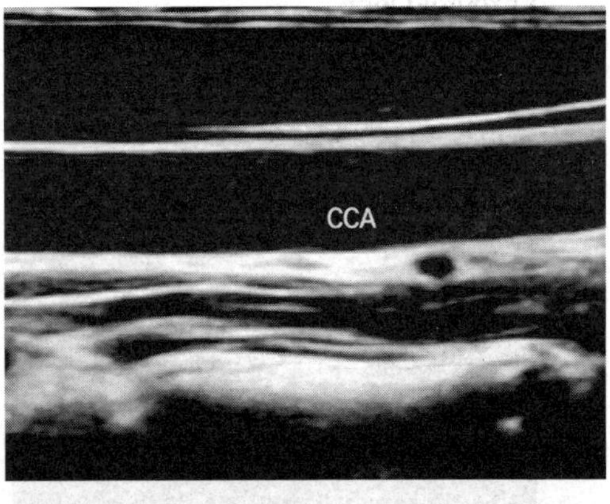

Longitudinal scan- CCA IMT : normal (   )mm 이하

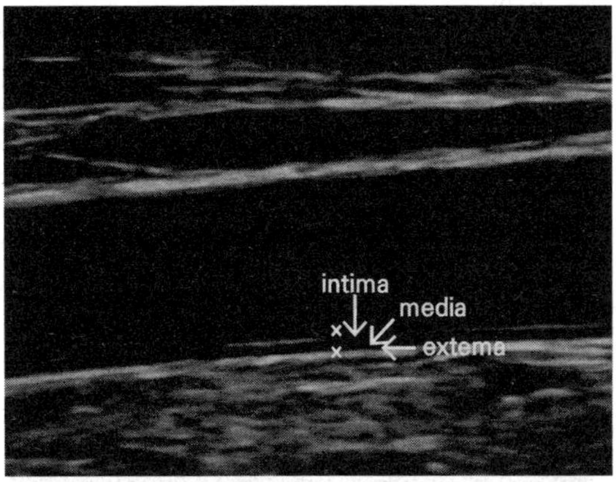

Longitudinal scan-bulb

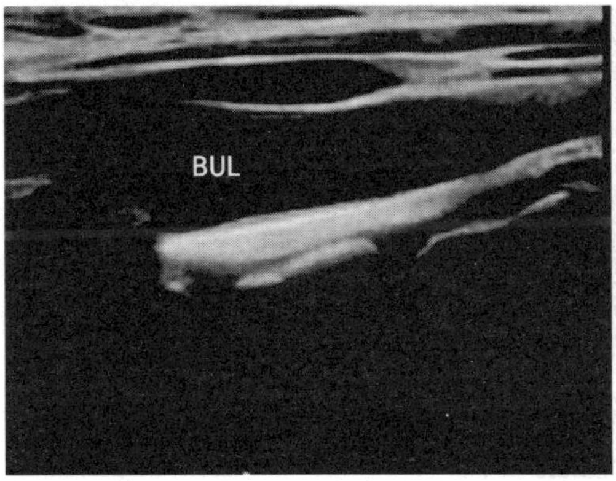

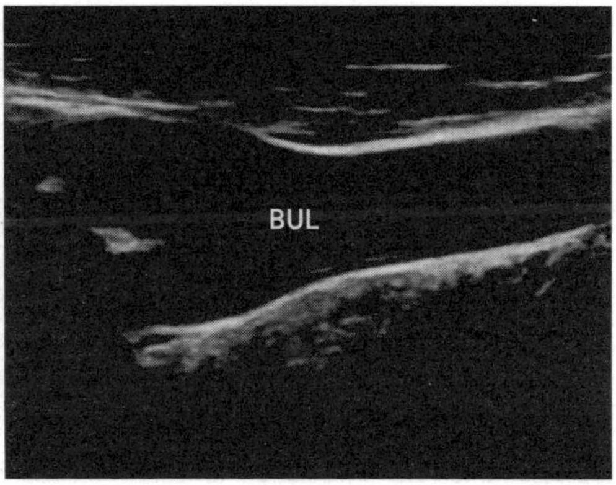

Longitudinal scan- ICA

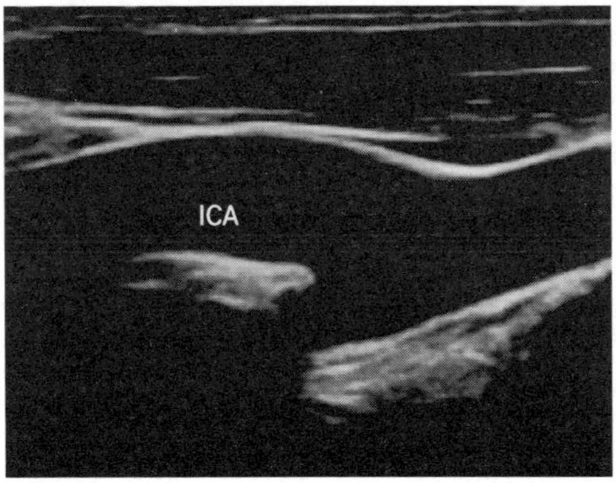

ECA

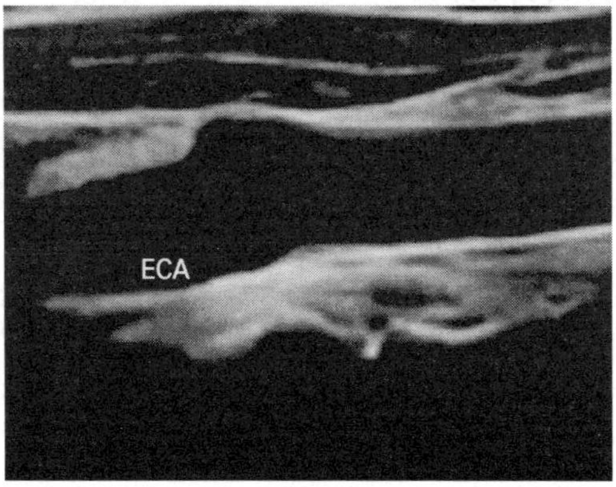

Longitudinal scan- color + pulse doppler

CCA

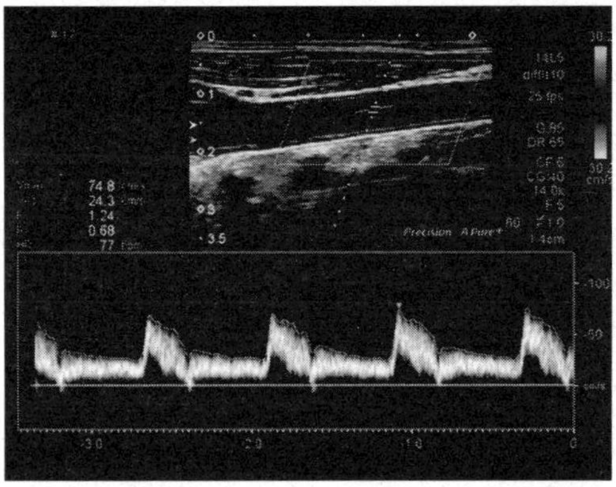

ICA

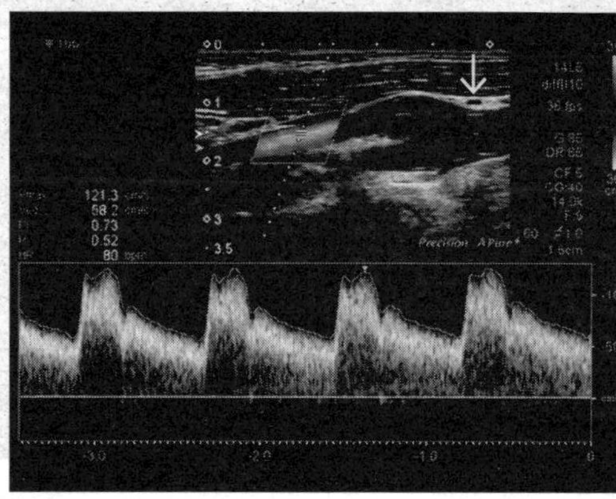

ECA

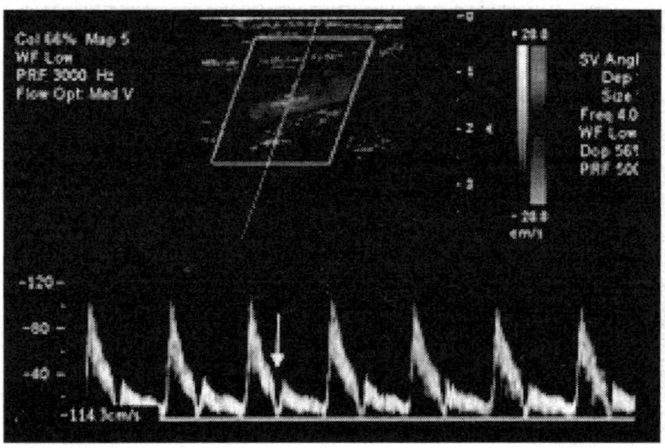

과제

ICA와 ECA의 차이에 대해서 정리하시오.

	ICA	ECA
위치		
직경		
파형의 기울기		
이완기 최저속도		

실습 주차 : 주차

실습 기간 : 월 일 : ~ 월 일 :

실습 장소 :

실습 주제 :

7. 유방 초음파 검사

- Transducer :

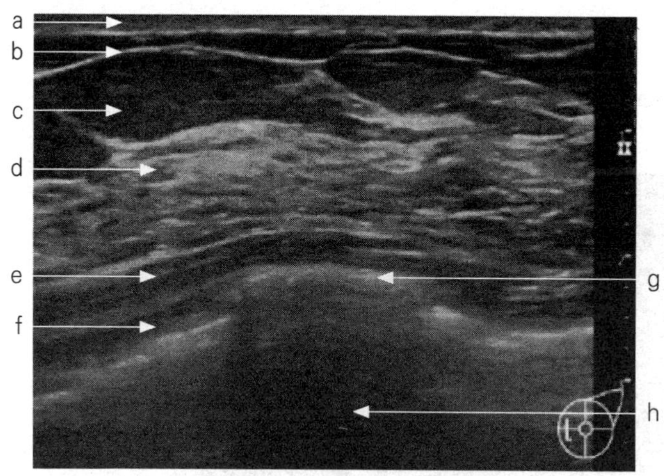

실습 주차 : 주차

실습 기간 : 월 일 : ~ 월 일 :

실습 장소 :

실습 주제 :

8. 심장 초음파 검사

- **Transducer :**
- **환자의 체위 :**

1) Parasternal long axis view , PLAX

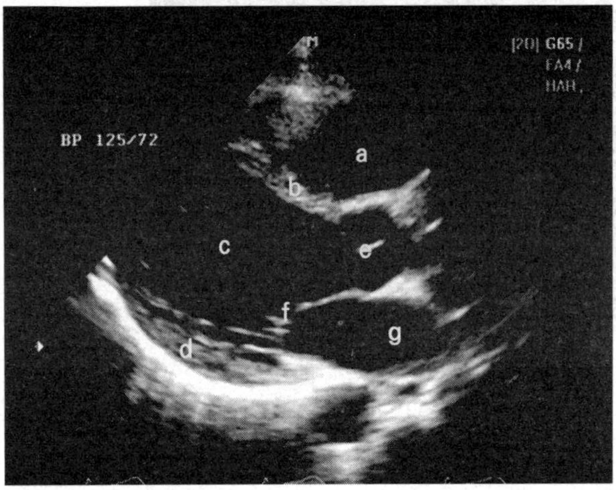

a -

b -

c-

d -

e -

f -

g -

2) Parasternal short axis, (PSAX)

aortic valve

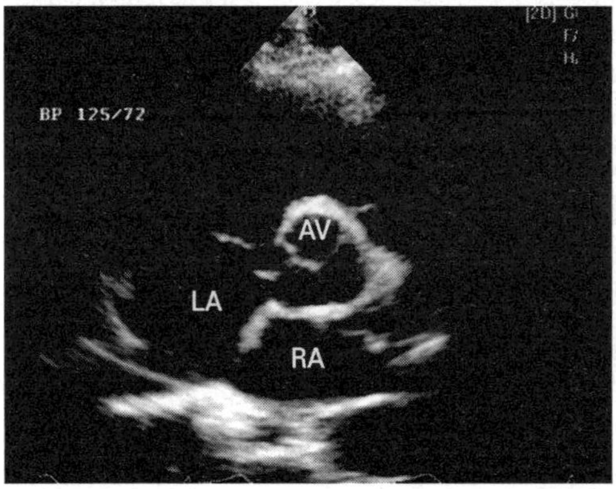

mitral valve

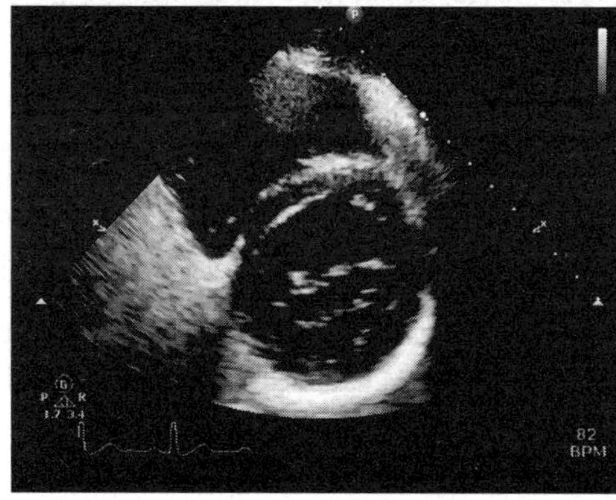

papillary muscle

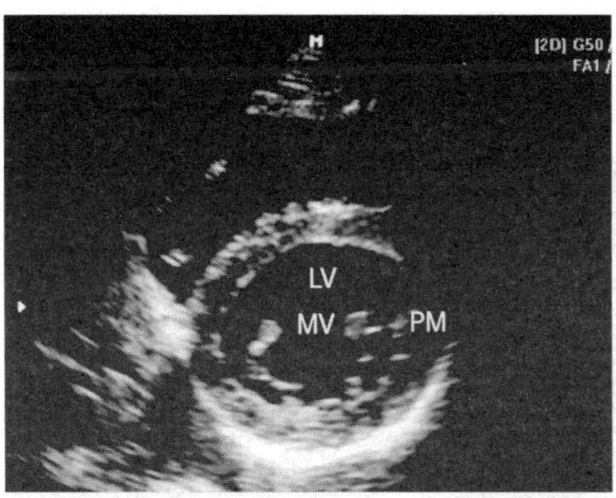

apex

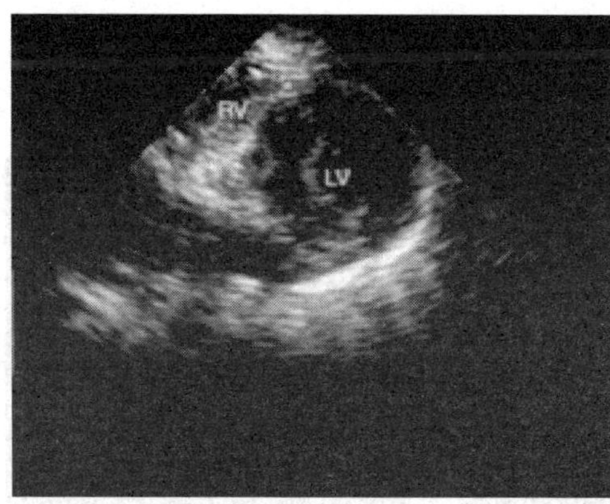

3) Apical 4-chamber view

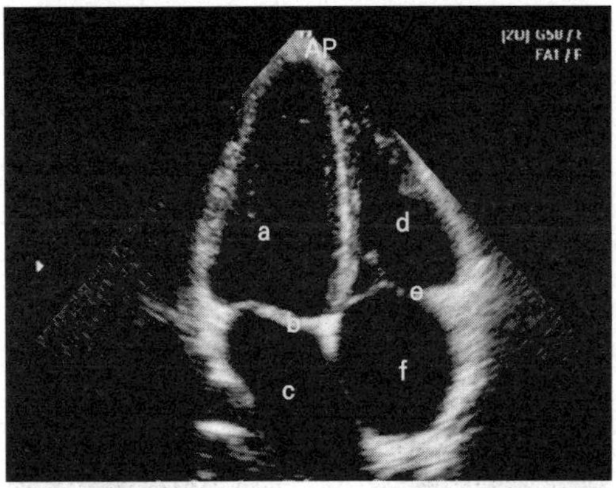

a –

b –

c –

d –

e –

f -

Apical 2-chamber view

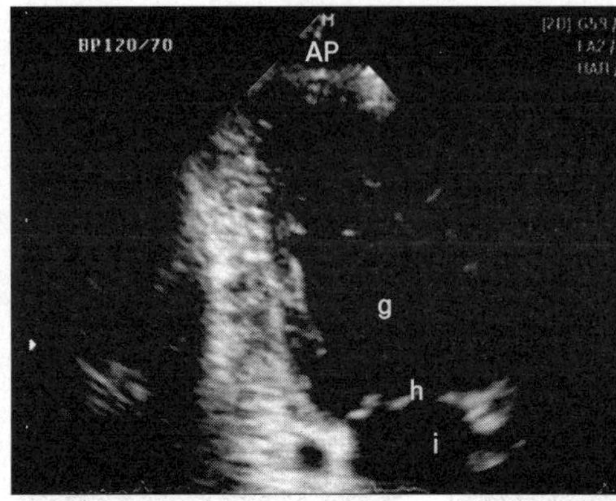

g -

h -

i -

Apical 3-chamber view

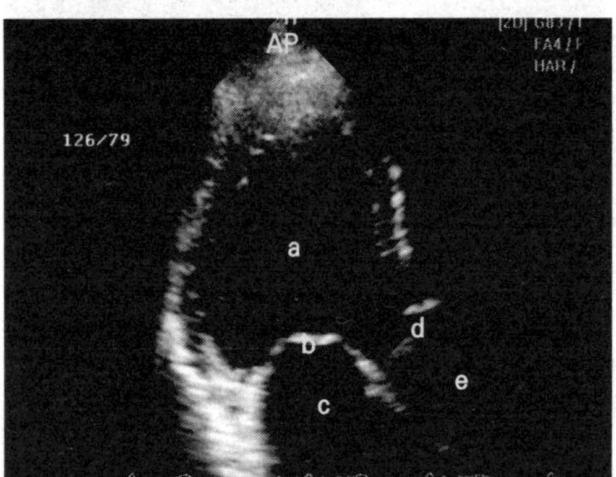

a –

b -

c -

d -

e –

Apical 5-chamber view

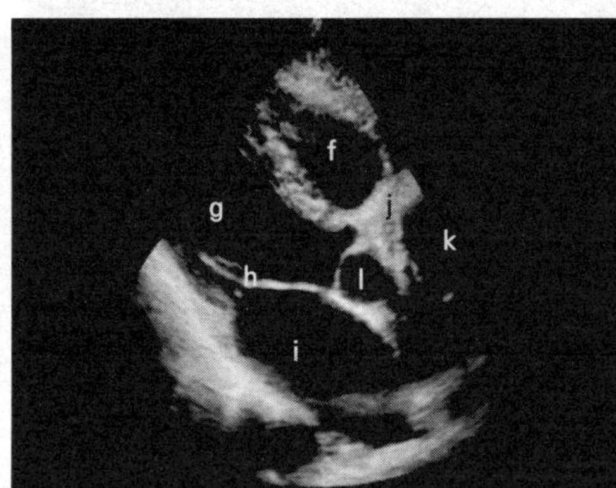

f -

g -

h -

i -

j -

k -

l -

4) Subcostal window

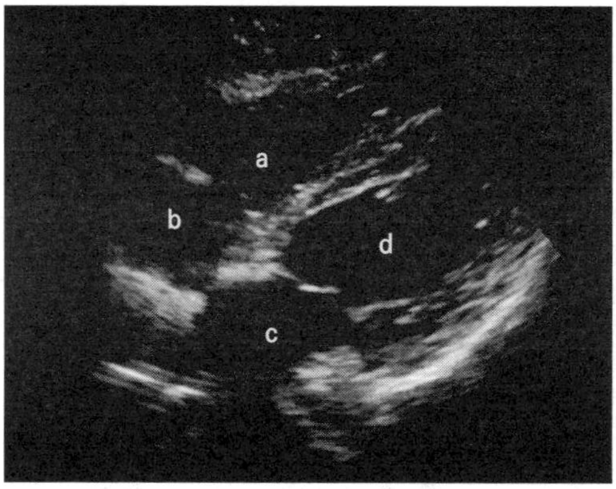

a -

b -

c -

d -

5) Suprasternal window

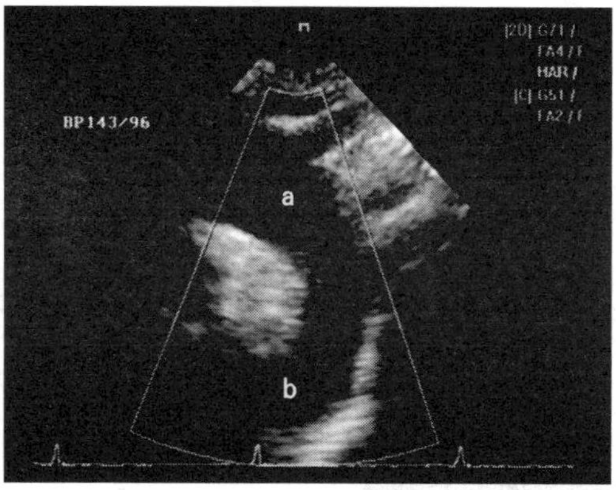

a -

b -

M-mode

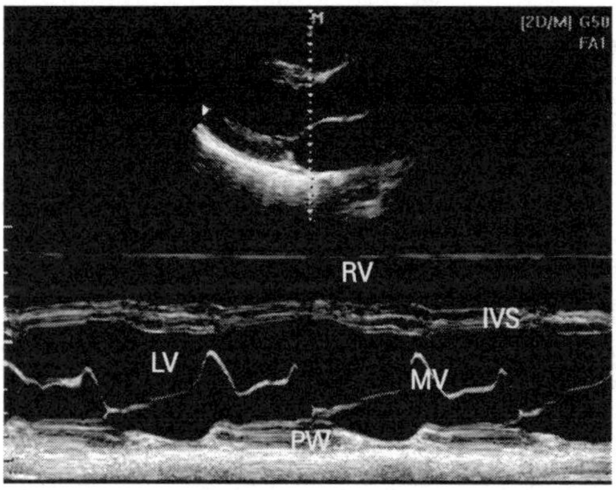

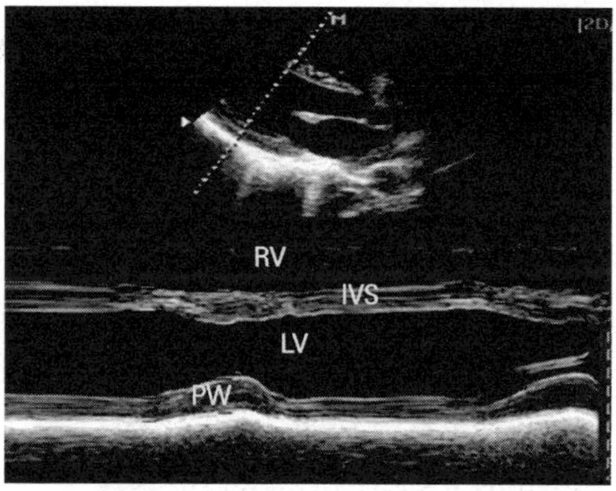

9. 초음파 영상 품질관리

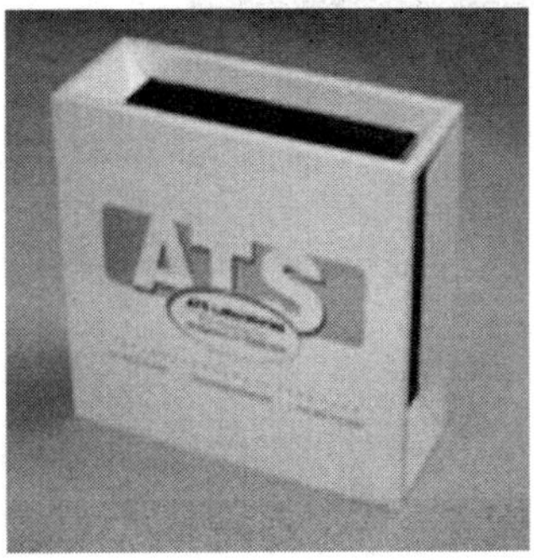

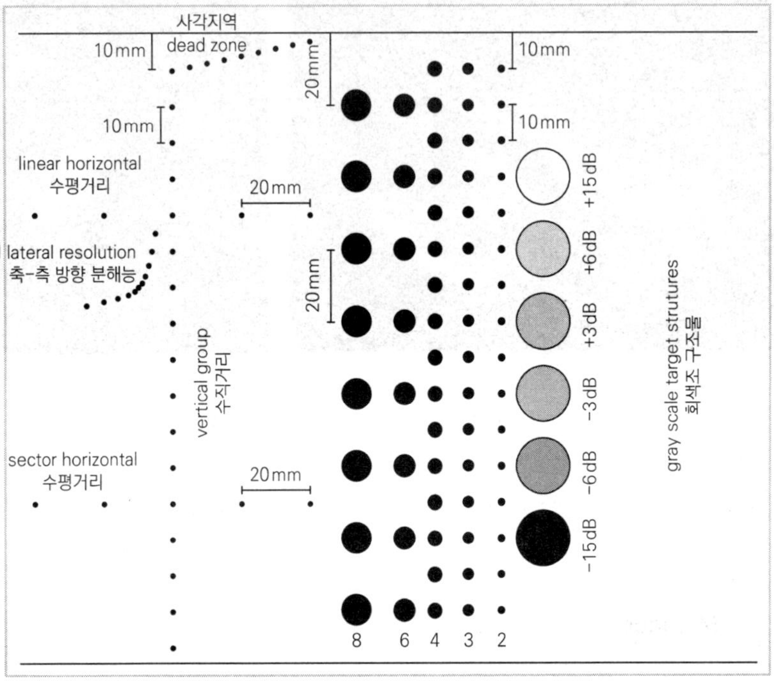

CIRS Model ATS 539 팬텀 및 도식도

- 사각지역(Dead zone)
- 수직(세로면) 거리의 정확도(Vertical distance accuracy)
- 수평(가로면) 거리의 정확도(Horizontal distance accuracy)
- 축방향 분해능(Axial resolution)
- 측방향 분해능(Lateral resolution)
- 초점 영역(Focal zone)
- 최대 깊이 투과도(Maximum depth penetration)
- 기능적 분해능(Functional resolution)
- 동적영역, 회색도 등급(Gray scale)

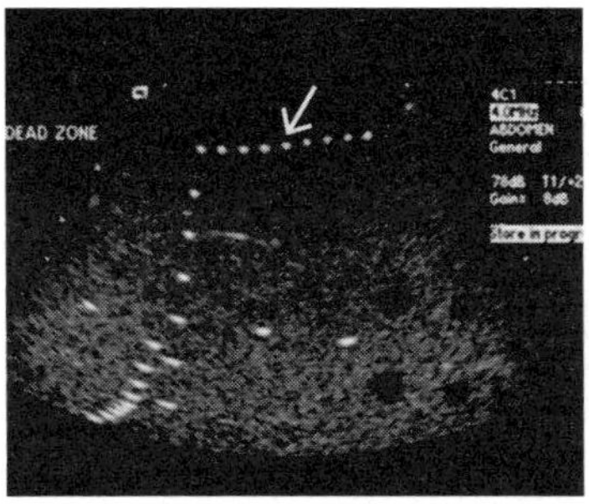
DEAD ZONE

( )

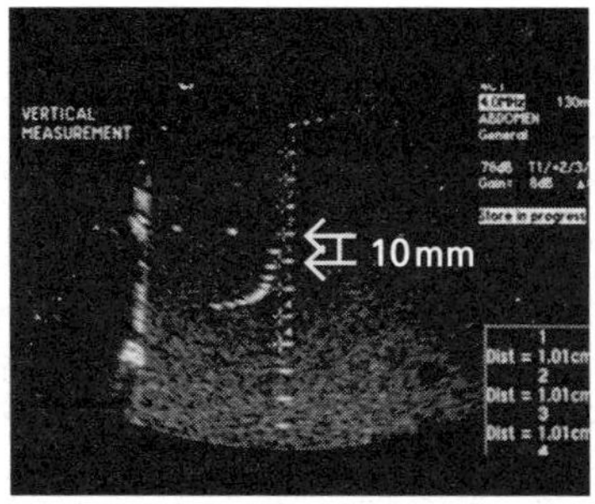
VERTICAL
MEASUREMENT
10 mm

( )

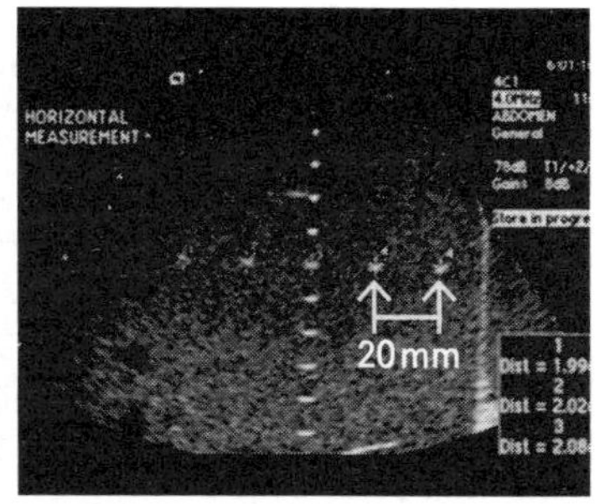
HORIZONTAL
MEASUREMENT
20 mm

( )

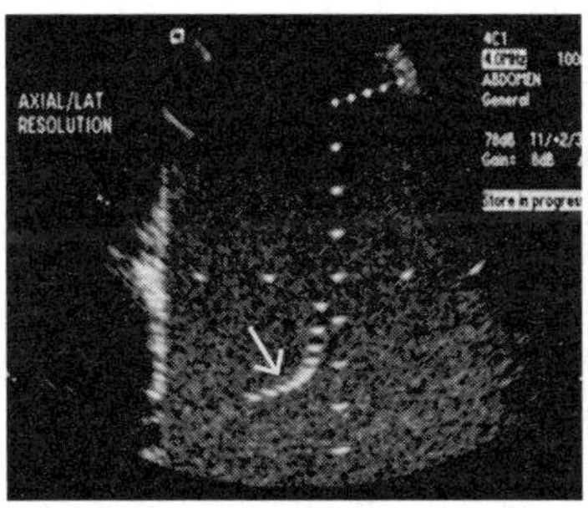
AXIAL/LAT
RESOLUTION

( )

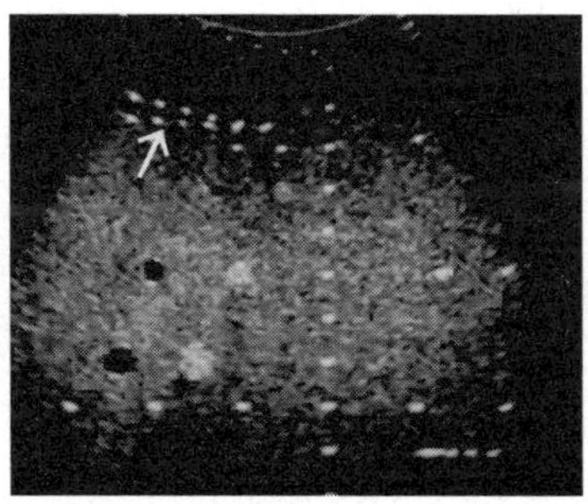

( )

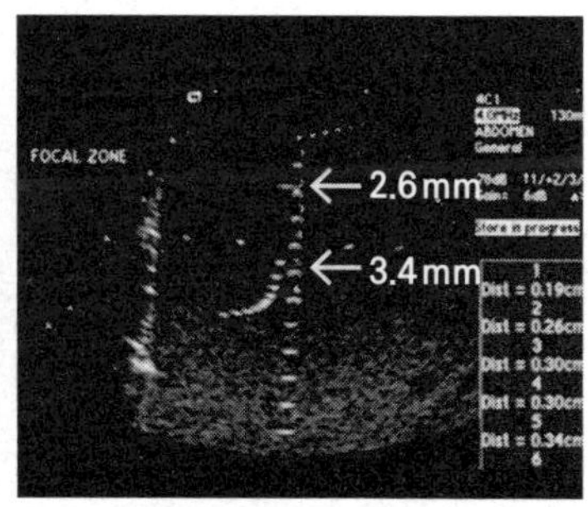
FOCAL ZONE
2.6 mm
3.4 mm

( )

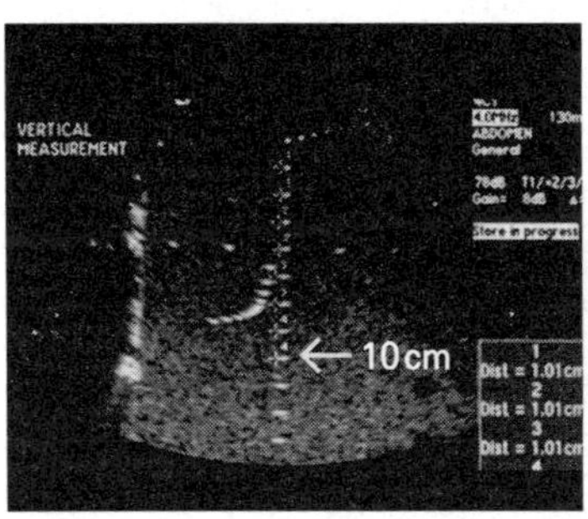
VERTICAL
MEASUREMENT
10 cm

( )

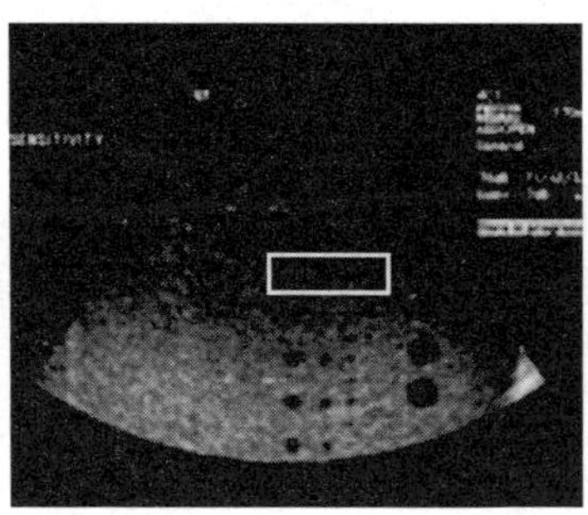

( )

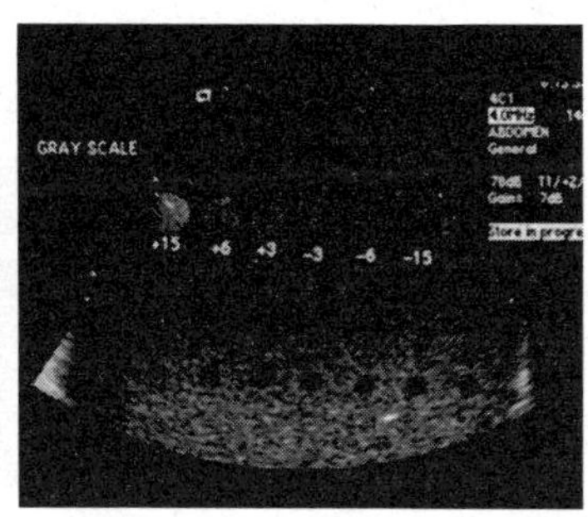
GRAY SCALE
+15 +6 +3 -3 -6 -15

( )

MEMO

VI. 혈관조영 및 중재적시술

실습 주차 : 주차

실습 기간 : 월 일 : ~ 월 일 :

실습 장소 :

실습 주제 :

1. 혈관조영술

혈관조영술(Angiography)은 인체 내부의 혈관에 조영제를 주입하여 조영제의 흐름에 따른 혈관 영상을 보기위한 영상의학 기법으로 주로 동맥이나 정맥에 있는 혈관의 상태를 평가하거나, 협착, 막힘, 출혈 등과 같은 혈액의 주행이상을 확인하기 위해 사용된다. 혈관을 관찰하는 영상기기는 혈관조영촬영기기, 컴퓨터단층촬영기기(CT), 자기공명영상장치(MRI), 조음파기기(sonography) 등이 있다

혈관조영술은 혈관 질환을 진단하고 치료 계획을 세우는 데 중요한 역할을 한다.

혈관조영술(Angiography)은 일반적으로 검사전 환자는 6시간이상 금식해야하며 또한, 알레르기 반응이나 약물 복용에 대한 정보도 의료진에게 알려야 한다.

검사를 시작하기 전에 환자는 병력 확인과 함께 혈압, 심박수 등을 체크하여 검사나 시술의 위험성을 낮춘다.

시술 부위(대개 팔꿈치나 사타구니 부위)에는 국소 마취를 한 후 일반적으로 넙다리동맥이나 자동맥과 같은 큰 혈관을 통해 쉬스를 삽입한다

시술자가 혈관에 작은 카테터를 삽입하여 해당 부위로 조영제를 주입할 준비를 한다. 카테터는 일반적으로 작은 튜브 형태로, 혈관을 통해 정확하게 목적혈관가지에 고정 후 조영제를 주입하여 촬영한다. 검서 후 카테터를 제거하고 시술 부위를 압박하여 출혈을 관리한다.

혈관조영술은 비교적 안전한 검사로 알려져 있으나, 드물게 알레르기 반응, 출혈, 감염 등의 합병증이 발생할 수 있기 때문에 이를 예방하기 위한 관리가 중요하다.

2. 중재적시술

중재적 시술(Interventional Procedure)은 의학적 진단이나 치료를 위해 최소 침습적 방법을 사용하는 의료 행위로서 이득이 손실보다 많다는 장점이 있다. 이는 전통적인 수술적 방법에 비해 환자에게 부담이 적고, 회복 시간이 빠르며, 최소한의 절개만 필요하거나 절개가 전혀 없는 경우도 있다.

대표적인 중재적 시술로 혈관이 좁아지거나 막힌 경우, 혈관 내에 풍선 카테터나 스텐트를 삽입하여 혈관을 확장시켜 혈류를 증가시키는 혈관중재술 (Angioplasty), 출혈 및 종양혈관을 막아 주는 색전술(embolization), 그밖에 고주파 열 치료(RFA), 냉동 치료(Cryoablation), 신경차단술 (Nerve Block)등이 있으며 중재적 시술의 장점은 최소한의 절개로 빠른 회복이 가능하고, 환자가 겪는 불편함이 적다. 또한, 전신마취 없이 국소마취만으로 진행할 수 있어 위험도가 낮고, 입원 기간도 짧다.

그러나 중재적시술에는 특정한 위험과 합병증이 존재할 수 있기 때문에, 신중한 평가와 전문적인 시술이 필요하다.

3. 혈관조영검사의 감염관리

의료기관에서 가장 중요한 것은 감염관리 등 환자안전이다. 의료기관의 치료와 감염관리 방법의 발전에도 불구하고 병원감염은 여전히 현실적인 문제가 되고 있다. 병원감염의 가장 흔한 증상으로는 요로감염(UTI), 폐렴(Pneumonia), 패혈증(Sepsis) 등이 있다. 요로감염 은 남자보다 여자에게서 더 흔하며 다른 부위에서의 감염은 남자에게 더 흔하다.

모든 병원감염은 수술하지 않은 환자보다 외과 환자에게서 3배 정도 많으며 특히 기계적 환기(mechanical ventilation)를 받거나 도뇨를 시행한 환자에게서 흔하게 볼 수 있다. 이 런 감염의 위험은 나이, 수술기간과 총 입원기간, 수술기간과 수술부위에 관계가 있다. 또한 면역결핍이 있는 환자와 면역억제요법을 받고 있는 환자는 모든 예방조치 하에서도 감염이 일어날 수 있다. 질병은 감염에 대한 감수성을 증가시키거나 감염성 미생물에 대한 면역성 을 저하시킨다.

혈관조영 검사실은 다른 진료부서와는 달리 수술실에 준하는 높은 청결과 감염관리가 요 구되는 곳이다. 특히 혈관조영검사는 촬영과 투시가 빈번하고, 중재적 시술인 경우는 투시 관찰과 함께 시술을 병행해야하는 특수성 때문에 혈관조영 검사실의 엑스선 투시장치나, 부 속기구 등의 청결이나 감염예방 조치를 혈관조영검사와 진료에 참여하는 의사, 방사선사 및 간호사는 감염예방 수칙을 준수하여야 한다.

4. 혈관조영검사실 운영

혈관조영 검사는 방사선사 단독으로 시행할 수 있는 검사가 아니라 팀에 의해 이루어지는 특성을 가지고 있다.

구성원은 대부분 의사, 간호사 그리고 방사선사이며 순환기 내과에서 심장 및 심장동맥의 검사와 시술이 이루어 질 경우 흉부외과 의사와 응급시스템이 Back Up되어야 한다.

실습 주차 : 주차

실습 기간 : 월 일 : ~ 월 일 :

실습 장소 :

실습 주제 :

5. 혈관조영검사 중재적시술 장비

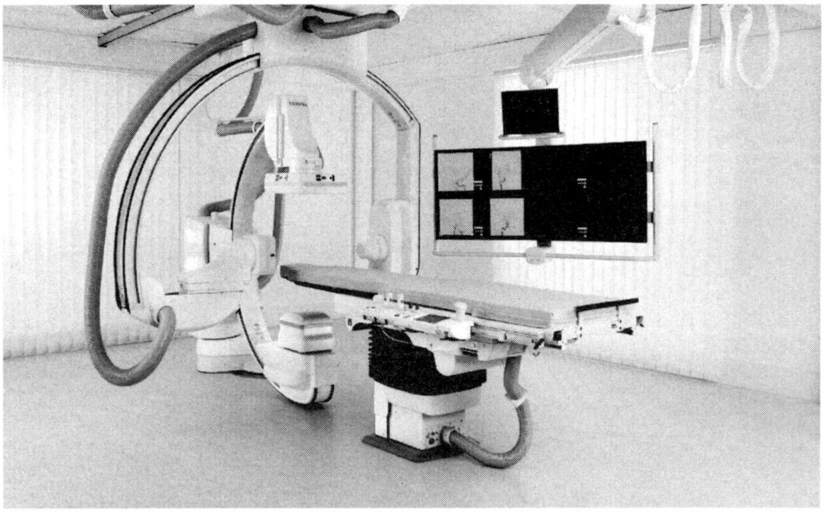

1) Introduce set

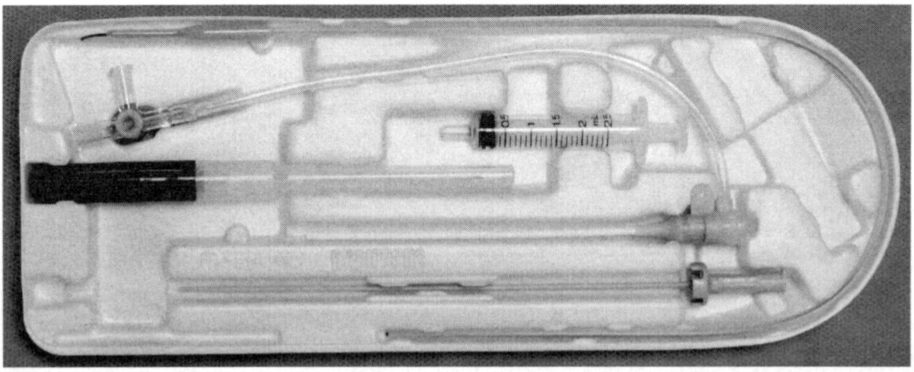

2) Introduce set을 이용한 sheath insertion 방법

3) Catheter를 종류별로 구분

① 혈관조영술용카테터

② 혈관확장용카테터

③ 혈관색전술용카테터

④ 분리형 풍선카테터

⑤ 마이크로카테터

⑥ 배액용카테터

⑦ 기타

4) 중재적시술에 사용되는 스텐트

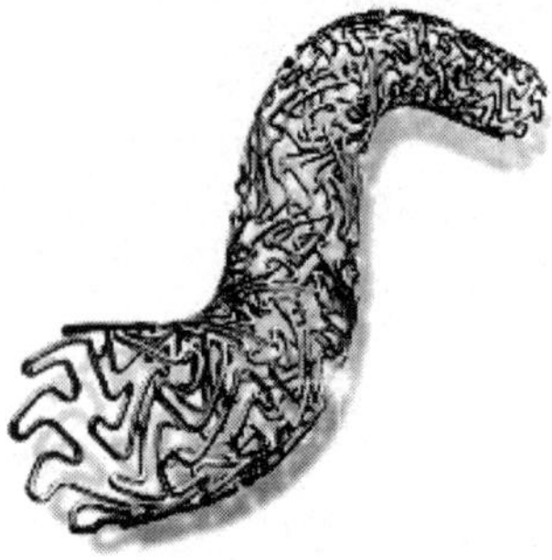

① **자가팽창형스텐트**

② **풍선확장형스텐트**

③ **약물용출형스텐트(DES)**

④ **자가흡수형스텐트(BVS)**

5) 중재적시술에 사용되는 색전물질

① 단기색전물질

② 영구색전물질

③ 기타

6) Automatic Injector

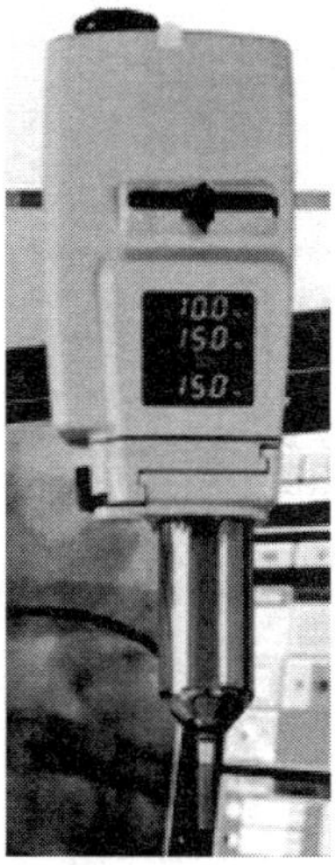

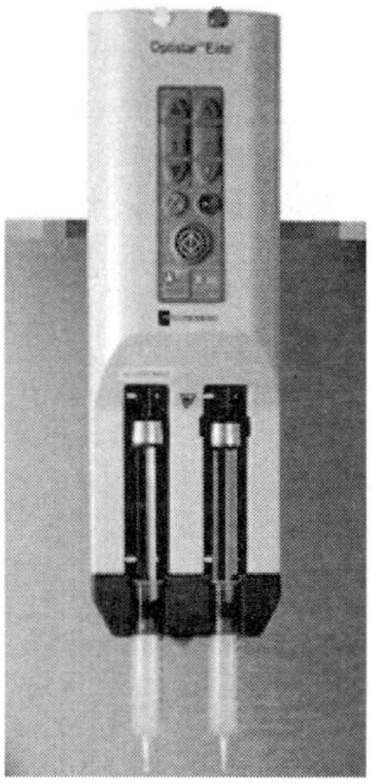

7) 환자감시장치(patient monitor)

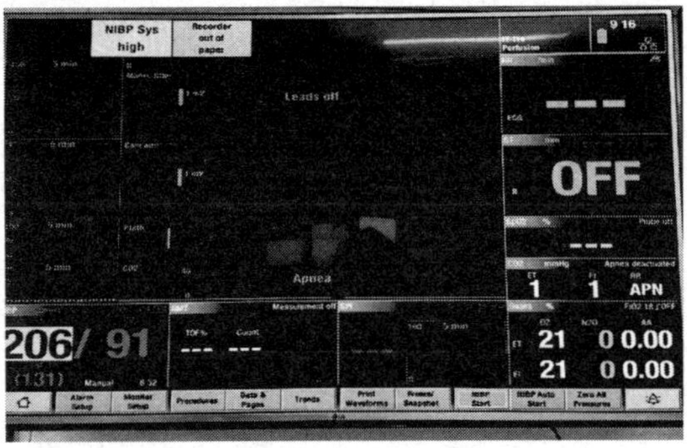

① **기능**

② **관찰 항목**

8) DSA(감산기법)의 원리

9) DSA 장치의 구성 및 검출기 특성

10) DSA 영상의 특징

실습 주차 : 주차

실습 기간 : 월 일 : ~ 월 일 :

실습 장소 :

실습 주제 :

6. 조영제와 부작용

1) 혈관조영에 쓰는 조영제의 특징

2) 조영제의 부작용 증상

7. 영상처리

아래에 열거한 영상처리 및 영상표시를 요약하고 임상에서는 어떻게 사용하는지 배운다.

1) 마스크영상(mask image)

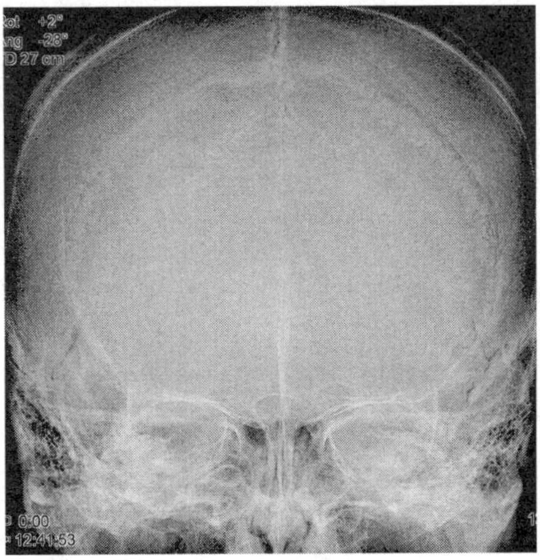

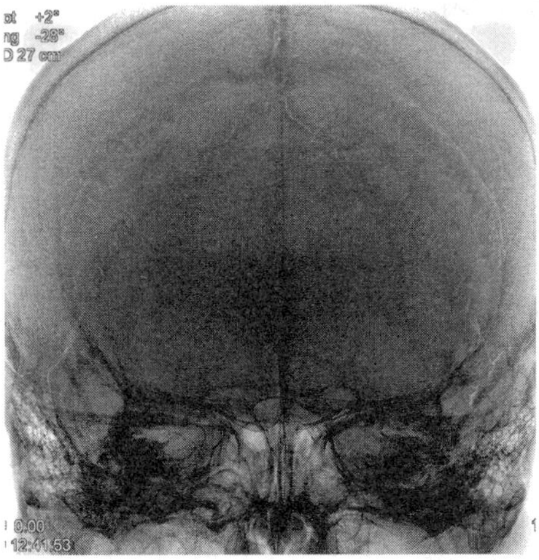

2) 회전촬영영상(3차원영상)

3) 마스크이동처리(Remarking)

4) 픽셀이동처리(Pixel shift)

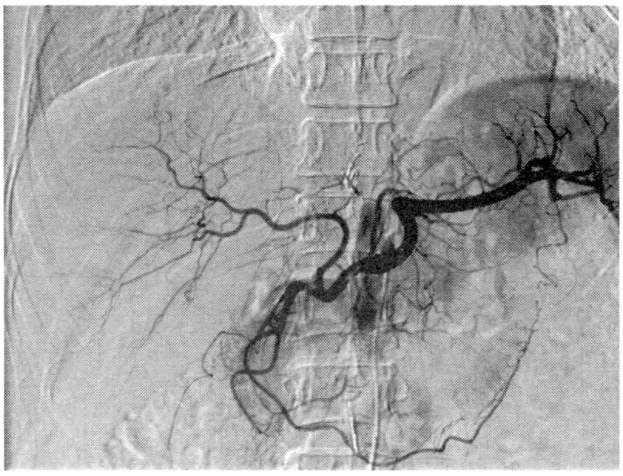

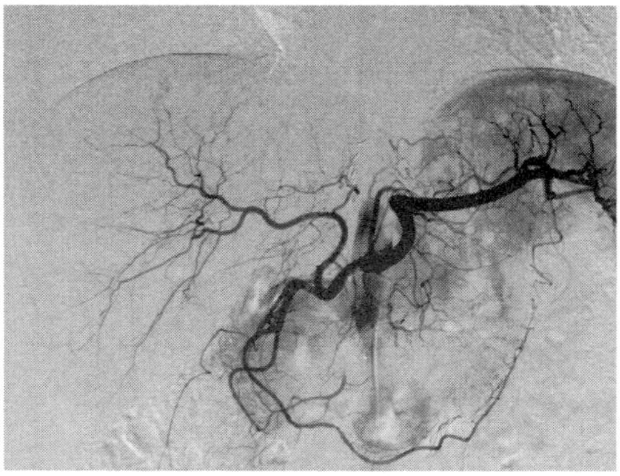

5) 로드맵핑

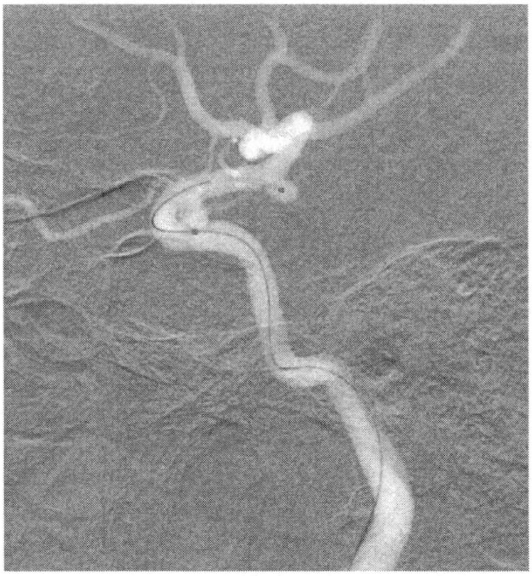

실습 주차 : 주차

실습 기간 : 월 일 : ~ 월 일 :

실습 장소 :

실습 주제 :

8. 혈관해부

다음 영상에서 관찰되는 혈관의 명칭 숙지

1) 내경동맥

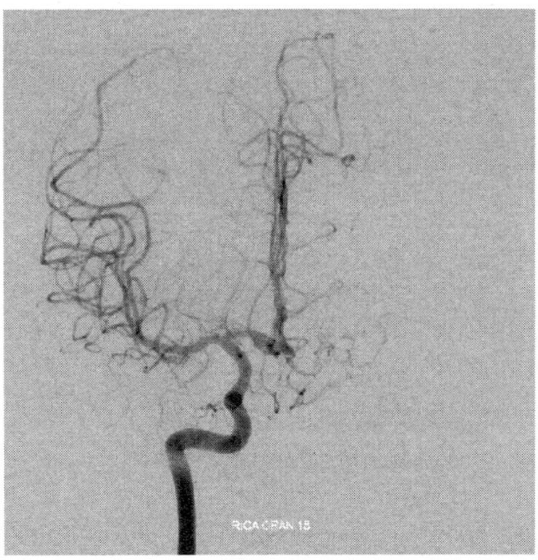

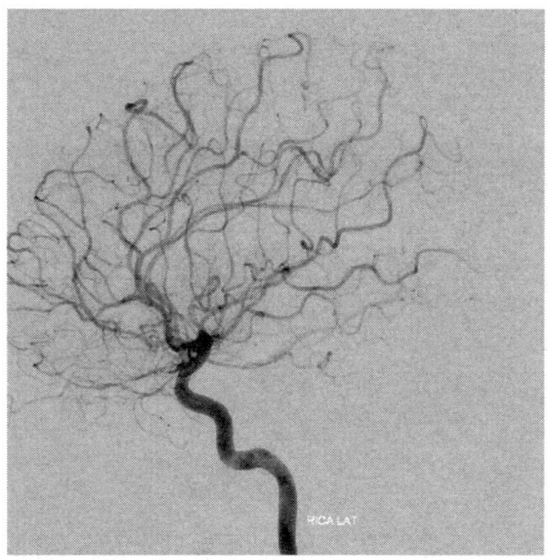

2) 척추동맥

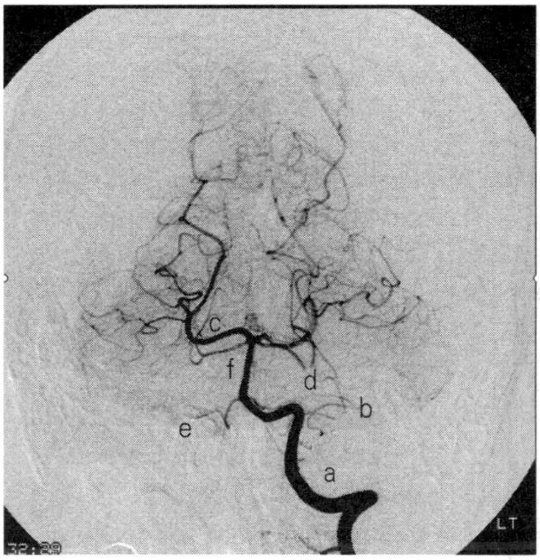

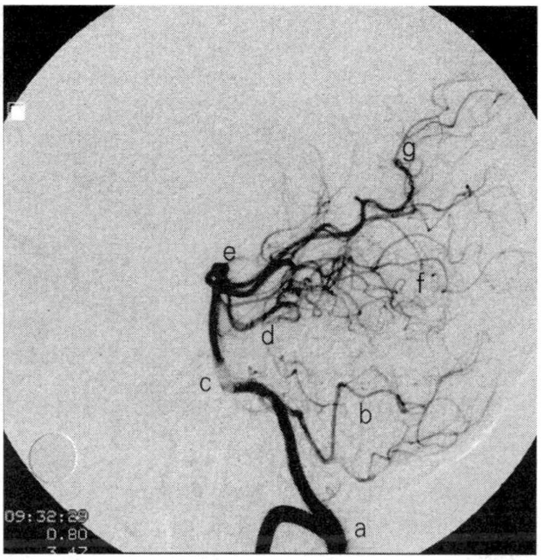

3) 대동맥궁부

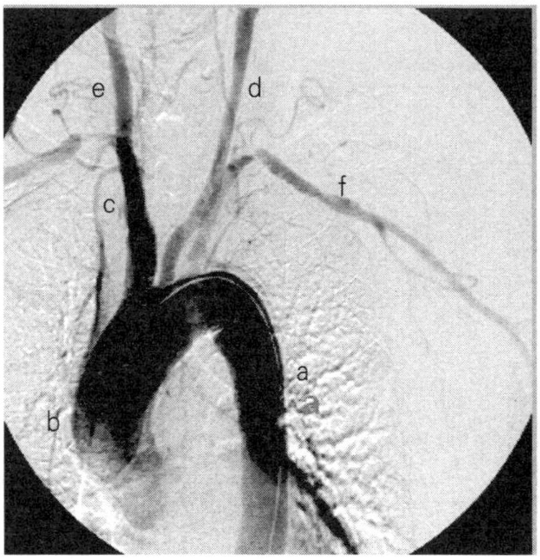

4) 복강동맥

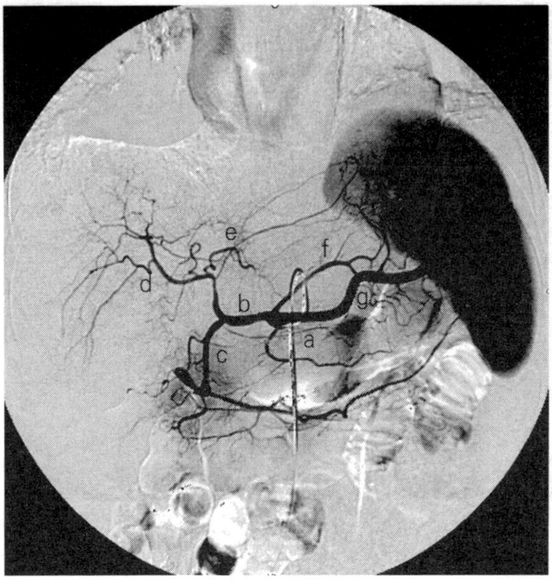

5) 복부 대동맥

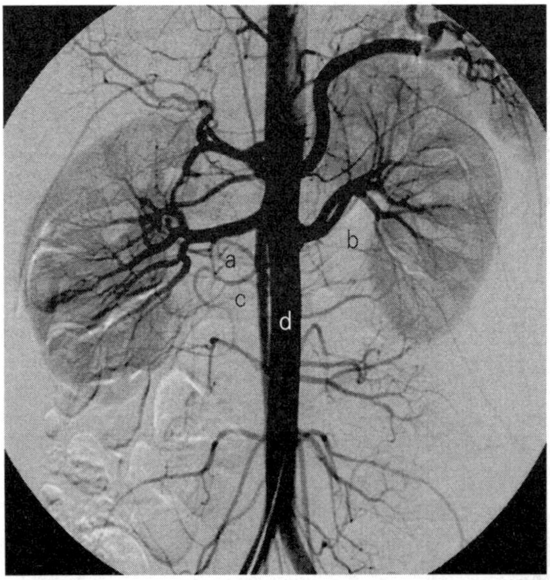

6) 골반부의 동맥

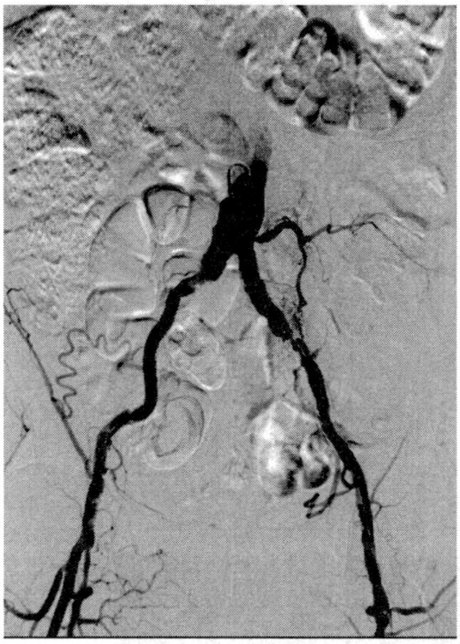

7) 상지동맥

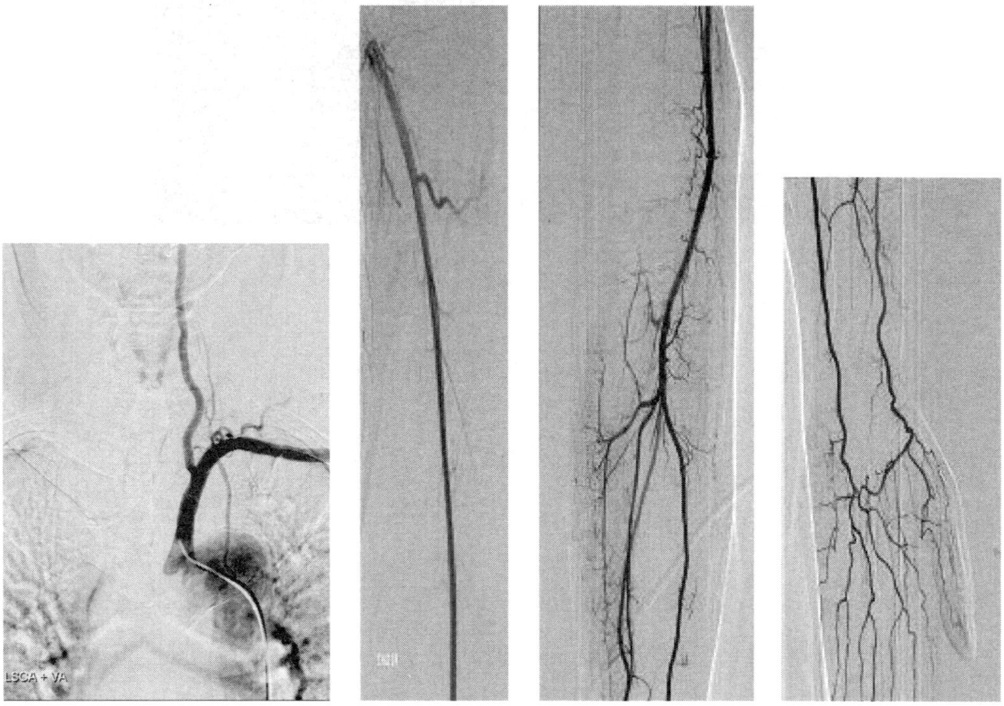

8) 하지동맥

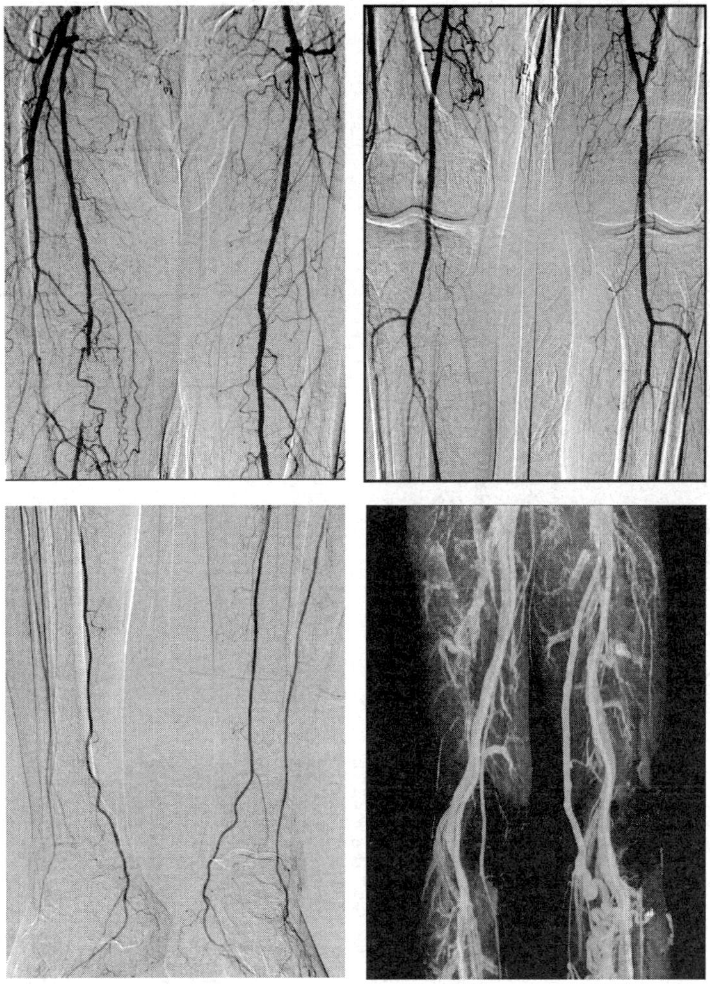

실습 주차 : 주차

실습 기간 : 월 일 : ~ 월 일 :

실습 장소 :

실습 주제 :

9. 중재적시술(interventional radiology)

종양의 영양혈관이나 이상혈관(동정맥 기형 등) 파열된 혈관출혈 등을 각종 색전물질로 색전하는 치료법이다. 동맥에 대한 혈관색전술을 경 카테터동맥색전술(transcatheter arterial embolization : TAE)이라 한다. 혈관색전술로 악성종양, 양성종양, 혈관병변, 출혈 및 장기기능 항진증 등을 진단할 수 있다.

10. 혈관계 중재적시술의 종류와 특징

① 간동맥화학색전술(TACE)

② 경정맥간내문맥간정맥단락술(TIPS)

③ 역행성경정맥위정맥류폐색술(BRTO)

④ 자궁근종 색전술

⑤ 기관지동맥 색전술

⑥ 동맥 내 항암 카테터 및 피하포트 삽입술

⑦ 중심심정맥관 카테터 설치술

⑧ 고주파 열치료법

11. 비혈관계 중재적시술의 종류와 특징

① 기관지 스텐트 설치술

② 경피경간담즙배액술

③ 담관 확장술과 담석 제거술

④ 담도관 스텐트 설치술

⑤ 경피적 신루설치술

⑥ 요관 스텐트 설치술

⑦ 경피적 배액술

⑧ 위루 설치술

⑨ 상 · 하부장관 스텐트삽입술

실습 주차 : 주차

실습 기간 : 월 일 : ~ 월 일 :

실습 장소 :

실습 주제 :

12. 중재적시술의 대상이되는 혈관 질환

1) AVM, AVF

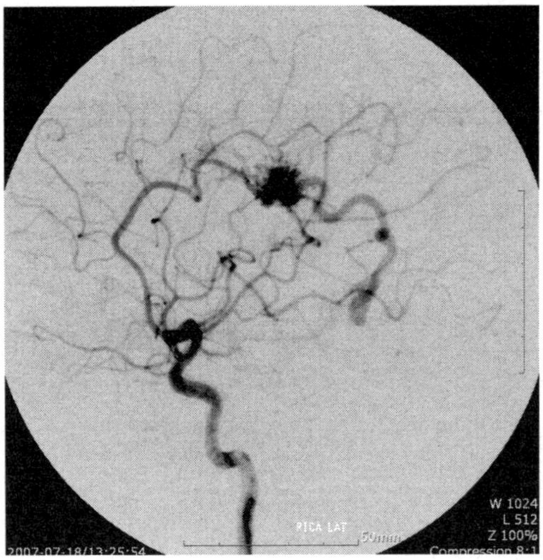

2) 뇌동맥류

주로 말초파열 뇌동맥류를 대상으로 한다. Micro catheter에서 동맥류 내강에 코일을 충전하여 치료한다.

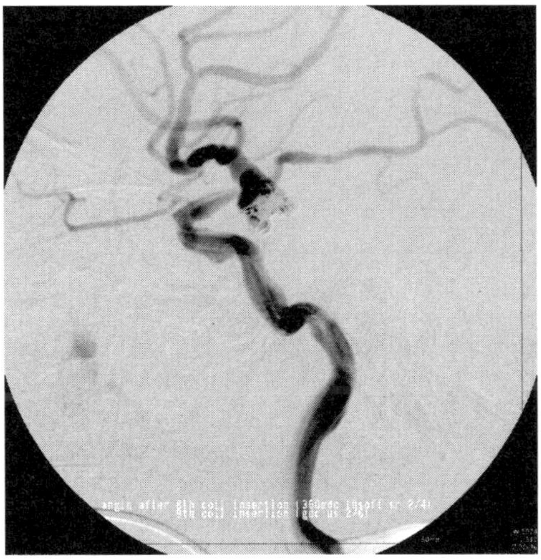

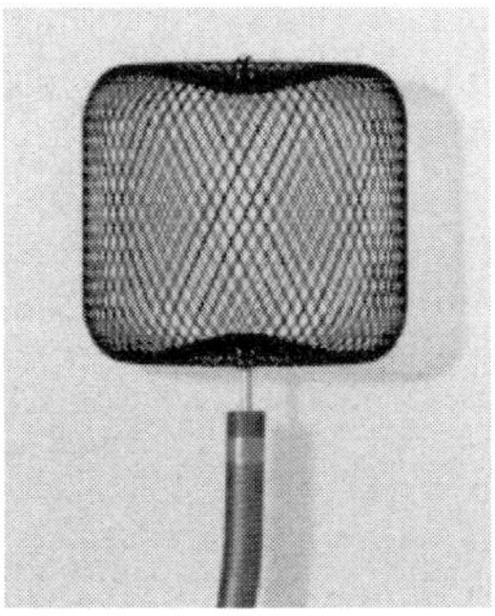

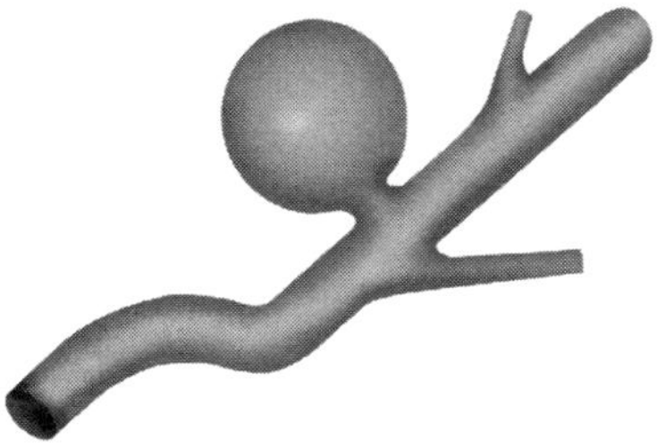

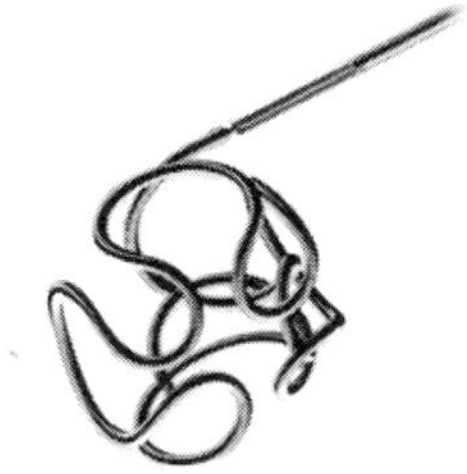

3) 혈관협착 및 폐색

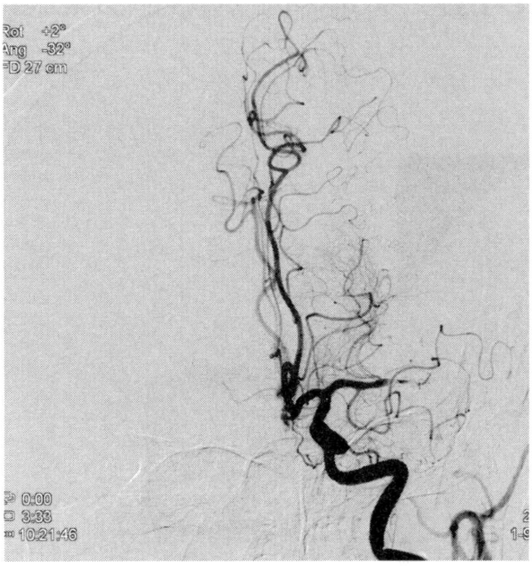

4) 모야모야병

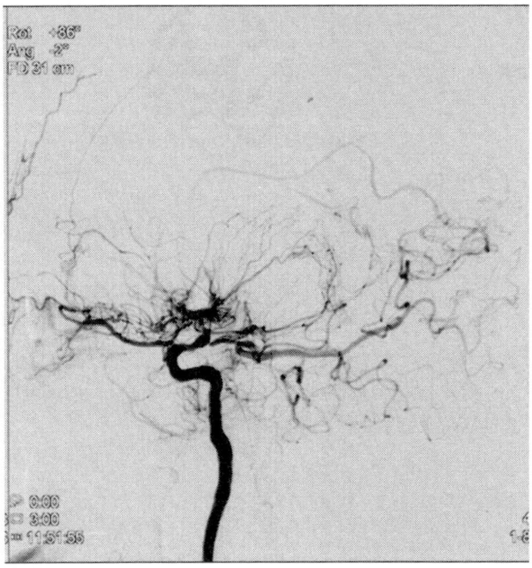

5) 대동맥자루, 대동맥 박리

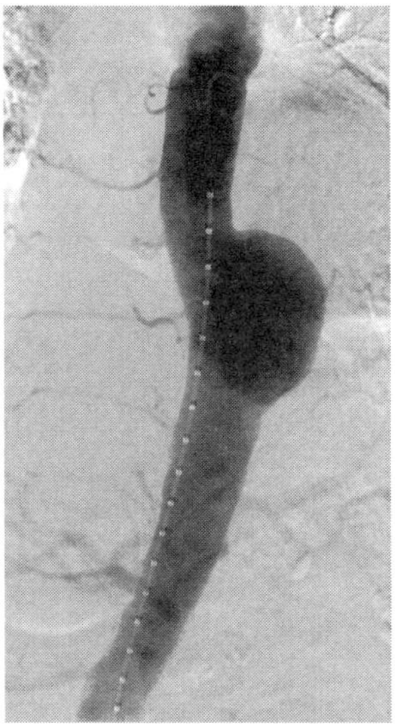

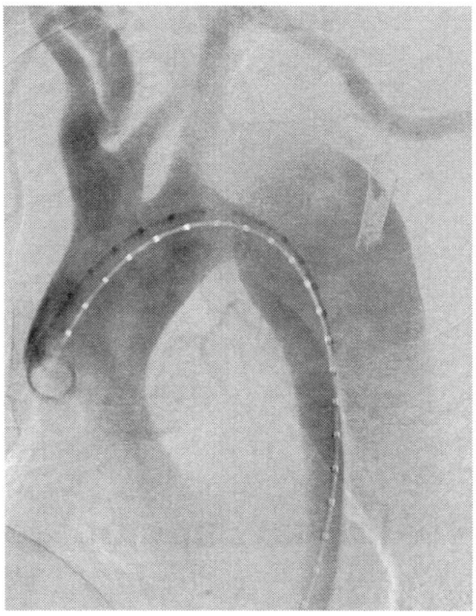

13. 경피적 혈관형성술(percutaneous transluminal angioplasty : PTA)

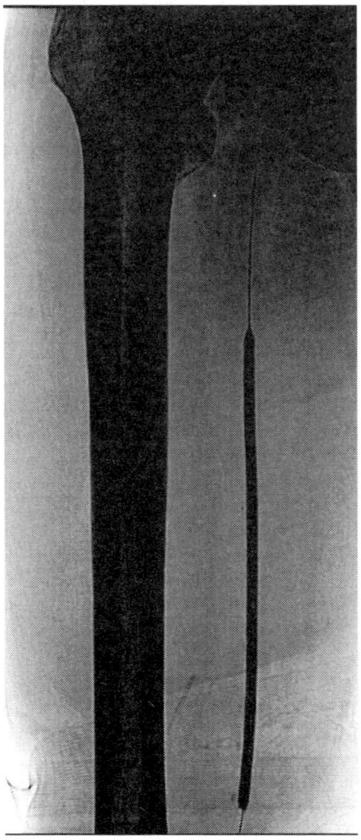

경피적 혈관형성술은 혈관의 협착성 병변 또는 폐색을 카테터로 확장하는 치료법이다.

Balloon catheter나 stent 등을 이용한다. 주된 적용부위는 목동맥, 추골동맥, 관상동맥, 대동맥, 콩팥동맥, 긴뼈동맥 및 사지말초동맥 등이 있다.

심혈관계 검사

실습 주차 : 주차

실습 기간 : 월 일 : ~ 월 일 :

실습 장소 :

실습 주제 :

1. 심장동맥조영술(Coronary angiography)

관상동맥은 우측 관상동맥(Rt. coronary)과 좌측 관상동맥(Lt. coronary)로 나뉘어지고, 심장의 좌측으로 분지되는 좌측 관상동맥(Lt. coronary)은 좌전하행지(LAD)와 회선지(LCx)로 분지된다. 관상동맥 조영술(Coronary angiography)의 접근은 예전에는 넙다리동맥(Femoral Artery)를 천자하여 검사 하였으나, 근래에는 노동맥(Radial artery)를 통해서 관상동맥으로 접근한다. 단, 노동맥(Radial artery)으로 검사 시 Allen test를 거쳐 자동맥의 혈류 공급 상태를 확인 후에 실시한다.

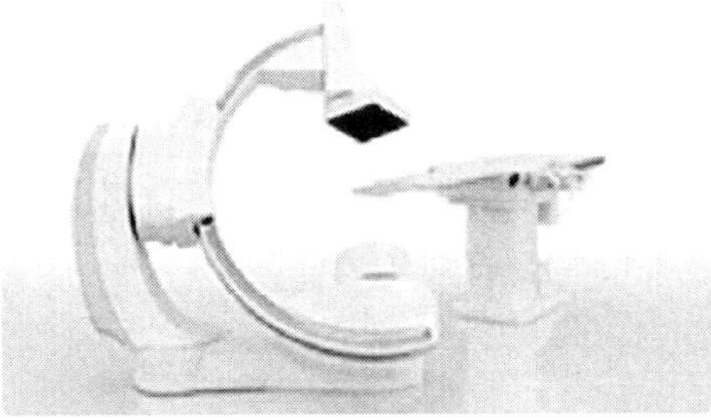

Floor mounted type

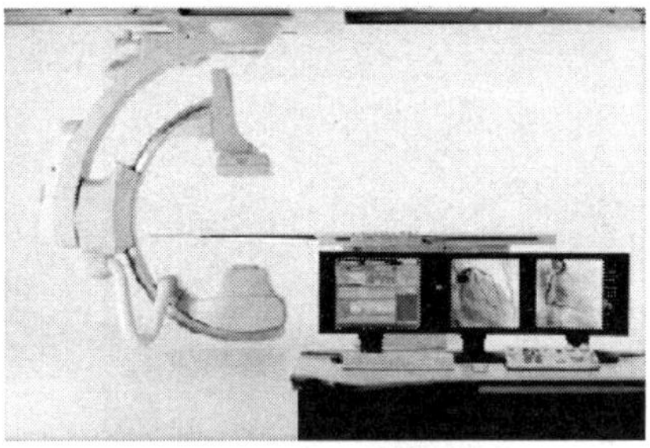

Ceiling type

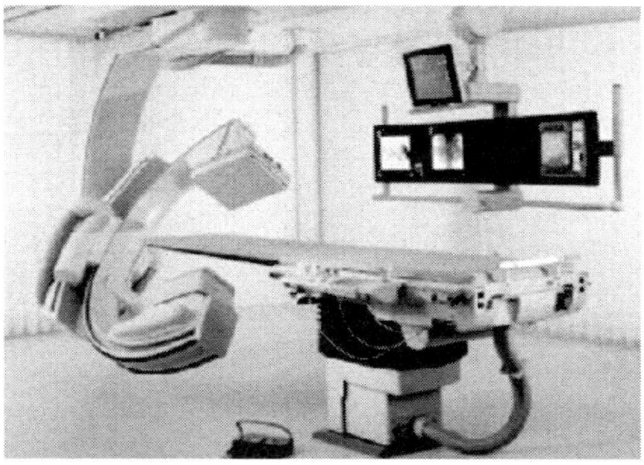

monoplane type

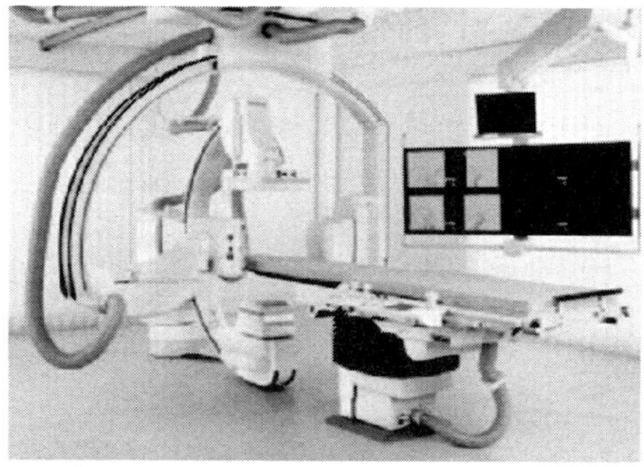

biplane type

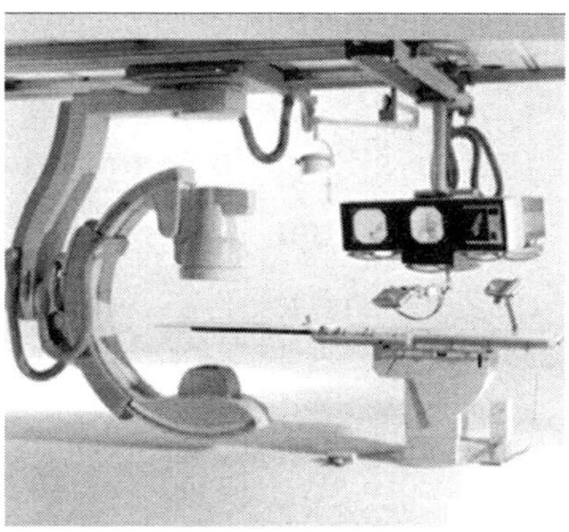

monoplane type

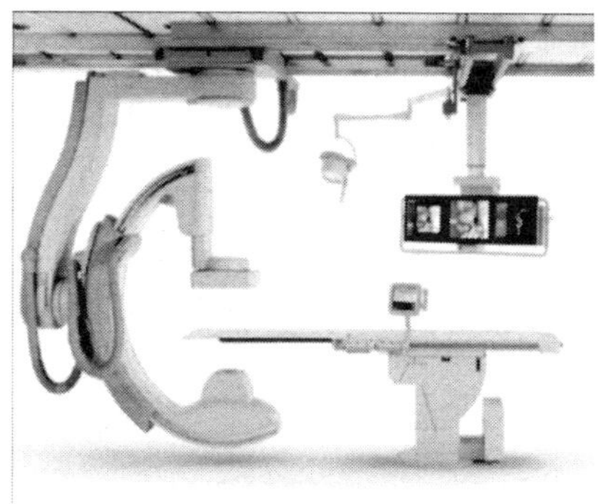

biplane type

혈관조영장비의 종류

또한 심장이나 대혈관의 내압측정, 심박출량측정, 혈액채취, 산소포화도의 측정, 심근생검, 전기생리학적 검사, X선학적 검사(심장이나 혈관조영), 카테터를 이용한 치료(IVR)가 수행되고 있다.

2. 심장의 위치

심장의 중량은 성인에서 평균 200~300g. 정면에서 보면 심장의 2/3 정중선에서 좌측으로 있으나 나머지 1/3은 정중선에서 우측이다.

The pathway of blood flow through the heart

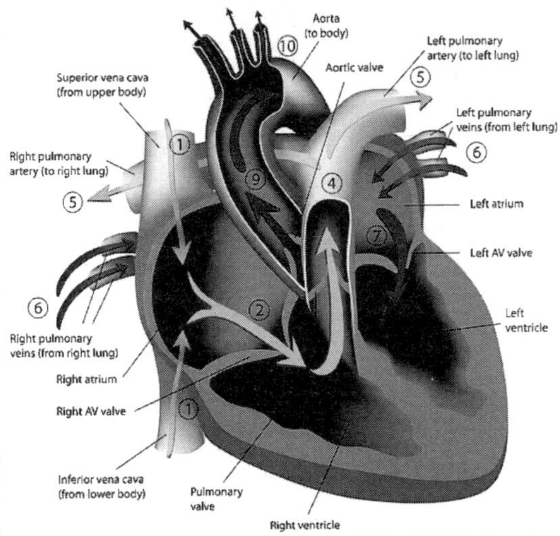

Anatomy of the Heart, coronary artery

① Vena Cava
② Right Atrium
③ Right Ventricle
④ Main Pulmonary Artery
⑤ Left & Right Pulmonary arteries
⑥ Left & Right Pulmonary veins
⑦ Left Atrium
⑧ Left Ventricle
⑨ Aorta
⑩ Blood flow to the rest of your body

1) 관상동맥의 segment 분류와 협착의 정도

우관상동맥(RCA) : segment. 1~segment. 4로 분류

좌관상동맥(LCA)

LMT(왼쪽 주요 몸통부, left main trunk) : segment. 5

LAD(좌전하행동맥, left anterior descending) : segment. 6~10로 분류

LCX(좌회선지, left circumflex) : segment-11~segment-14(15)

2) 관상동맥의 지배영역

RCA : 우심방 · 우심실 · 좌심실의 하벽 · 좌심실의 후벽 · 심실중격하 1/3 · 자극전도계

LAD : 우심실의 전벽 · 좌심실의 측벽의 일부 · 심실중격상 2/3

LCX : 좌심방 · 좌심실측벽 · 좌심실 후벽의 일부

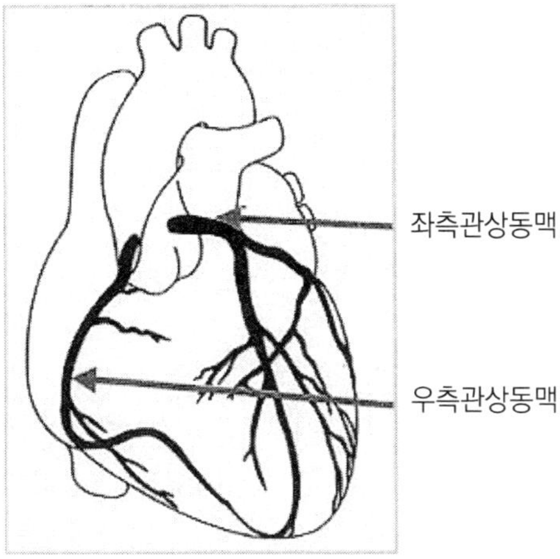
좌측관상동맥
우측관상동맥

실습 주차 : 주차

실습 기간 : 월 일 : ~ 월 일 :

실습 장소 :

실습 주제 :

3) 카테터 조작

(1) Seldinger법

병변부로 approach(관상동맥 조영시)

1. 넙다리동맥(대퇴동맥) 천자법(trans-femoral approach)
2. 위팔동맥(상완동맥) 천자법(trans-brachial approach)
3. 노동맥(요골동맥) 천자법(trans-radial approach)

시술자의 경험이나 해부학적 구조에 따라 선택

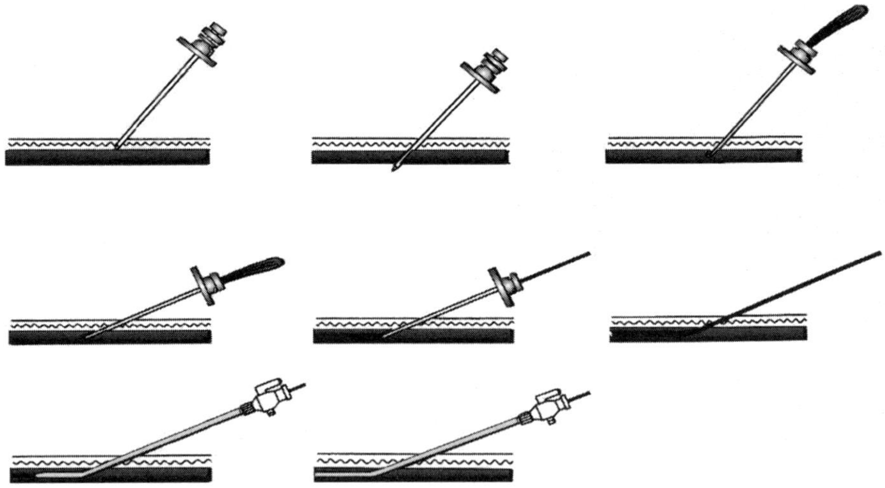

셀딩거 천자법(Seldinger technique)

4) 문헌 등에 의해 아래의 항목을 설명하시오.

(1) A : **조영검사**

종류와 주목적(평가)을 기입할 것

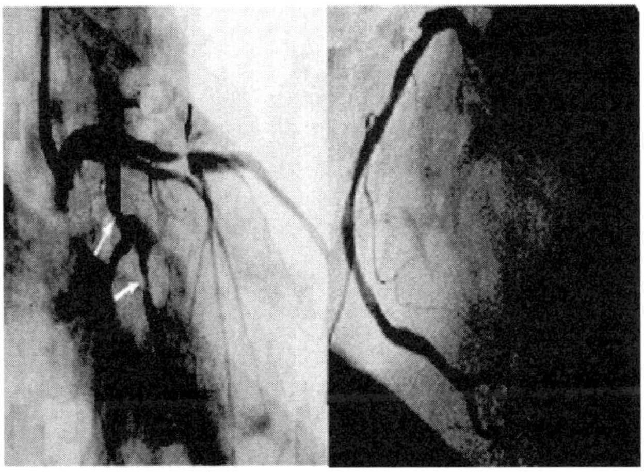

• 좌심계

• 우심계

• 기타

(2) B : 질환

• 선천성 ASD, VSD, TOF, PDA, TGA, DORV, SA, SV

• 후천성 관상동맥 질환, 판막질환, 심근증이란?

• 관상동맥 재건술(CABG)의 대상

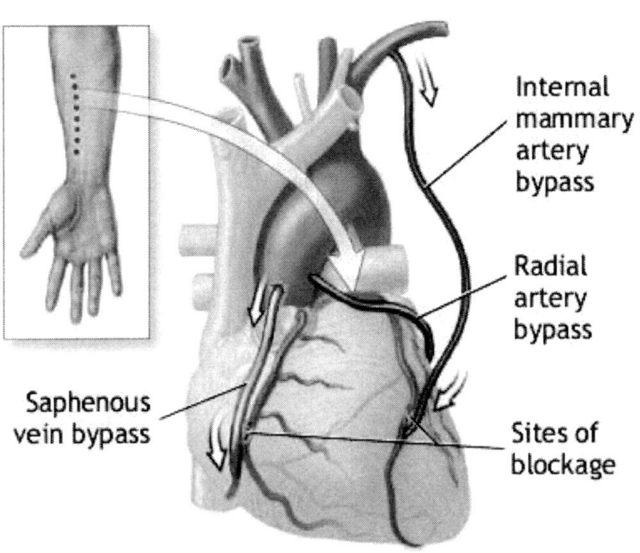

(3) C : 해부와 생리

• 심장을 구성하는 심방, 심실, 판막, 혈관의 이름과 위치 및 기능

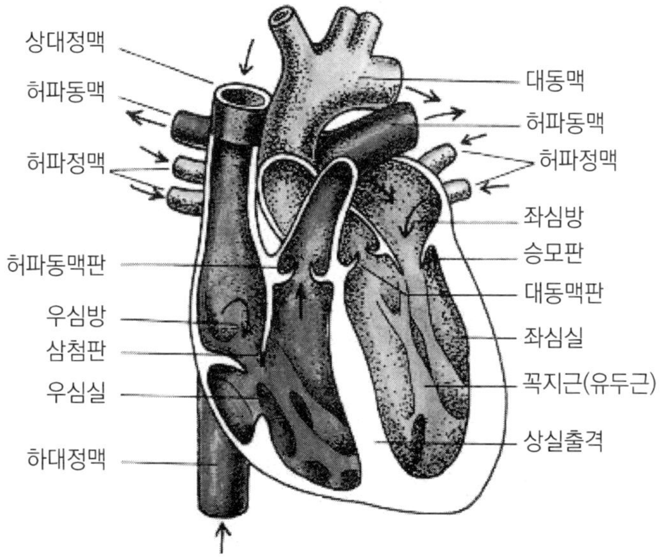

• 심장의 내부 구조

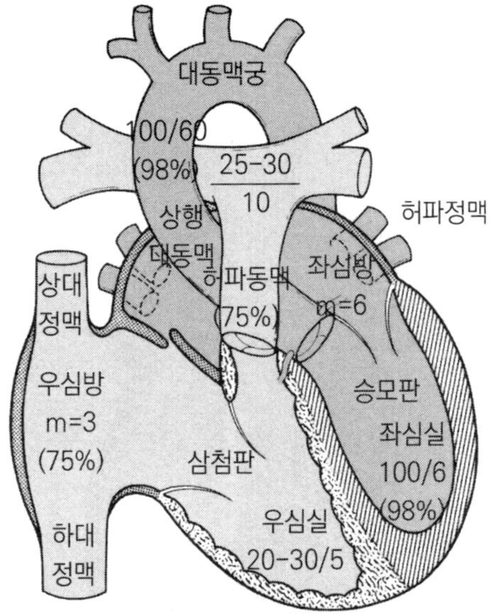

• 정상인의 심내압(mmHg)과 산소포화도(%)(공백을 메우시오)

	수축(말)기[a파]	확장(말)기[v파]	평 균
RA	~	~	~
RV	~	~	~
PA	~	~	~
LA(PCW)	~	~	~
LV	~	~	~
AO	~	~	~

• 정상인의 산소포화도

RA :　　　　%,　RV :　　　　%,　PA :　　　　%

LA :　　　　%,　LV :　　　　%,　AO :　　　　%

(4) D : 카테터 검사

- 업무 개시 점검의 필요성

- 촬영각도 angulation(RAO, LAO, cranial, caudal)

- 촬영 speed

- 조영제 주입량과 주입속도

실습 주차 : 주차

실습 기간 : 월 일 : ~ 월 일 :

실습 장소 :

실습 주제 :

아래의 질문에 기술하시오.

1. Test injection의 필요성

2. 검사(촬영) 목적

3. Catheter의 주행

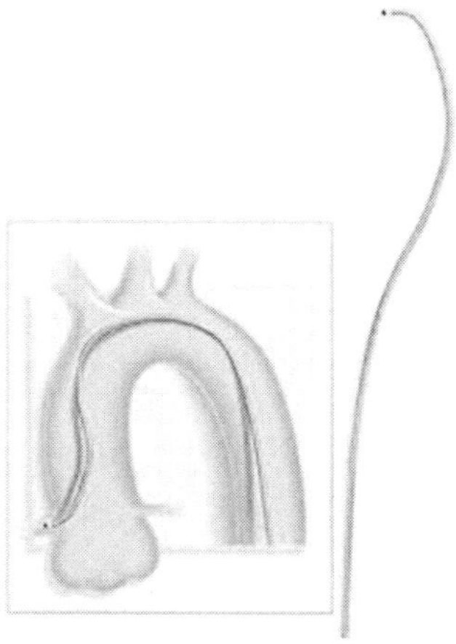

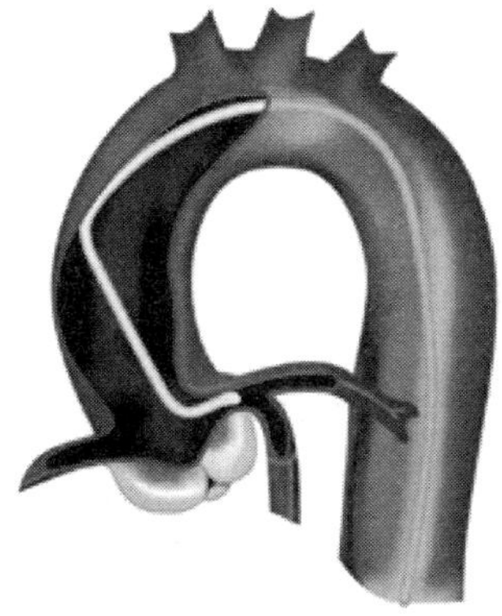

4. Catheter 종류

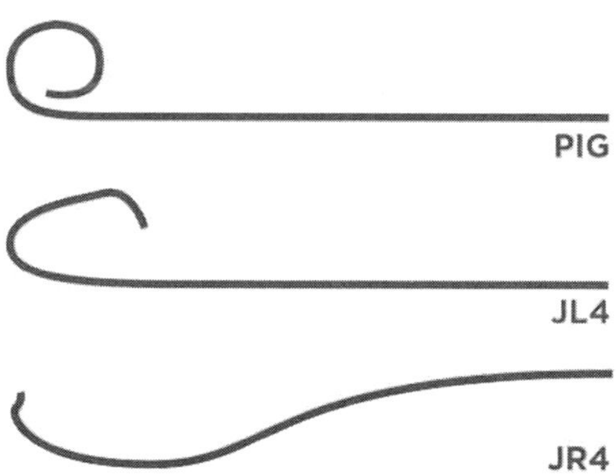

5. 심장 카테터에 있어서 IVR

6. 방사선사의 역할

7. 심장 카테터실에 필요한 주변기기

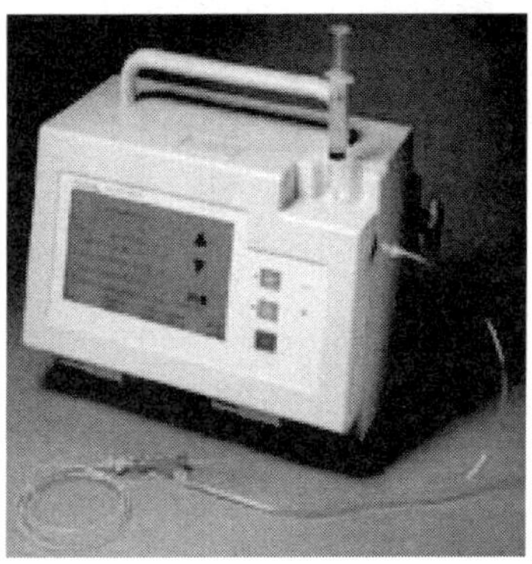

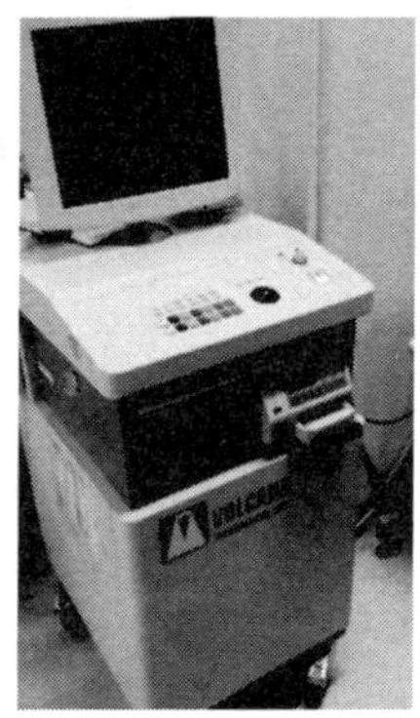

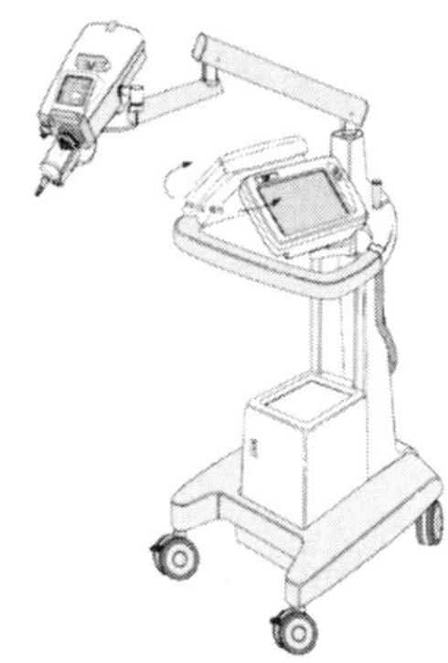

아래의 각도에서 관상동맥을 그려보시오.

(혈관에 segment 구조는 약자로 기재할 것)

1. RAO 30°에서의 RCA

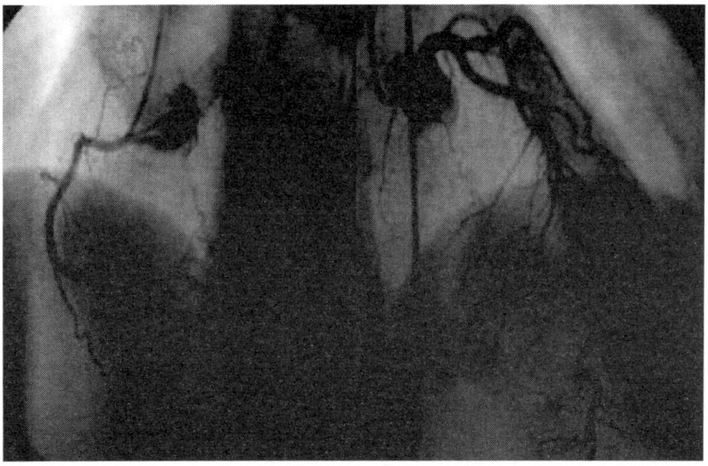

2. RAO 30°에서의 LCA

3. LAO 60°에서의 RCA

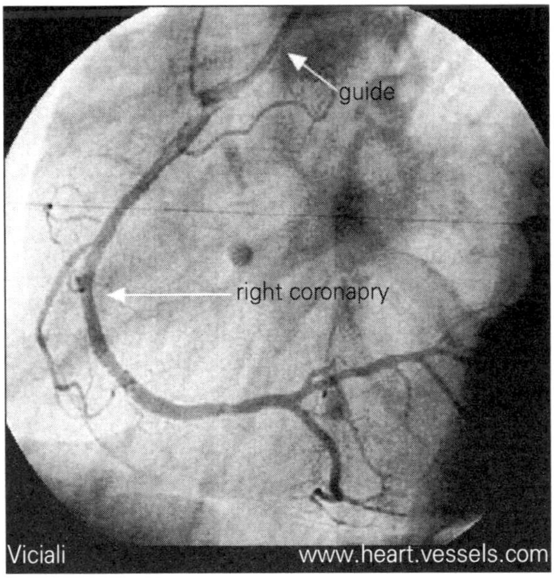

4. LAO 60°에서의 LCA

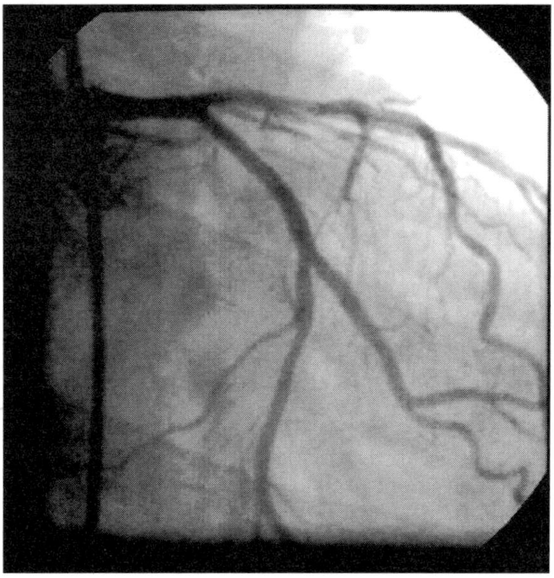

MEMO

MEMO

Ⅶ. Emergency center

실습 주차 : 주차

실습 기간 : 월 일 : ~ 월 일 :

실습 장소 :

실습 주제 :

1. 응급질환 환자의 특징

응급질환으로 내원하는 환자는 큰 외상성 질환과 비외상성 질환으로 나눈다. 어떤 환자도 이송이나 취급이 제한되고 긴급적 처치를 하는 경우가 많다.

아래에 구명센터에서 촬영의 point를 열거한다.

- 가급적 빨리 검사결과를 제공한다.
- 응급환자는 일반적으로 supine상에서 촬영한다.
  촬영에 협조를 구하기 어렵고, 환자 고정이나 자발적으로 호흡조절이 용이하지 않다.
- 반복해서 검사하는 경우가 많고 영상(화질)의 재활용이 필요하다.

2. 응급진료의 원칙

응급환자의 진료에서는 시간이 중요한 요인이 된다. 시간을 늦추지 않기 위해서는 언제나 중요한 원칙에 따라서 진료를 진행해야 한다.

- 중증도와 긴급도 : 일반 진료에서는 중증도에 주된 관심이 가지만 응급진료에서는 먼저 긴급한 정도의 판단이 우선한다. 긴급도와 중요도는 반드시 일치하지는 않는다. 즉 진단과 처치의 timing을 놓치면 생명의 위기에 다다르는 질병인가 아닌가를 신속하게 판단하는 것이 불가결하다.
- 우선순위 : 우선순위도는 다발외상 등으로 신체의 복수(複數)부위에 문제가 있는 경우에 어느 부위부터 진단과 치료를 진행해 가는 가에 있다. 바이탈 사인(혈압, 맥박, 호흡수, 의식레벨, 체온)을 확인하고 생명에 위험을 미칠 가능성이 높은 부위부터 진단과 치료를 한다. 원칙으로서 가슴부위(흉부), 복부, 머리(두부), 사지의 순서가 된다.

- 초기진료의 순서와 시간경과 : 위독한 응급환자의 초기치료는 시간과의 전쟁이라 해도 과언이 아니다. 먼저 심폐소생이 필요한 상태인가 아닌가를 판단한다. 또한 병력의 유무를 파악하고 전신을 관찰하며 바이탈 사인을 check한다. 기도의 확보도 매우 중요하다. 또한 중심 정맥로의 확보, 동맥가스분석, 혈액형 판정 및 심전도 등을 모니터 한다.
  그 외에도 가슴부위 X선 촬영이나 도뇨를 하며 처치에 소요되는 시간은 10분을 초과하지 않는 것이 바람직하다.

3. 치료의 우선순위

의사는 병태생리의 관점에서부터 호흡, 순환, 중추신경기능 및 형태로 긴급 순위를 정한다. 이 순서에 따라서 진단목표와 modality의 선택이 결정된다.

호흡이 불안정하면 기도확보와 병행해서 가슴부위 X선 촬영을 먼저 시행한다. Shock(순환의 이상)이 있으면 초음파 검사에 의해 복강내 출혈, 심박동의 유무를 조사한다.

호흡이나 순환의 안정화를 도모하면서 시작하고 검사실로 향한다.

4. 응급의료의 분류

응급의료는 환자의 질환·상태에 따라 다음과 같이 분류한다.

- 1차 응급 : 혼자서 내원, 퇴원이 가능한 질환인 경우(전체의 약 95%).
- 2차 응급 : 구명 처치가 필요 없으나 입원치료가 필요한 질환인 경우(전체의 약 5%)
- 3차 응급 : 생명유지 장치에 의해 바이탈 사인의 확보가 필요한 질환인 경우(1% 이하)

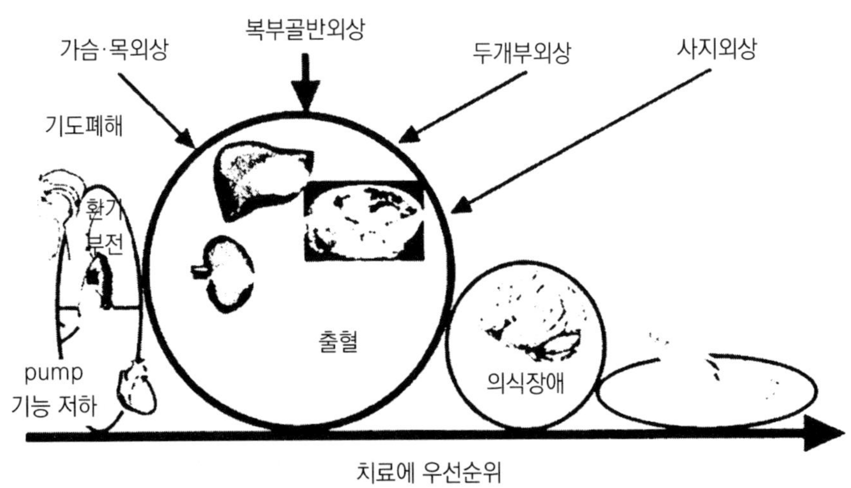

다발외상의 진단·치료에 있어서 우선순위

실습내용

1. 다음 항목에 대해 요약하시오.

· 응급의 ABC

- A(Air way) : 환자의 기도폐쇄 여부를 평가하는 것. 말을 하고 있는지 혀나 이물질 등에 의해 기도가 막혔는지를 평가
- B(Breathing) : 호흡을 평가하는 것. 호흡수가 정상보다 빠르거나 느리거나 불규칙한지를 평가
- C(Circulation) : 순환을 평가하는 것. 맥박 수 등으로 평가하며 요골 맥박과 경동맥에서 측정하며 1세 미만은 상완동맥에서 측정 가능

· Triage(구조 우선순위 분류)

Triage(구조 우선순위 분류)는 응급실 내원 환자를 대상으로 질병이나 상해의 심각도를 판단하여 환자의 우선순위를 정하고 우선순위에 따라 응급처치 및 진료를 받을 수 있도록 환자를 적절하게 배치하는 것으로 응급실 의료 자원의 효율성을 높이는 동시에 환자의 만족도를 높일 수 있는 환자 분류체계이다.

· Primary survey(1차 조사)

1차 조사는 생명의 위협이 되는 상황을 즉각적으로 인식하고 처치를 하는 과정. 우선적으로 환자의 의식 수준 평가, 응급처치단계(ABCDE)에 의해 기도평가, 호흡, 순환, 환자의 비정상적인 소견 파악, 의복을 벗기고 신체 검진을 수행하는 체계적인 평가를 실시
A : Air way(기도 유지) , B : Breathing(호흡), C : Circulation(순환)
D : Disability(기능장애) , E : Exposure(의복 탈의)

· Secondary survey(2차 조사)

2차 조사는 환자의 생명에 위협이 없는 상황에서 시행되는 것으로 완전하게 평가함을 의미. 현재 생명에 위협은 되지 않으나 치료하지 않으면 생명을 위협하는 내과적 문제의 손상과 관련이 있는 문제들을 발견하기 위함

신속한 머리부터 발끝 검진(Brief Head to Toe Survey) : 몸 전체를 시진, 청진, 촉진 그리고 후각을 이용한 체계적인 검사를 실시

- **FAST(focused assessment of the sonographic examination of the trauma patient)**

외상환자에게 시행하는 응급 초음파 검사이며 복강 내, 심낭 내, 흉곽 내에 출혈이 있는지 확인

Clinical FAST

1. 혈역학적으로 불안정한 외상환자
2. 임상적으로 체간의 손상 기전이 의심되지만 CT 검사를 바로 진행할 수 없는 환자
3. 혈역학적으로 불안정하진 않지만 약물 혹은 알코올 중독으로 지속적인 관찰이 필요한 환자
4. 지역응급센터에서 중증외상센터로 이송결정되었으나 흉관삽입, 응급수혈 등의 응급처치가 필요한 환자에게 시행

- **AED(automated external defibrillator : 자동 체외식 제세동기)**

자동 체외식 제세동기(AED)란 심실세동(심장의 박동에 의해서 심실의 각 부분이 불규칙적으로 수축하는 상태) 환자들에게 극히 짧은 순간에 강한 전류를 심장에 통과시켜서 심근에 활동전위를 유발하여 심실세동을 멈추고 심장이 다시 정상적으로 전기활동을 할 수 있도록 유도하는 기기이다.

- **팀 의료**

환자와 관련된 의료 전문직이 모여 팀으로서 치료하는 것을 팀 의료라고 한다. 의사와 간호사 외에도 다양한 의료 전문분야가 협력하여 정보를 공유하고 의견을 교환한다. 많은 전문직이 참여함으로써 더 나은 치료와 관리뿐 아니라 안전한 의료를 환자에게 제공한다.

2. 응급센터에서 하는 각 촬영에 있어서 주의점을 요약하시오.

- **외래반송환자의 촬영**

- 외상환자 및 의식이 불분명한 환자의 경우 낙상에 주의한다.
- 산모 및 소아환자의 경우 적절한 차폐를 하고 검사를 진행한다.
- 외상환자의 무리한 자세의 검사를 진행하여 2차사고가 발생하지 않도록 주의한다.

- **병실촬영**

- 주로 병실에서는 이동촬영 검사를 실시하며 검사실로 거동이 불편하신 환자에 대하여 검사를 진행한다.
- 흉·복부 등의 호흡이 중요한 검사는 환자를 주시하면서 검사를 진행한다.

• **CT촬영**

- 응급환자의 경우 의식이 명확하지 않을 수 있으므로 검사 중 테이블에서 낙상에 주의하며 고정용구의 활용과 환자 주시를 명확하게 하여야한다.
- 중증외상환자의 경우에는 검사 테이블 이동 시 외상부위를 주의하여 검사 진행한다.
- 급성 뇌졸중환자는 신속한 진단을 위하여 시간 지체 없이 검사가 진행되어야한다.

• **혈관조영**

- 사고로 인한 뇌출혈, 뇌경색환자 등의 응급 중재적 시술이 진행되며 시술 및 검사 중 필요 시 투약을 위한 수액라인 확보를 한다.
- 시술 및 검사 중 멸균 영역이 존재하므로 오염되지 않도록 주변 환경에 대한 청결하게 정리한다.
- 시술 및 검사 전 일반촬영, CT, 초음파 등의 영상 확인을 통해 시술 부위를 정확하게 파악한다.
- 환자의 불분명한 의식으로 낙상 발생 위험률이 높아 환자 고정을 한다.

3. 성인의 심폐소생 처치에 대해서 간략히 기술하시오.

1) **신속한 심정지 확인·신고 :** 환자를 발견한 목격자가 신속하게 심정지를 인지하고, 심정지 환자가 발생했음을 119에 신고한다.
2) **신속한 심폐소생술 :** 심정지 목격자가 신속하게 심폐소생술을 실시한다.
3) **신속한 제세동 :** 심정지 환자가 발생한 현장 주변에 비치되어 있는 자동제세동기나 119구급차에 비치된 자동제세동기를 이용하여 현장에서 제세동 처치를 신속하게 실시한다.
4) **효과적 전문소생술 :** 심정지 환자가 의료기관에 도착한 뒤에 의료진에 의한 효과적인 전문소생술이 시행된다.
5) **심정지 후 통합치료 :** 심정지 환자의 심장박동이 회복된 뒤에 전문 의료기관에서 저체온치료. 관상동맥중재술 등의 통합적인 중환자 치료가 시행된다.

MEMO

Ⅷ. 수술실

실습 주차 : 주차

실습 기간 : 월 일 : ~ 월 일 :

실습 장소 :

실습 주제 :

수술실의 운영의 기본은 항상 안정되고 높은 수준의 수술을 실현하기 위하여 필요한 환경을 유지하고 기술을 제공하는 것이다.

수술실에서는 X선 촬영·X선 투시·결석파쇄치료 및 초음파 검사를 하고 있다. X선 검사는 수술 전·중·후의 단순 및 조영촬영을 한다.

체외충격파 결석파쇄치료에서는 신우·뇨관·방광·결석과 쓸개·담도결석에 충격파 파쇄치료를 한다. 초음파 검사는 B mode 영상·M mode 영상 및 Doppler 영상에 의해 지도하 천자, 내시경, 초음파 검사를 수술 전과 수술 중으로 한다.

수술실에서는 멸균(청결)과 비멸균(불결)으로 구역별로 나눈다. 검사목적이 명확하고 술자 및 staff의 긴장도가 높고 집중력을 요하는 부서이다. 수술실에 있어서 방사선사의 역할은 적정한 영상의 제공과 장치의 유지관리를 기본으로 하고 수술전·중·후 검사의 신속성이 유지 되어야 한다.

1. 수술 중의 검사 주의점

① 방사선 노출: 수술 중 검사는 X선이나 CT 등의 방사선을 사용하는 경우가 많음. 이는 환자와 의료진에게 방사선 노출 위험을 초래할 수 있으므로, 적절한 차폐 장치를 사용하여 노출을 최소화해야 함.

② 수술 진행 방해: 수술 중 검사는 수술 진행을 방해할 수 있음. 검사를 위해 수술 부위를 조작하거나, 검사 시간 동안 수술을 중단해야 하는 경우가 발생할 수 있음. 이는 수술 시간을 지연시키고, 환자의 회복에 영향을 미칠 수 있으므로, 수술 전에 검사 계획을 철저히 수립하고, 수술 중에는 검사를 효율적으로 진행해야 함.

③ 기구, 기계의 사용법을 사전에 잘 익힌다.

④ 방사선사의 역량: 수술 중 검사는 방사선사의 전문적인 역량이 필요함. 방사선사는 검사 장비의 사용법과 수술 중 검사에 대한 지식을 충분히 습득하고, 수술 전에 검사 계획을 수립하고, 수술 중에는 검사 결과를 신속하게 분석하여 적절한 조처를 해야함.

2. 복장

① 멸균 수술복: 수술장에서는 멸균 처리된 수술복을 착용해야 함. 이는 수술 부위 감염을 예방하고, 의료진의 안전을 보호하는 데 중요한 역할을 함.

② 멸균 장갑: 수술 시에는 멸균 장갑을 착용하여 손을 통한 감염을 예방함. 장갑은 수술 종류와 환자 상태에 따라 적절한 두께와 재질을 선택해야 한다.

③ 모자와 마스크: 머리와 얼굴을 보호하기 위해 모자와 마스크를 착용함. 마스크는 비말 차단 기능이 있는 것을 사용하며, 모자는 머리카락이 수술 부위에 닿지 않도록 하기 위함이다.

④ 신발: 수술장에서는 멸균 처리된 신발을 착용함. 이는 바닥에 있는 오염물질로부터 발을 보호하고, 감염 위험을 최소화하기 위함이다.

⑤ 스크럽 복장: 스크럽 복장은 멸균된 수술복, 장갑, 모자, 마스크, 신발 등을 포함하는 복장으로, 수술 전에 착용하는 복장이다.

⑥ 수술장에 출입하는 모든 사람은 수술장 복장을 착용해야 하며, 수술장 출입 전에 손 씻기, 소독 등의 감염 예방 절차를 준수해야 한다.

3. 수술실에서의 실습

수술실은 무료조작 등 감염 예방이 요구되는 공간이므로 실습생들은 특별한 지도와 교육이 필요하다.

① 환자의 위치와 자세 조정: 환자가 방사선 검사를 받는 동안 편안하고 안정적인 자세를 유지할 수 있도록 도와준다. 검사 부위가 잘 보이도록 환자의 위치와 자세를 조정해야 한다.

② 방사선 장비 조작: 방사선 장비를 조작하여 검사를 진행한다. 이때 검사 부위와 방사선 장비의 위치를 정확하게 맞춰야 하며 적절한 방사선 양을 사용하여 환자와 의료진의 안전을 보장해야 한다.

③ 검사 결과 확인: 검사 결과를 확인하여 환자의 상태를 파악하고, 수술 계획을 수립하는 데 도움을 준다. 검사 결과 이상이 발견되면 즉시 의료진에게 전달하여 추가적인 조치를 취할 수 있도록 해야 한다.

④ 실습 전 교육: 방사선 검사 실습 전에 충분한 교육을 받아야 한다. 방사선 검사의 원리와 방법, 장비 조작법, 검사 결과 해석 등을 숙지해야 하며 수술실에서 방사선 검사를 진행할 때 주의해야 할 사항들도 충분히 인지하고 있어야 한다.

⑤ 안전 수칙 준수: 방사선 검사는 방사선을 사용하기 때문에 안전 수칙을 준수해야 한다.

IX. 치과 영상의학

실습 주차 : 주차

실습 기간 : 월 일 : ~ 월 일 :

실습 장소 :

실습 주제 :

치과대학 병원에 내원하는 환자들은 단순한 충치나 치아 관련 문제로 국한되지 않는다. 치아 및 치주조직 고유의 질환은 기본이고 구강 내외의 질환, 턱뼈(악골)에 증상이 있는 염증과 cyst 같은 여러 질환, 양성과 악성종양, 외상에 의한 턱뼈 골절, 그리고 임플란트 및 양악 수술 등의 다양한 문제들로 병원에 내원하고 있다. 따라서 이들의 환자들을 대상으로 한 치과 내 방사선 업무의 범위는 비교적 넓고 우리의 영역에서 세심한 부분에 신경을 써야 한다.

구강악안면 영역에서 '영상치의학과(구강악안면방사선과)'은 다른 부위와 다르게 복잡한 구조와 특성을 가지고 있으므로 신체의 다른 부위에 비해서 특별한 검사 기법과 지식이 요구되고 있다. 본 실습에서는 간략한 장비의 원리와 장비의 종류를 익히고 검사법에 대한 이해가 동반될 수 있도록 함이 목적이다.

*** 치과 내원 환자의 특성**

*** 치아 해부학**

*** 치과 방사선 검사 시 치식 및 방향의 이해**

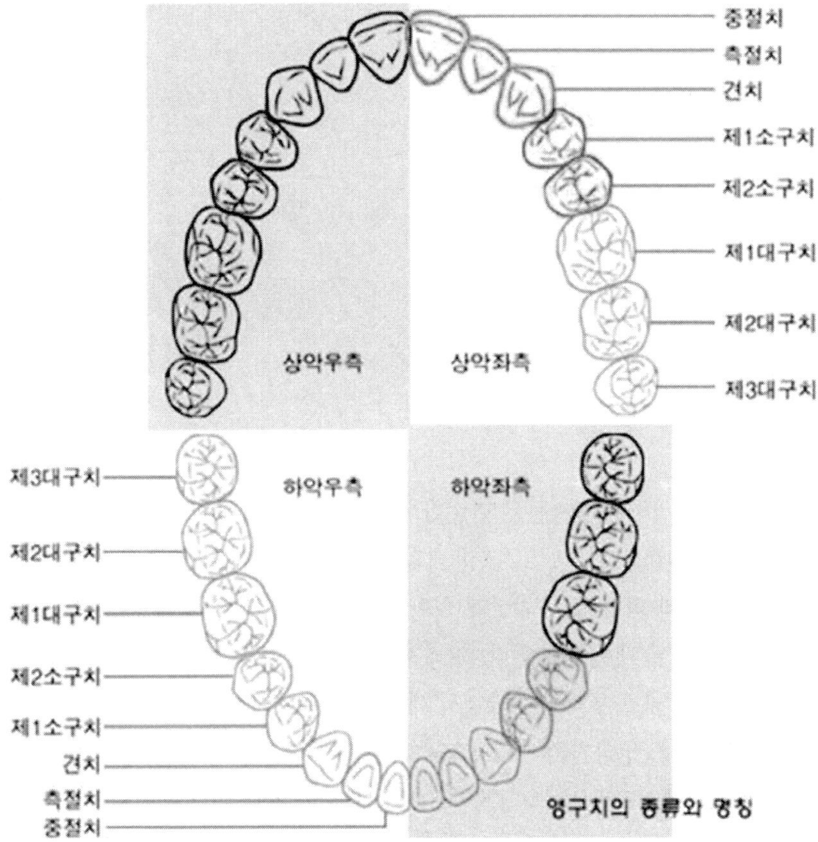

*** 치과 질환 및 검사 이유**

1. 영상치의학과 검사 장비 종류

1) 구외 방사선 검사

2) 구내 방사선 검사

3) 특수 검사 장비

2. Panoramic radiography

1) Panoramic radiography의 검사 목적 ?

2) Panoramic radiography의 검사 방법 및 순서

•

•

•

•

•

•

•

•

3) Panoramic radiography 검사 장단점

4) Panoramic radiography 환자 자세 및 주의사항

5) Panoramic radiography 영상 해부학

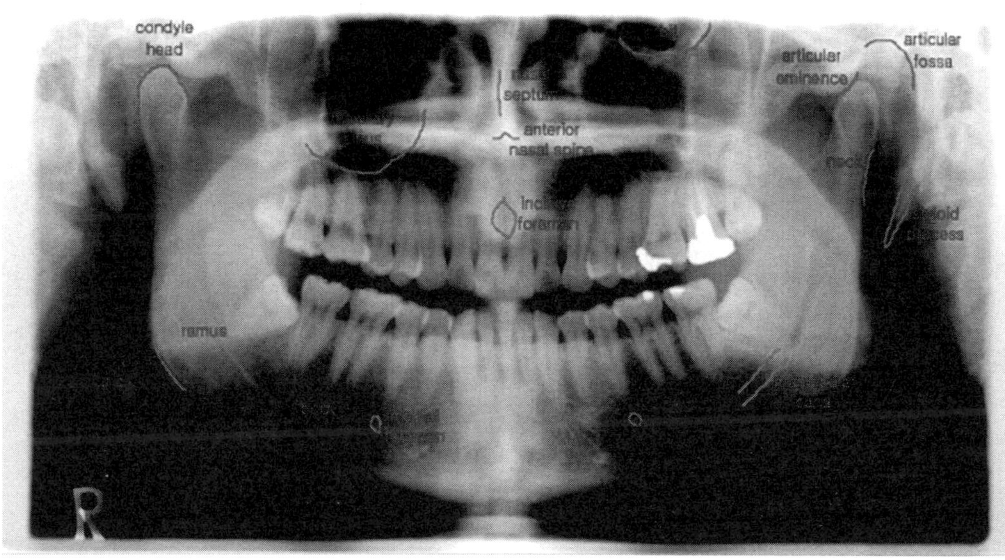

6) Panoramic radiography 영상의 잘못된 예시

7) Panoramic radiography 환자 case

ex 1) patient case

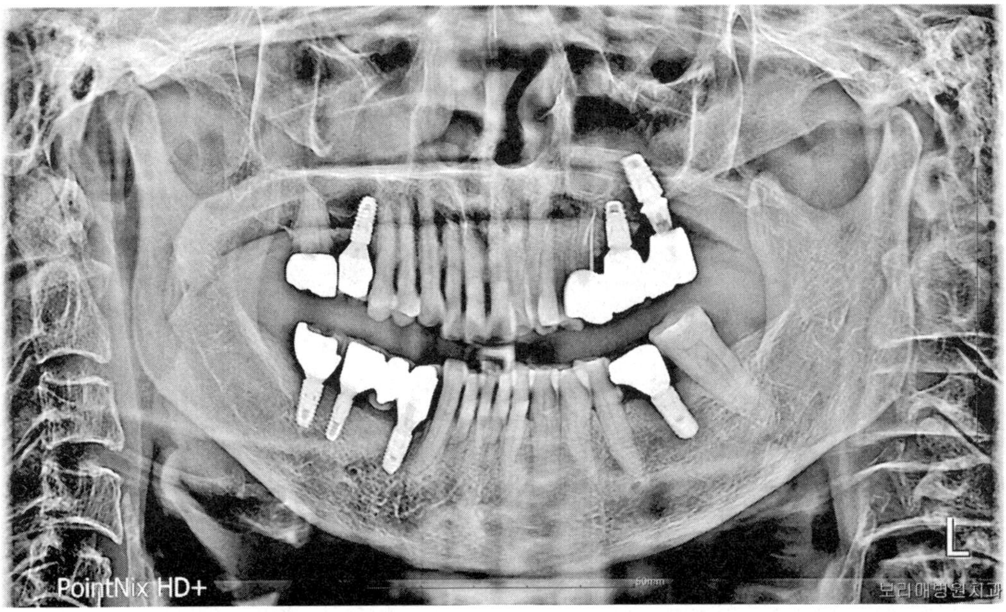

ex 2) patient case

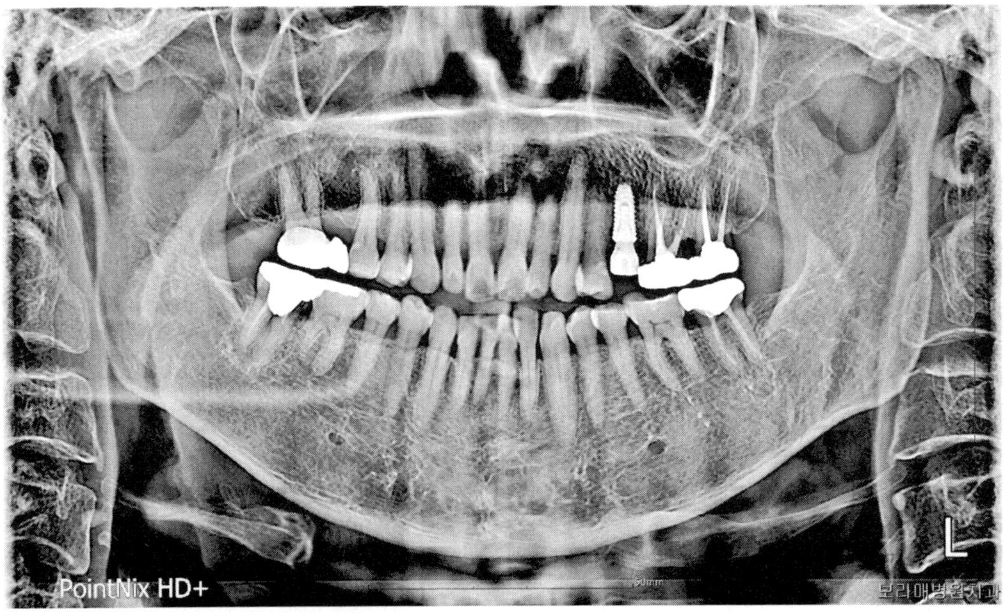

ex 3) patient case

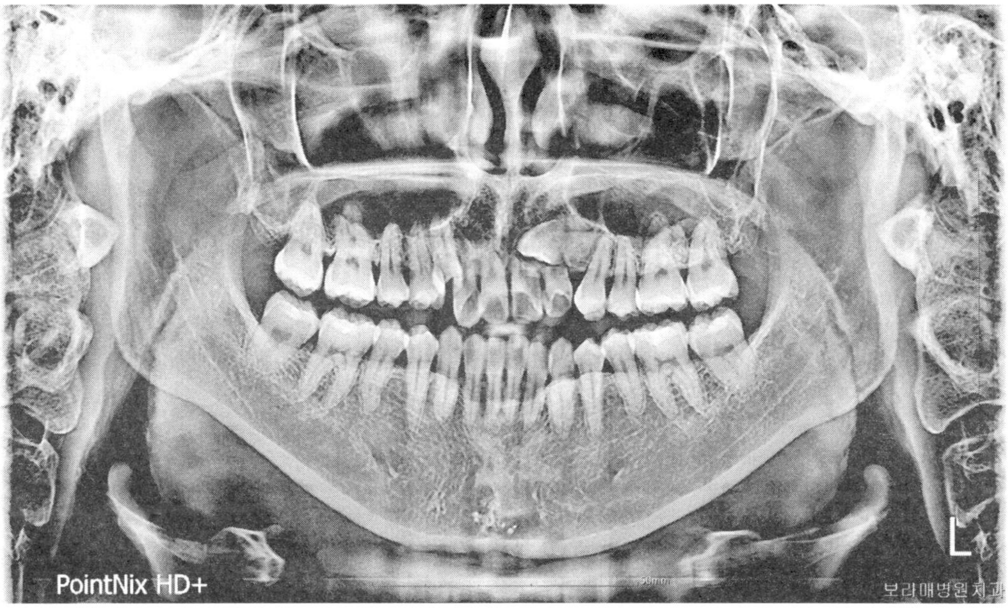

ex 4) patient case

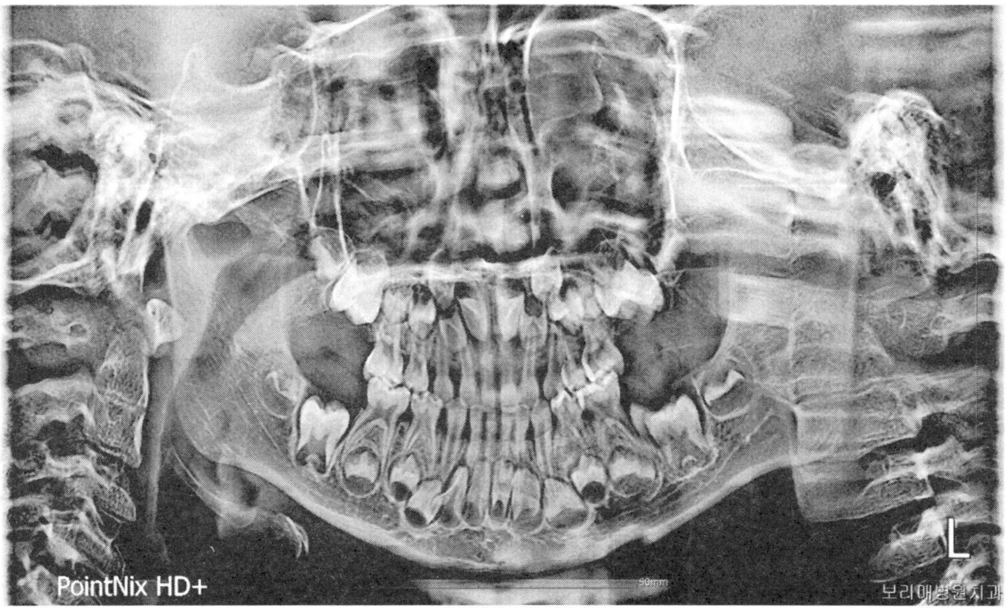

3. 구외 방사선 검사란 ?

1) 검사 정의 및 이유

2) 검사 기준

4. 구외 방사선 검사의 종류

1) 파노라마 방사선 검사법 (Panoramic radiography)

(1) 검사 이유 및 국시 출제

(2) 장비 원리

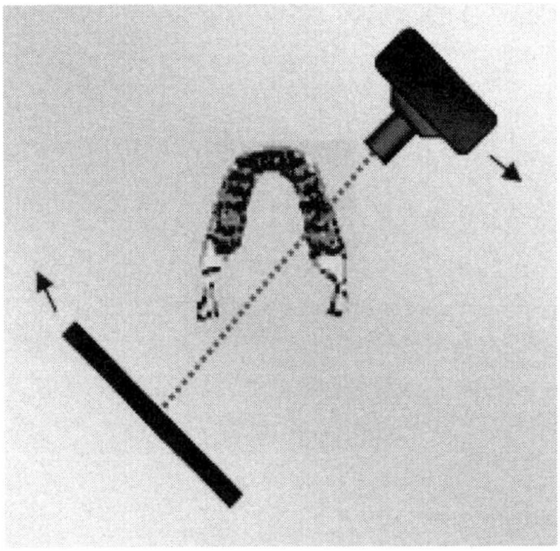

- Q. 파노라마 방사선 검사법에서 가장 중요한 것은 ?

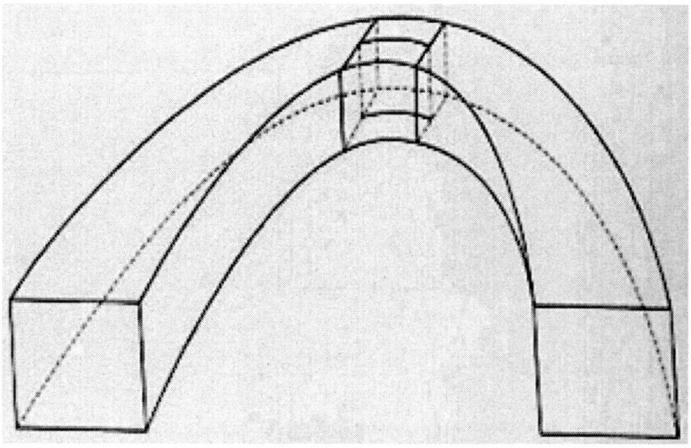

2) 측두하악관절 방사선 검사법 (Temporomandibular joint tomography, TMJ)

(1) 측두 하악관절 단층 검사법 (Temporomandibular joint tomography)

(2) 경두개 검사법 (Transcranial projection)

3) 두부 방사선 검사법 (Skull projection)

(1) 목적

(2) 위치

(3) 종류

(4) 검사법

4) 두부 규격 방사선 검사법 (Cephalometric radiography)

- Q. 두부 방사선 검사법과 다른 점은 ?

(1) 목적

(2) 위치

(3) 검사법

5) 하악골 측사위 검사법 (Lateral oblique projection of Mandible)

- Q. 하악체와 하악지 검사의 차이

6) Water's projection

7) Ortho pantomography 란 ?

8) 기타

5. 구내 방사선 검사란 ?

1) Intra-Oral radiography의 검사 목적 ?

2) Intra-Oral radiography의 검사 방법 및 순서

•

•

•

•

•

•

•

•

3) Intra-Oral radiography 검사 장단점

4) Intra-Oral radiography 환자 자세 및 주의사항

5) Intra-Oral radiography 영상 해부학

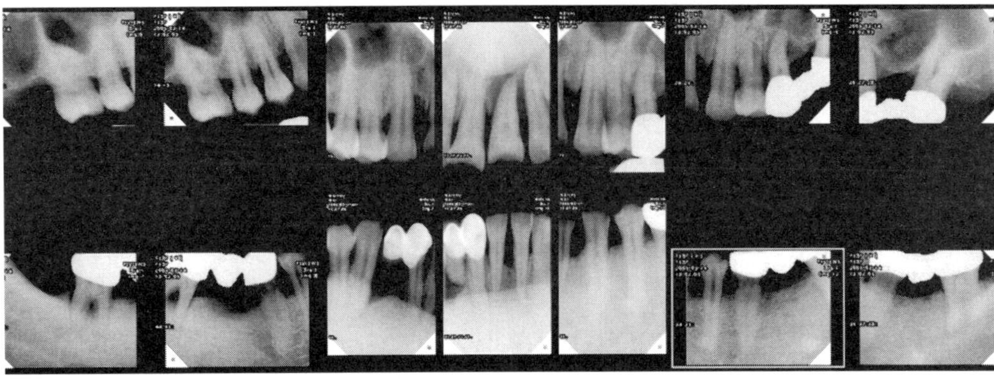

6) Intra-Oral radiography 영상의 잘못된 검사

7) Intra-Oral radiography 환자 case

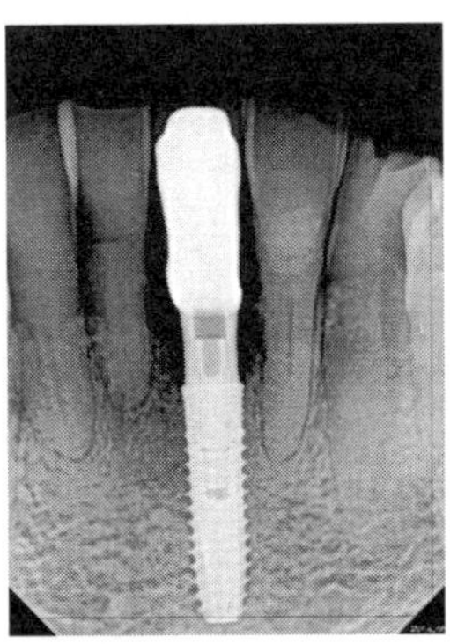

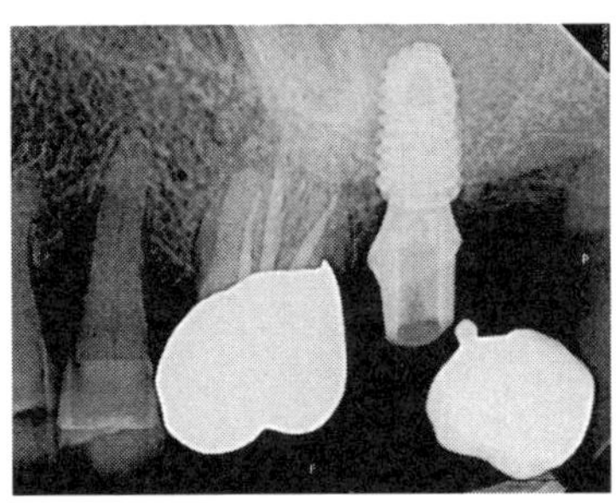

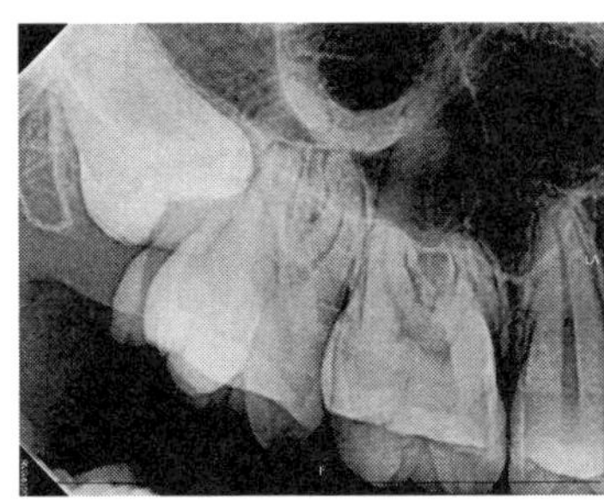

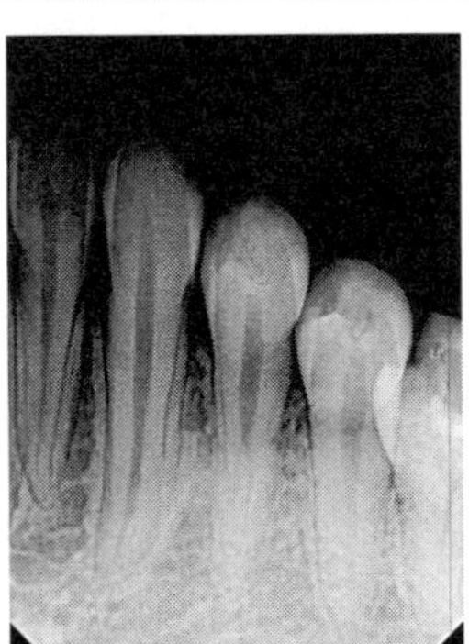

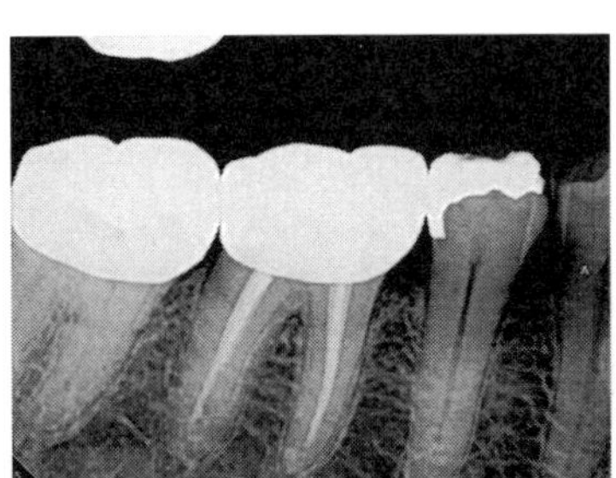

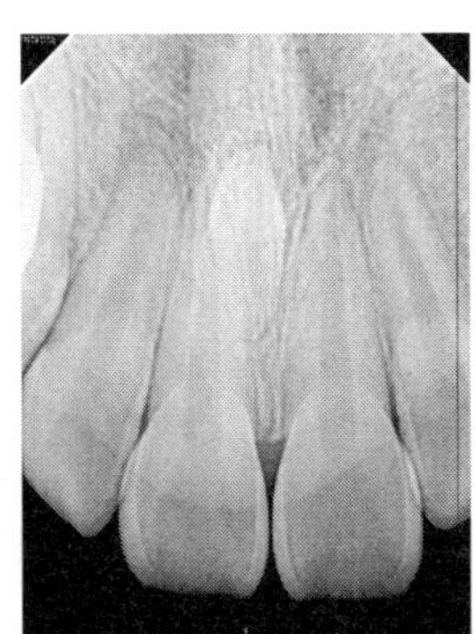

8) Intra-Oral radiography 검사 종류

촬영법	종 류
1. 치근단 촬영 (Periapical Radiography)	평행촬영 등각촬영
2. 교익 촬영 (Bitewing Radiography)	소구치촬영 대구치촬영
3. 교합 촬영 (Occlusal Radiography)	상악교합촬영 하악교합촬영
4. 피사체 위치결정법 (Localization Radiography)	X선관이동촬영 협골측피사체촬영 직각촬영

(1) 등각촬영 검사법(Bisecting technique in Periapical radiography)

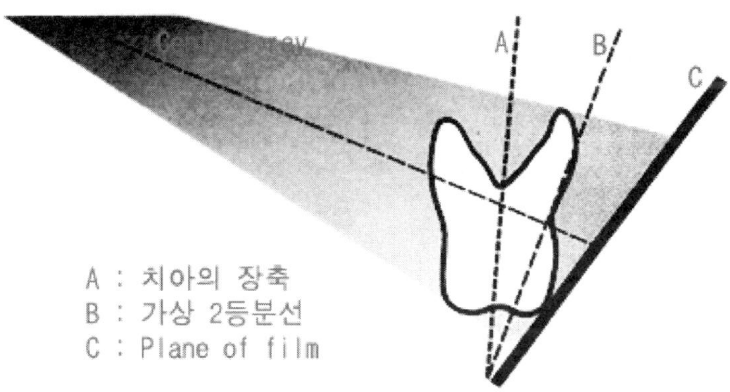

· 원리?

· 사용 기구?

(2) 평행촬영 검사법 (Paralleing technique in Periapical radiography)

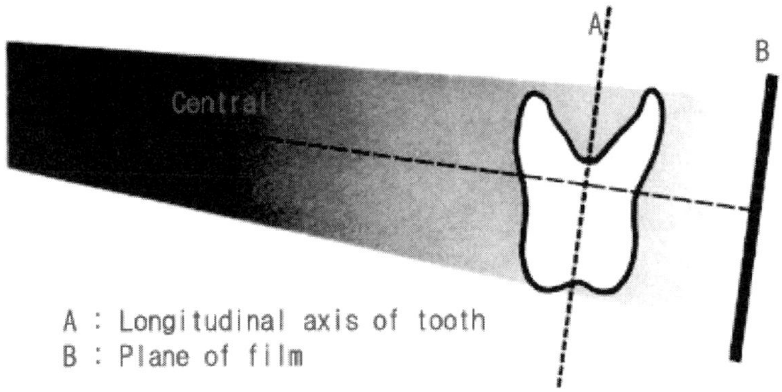

· 원리?

· 사용 기구?

(3) 교합촬영 검사법(Occlusal radiography)

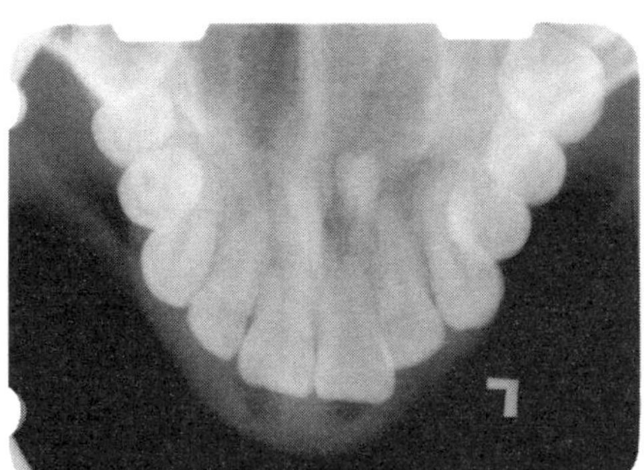

- **목적**

- **특징**

- **검사법**

(4) 피사체 위치결정 검사법(Localization radiography)

- **목적**

- **종류**

- **특징**

- **검사법**

(5) 교익 촬영 검사법(Bitewing Radiography)

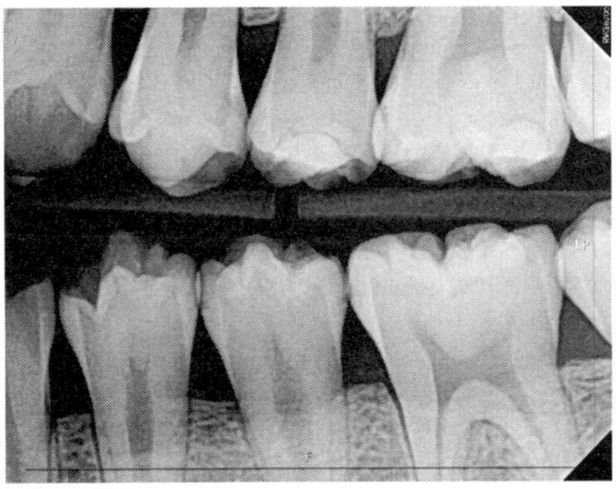

- **특징**

- **목적**

- **검사법**

- **bitewing 검사 쉽게 외우는 법?**

- **국시에서 나오는 bitewing 설명 ?**

6. 구내 방사선 검사 실습평, 조원 평가

7. 영상치의학과 기타 장비

1) MDCT

2) MRI

3) 초음파 등

* 치과 검사 장비별 영상 평가

* 영상치의학과(치과 영상의학) 실습 총평

03

방사선종양학

Ⅰ. 방사선치료 개요

실습 주차 : 주차

실습 기간 : 월 일 : ~ 월 일 :

실습 장소 :

실습 주제 :

1. 치료방침의 결정

방사선 치료에 있어서 악성종양에 대한 치료방침의 결정은 주로 다음 3가지 인자가 고려된다.

- 병리조직학적 진단
- 종양의 진전도 TNM 분류
- 숙주의 인자(host factor performance status)

1) TNM

악성 종양의 부위별 진전도나 임상 병기 분류를 시행하는 것

2) TNM 시스템에서 악성 종양의 해부학적 크기 분류

- T 원발종양(primary tumor)
- N 소속 림프절(regional lymph nodes)
- M 원격 전이(distant metastasis)

3) TNM 분류의 목적

- 의사의 치료 계획 작성에 도움을 준다.
- 예후에 대해서 시사해 준다.
- 치료 결과를 공동으로 평가할 수 있다.
- 치료 시설의 정보 교환이 쉽다.
- 암 치료에 대한 장래 연구에 도움을 주는 데 있다.
- 숙주의 인자(host factor performance status)

2. 치료목적에 의한 조사분류

근치(curative)

1) 대상이 되는 적용 환자

① 종양의 방사선 감수성이 비교적 크고

② 크기도 별로 크지 않으며,

③ 국소 및 영역 림프절에 국한되어 있고

④ 환자의 전신 상태가 현저히 나쁘지 않을 때

2) 완치를 목적으로 사용하기 때문에 정상 조직의 장해를 약간 허용한다.

고식(palliative)

1) 여러 가지 측면에서 치유를 기대할 수 없다고 생각 되는 환자에 적용

2) 고식 조사의 목적 ⇒ 생명 연장, 통증 경감.

	근 치 조 사	대증적 조사(고식조사)
목적	종양의 완치	증상개선, 생명일시 연장, 제거, 축소
병기	비교적 조기	진행성
선량	대선량 60Gy	소선량
부작용	정상조직 회복가능하면 허용	허용 안됨
조사기술	복잡, 고도기술	비교적 단순
감수성	비교적 큼	
적용	후두암, 피부암, 자궁경부암	
조사야	적음	中. 大

예방(prophylactic)

① 소세포성 폐암(small cell lung)의 경우 항암요법과 방사선 치료로 원발 부위의 종양이 완전 관해(CR)되는 경우 예방적 차원에서 전뇌(whole brain)조사를 시행한다.
② 급성 백혈병(acute leukemia) 환자의 lymphoma-leukemia인 경우 예방적 차원에서 전뇌(whole brain)조사를 시행한다.

3. 방사선 치료방법에 의한 분류

- 외부조사(external irradiation)
- 밀봉소선원치료(brachytherapy)
  ^{60}Co, ^{137}Cs, ^{192}Ir, ^{198}Au, ^{125}I etc.
- 비밀봉 RI 치료(RI treatment)

4. 병용요법

1) 수술(surgery)과의 병용요법

수술 전 병용(preoperative)

(1) 목적

- 절제 불가능한 암을 절제 가능한 암으로 변화시킴.
- 의인성 전이를 방지하기 위해서 수술시 암세포가 정상조직에 착상되거나 혈행성이나 림프성으로 전이되는 것을 예방하기 위함.

(2) 적응 질환

- 폐암, 식도암, 두경부암 ,유방암, 자궁경부암, 골육종

수술 후 병용(postoperative)

(1) 목적

- 수술시 미처 제거되지 않고 잔존해 있을 수 있는 악성 잔류세포를 파괴하기 위함.
- 수술한 부근의 림프절 전이암을 파괴하기 위함.

(2) 적응질환

• 유방암, 자궁경부암, 식도암, 폐암, 두경부암

술 중 병용(intraoperative)

(1) 목적

• 동시 또는 상보적 시행으로 암의 치료효과를 극대화

(2) 적응질환

• 위암, 췌장암, 전립선암, 방광암

2) 화학요법(chemotherapy)과의 병용요법

• 상가효과(additive effect)
• 상승효과(synergistic effect)
• 전신조사(total body irradiation)
• 골수이식(bone marrow transplantation)

3) 온열요법(hyperthermia)

(1) **목적** : 온도가 상승하면 방사선감수성이 상승하는 작용이용

(2) **가온요령** : 세포 치사 효과를 높이기 위하여 3~5시간씩 하루에 두 번 정도로 주 2일 반복치료

(3) **가온 적정 온도** : 42~43℃

(4) **가온 시간** : 1회당 40~60분

4) 집학적 치료(multidisciplinary treatment)

암 환자에 대해 방사선 치료의사 및 여러 전문 분야의 임상전문의사가 모여 공동 협력으로 그 환자에 가장 적절한 치료방법을 결정하고 시행하는 것.

5) 치료효과를 높이는 수단

• 공간적 선량분포의 개선
• 시간적 선량 분포의 변경
• 저산소 세포 증감을 위한 검토
• 고 LET화
• 온열작용의 이용

6) 용어

(1) QOL(quality of life)

① 인체 건강조직의 내용선량

가. TD5/5 : 최소장해선량 : 5년간에 5%의 확률로 장해가 생기는 선량

나. TD50/5 : 최대장해선량 : 5년간에 50%의 확률로 장해가 생기는 선량

(2) 치료가능비

$$\text{① 치료가능비(TR)} = \frac{\text{정상조직의 내용선량(TTD)}}{\text{악성종양의 치사선량(TLD)}}$$

② 치료가능비가 크면 클수록 치료효과는 크다.

- 치료 가능비는 1 이상이어야 한다.
- 1 이상이 되도록 연구하는 것이 치료 계획이다.
- 1 이하에서는 방사선 치료를 행할 수가 없다.

③ TR을 크게 하는 방법

가. 환자의 내용량을 증가시키는 방법

- 가장 적절한 공간적 선량 분포의 선택
- 시간적 선량 분포의 검토
- 국소 장해나 전신 장해에 대한 처리
- 환자의 영양 관리

나. 악성 종양의 치사선량을 감소시키는 방법

- 방사선 증감제의 병용
- 산소 효과의 이용
- 중입자선의 활용

(3) 내용선량

① 최소 장해량(내용량) TD5/5

- 조사 후 5년에서 5%의 증례에 장해가 생기는 선량

② 최대 장해량(내용량) TD50/5

- 조사 후 5년에서 50%의 증례에 장해

③ 방사선 치료 시에 정상조직에 영향을 주는 주된 인자

- 조사 선량
- 조사 용적
- 분할 조사 방식
- 시간 경과 등이 상호 연관성을 가지고 작용

(4) 산소효과

- 세포가 가지고 있는 산소압이 그 세포의 방사선 감수성을 좌우.
- 산소효과를 얻으려면 적은 산소만 있어도 충분하다.

(방사선 감수성은 공기 or 순수한 산소상태는 무산소상태보다 3배가 높다.)

① OER(산소 효과비, oxygen enhancement ratio)

- 산소 결핍 시와 풍부한 상태에서 같은 생물학적 효과를 얻는데 필요한 선량의 비율

$$OER = \frac{\text{무산소상태에서 조사한 선량}}{\text{산소상태에서 조사한 선량}}$$

② OER, LET, RBE와의 상호관계

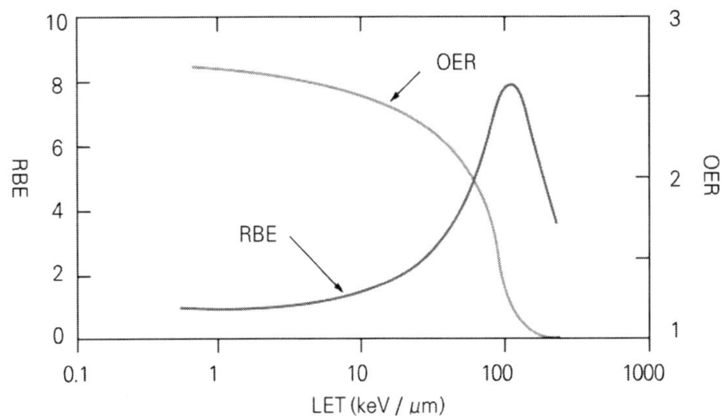

(5) 소속림프절

(6) 세포의 분열주기

- G_1→S→G_2→M기로 하나의 싸이클을 회전하면서 증식.
- G_1기 : 휴지기(DNA합성 준비기)
- M기 : 세포 분열기
- G_2기 : 간기(분열전기)
- S기 : DNA합성기
- 감수성이 높은 기 : M기, G_2기, G_1 말기
- 감수성이 낮은 기 : S기, G_1 초기

(7) 방사선 감수성

① BergonieTribondeau's law

- 조직의 재생 능력이 클수록,
- 세포 분열 기간이 길수록,
- 형태적·기능적으로 미분화일수록,
- 분열이 왕성하고,
- 분화도가 낮은 세포일수록 방사선 감수성이 높다.

② 방사선 감수성 좌우 인자

- 세포주기(cell cycle) : S기 → G_1기 → M기 →G_2기
- 선에너지부여(LET), RBE, OER
- 선량률(dose rate)
- 산소효과
- 온도효과
- 방사선 증감제(radiosenitizer)

③ 방사선 증감제

- 방사선 조사시 투여했을 때, 그 효과를 증가시키는 노력을 가진 화합물질
- 산소효과에서 D_0가 감소되는 작용을 일으키는 물질을 방사선증감제라 한다.
- 방사선 손상에는 DNA가 큰 역할
- DNA구성의 4가염기의 동류체를 DNA에 끼워 넣으면 감수성 증가
- 대표적 증감제 : BUdR(5-bromodeoxyuridine)
  5-fu(5-fluorouracil) : S기 세포를 치사시키는 세포독성 효과
- 저 산소 증감제 : misonidazole, metronidazole

Ⅱ. 방사선치료장치

실습 주차 : 주차

실습 기간 : 월 일 : ~ 월 일 :

실습 장소 :

실습 주제 :

치료장치	가속입자	이용방사선	특징	가속법
표재치료장치	전자	X 선	조사야 검사불필요	전계
심부치료장치	전자	X 선	조사야 검사불필요 선량분포 균등 Cone사용	
선형가속장치 (Linac)	전자	X선 : 4~22MV 전자선 : 6~45MeV	외조사시-선속방향검사 Timer-적산선량계	Micro파 전계
Microtron	전자	X 선 전자선	에너지 변환용이	Micro파와 균일한 자장
Betatron	전자	X 선 전자선	외조사시 - 선속방향검사	자계 전계
Cyclotron	양자 중양자	속중성자선 양자선 중이온선	원운동 - 궤도반경증대	자계 전계
Synchrocyclotron	양자 중양자	양자 중양자	원운동 - 궤도반경증대	가속전계의 주파수 변조
전자 Synchrotron 양자 Synchrotron	전자 양자	전자선 양자선		전계 자계
Van de Graaff generator	전자 양자	X 선 중성자선 전자선		전계
^{60}Co 원격치료장치		γ선-1.17MeV -1.33MeV	출력안정성 조사야내 선량분포 균등성 우수 - 선질측정 무	붕괴
^{137}Cs 원격치료장치		γ선-0.66MeV	조사야내 선량분포 균등성 우수	붕괴
RALS		^{192}I γ선 ^{60}Co γ선 ^{137}Cs γ선 ^{252}Cf 속중성자선	선질측정 불필요	붕괴
Gamma knige unit		^{60}Co γ선		붕괴
X-knife system		Linac X 선		기존의 Linac 이용

1. 선형가속기(linac)

고주파의 전장을 이용해서 하전입자를 직선상으로 주행시켜 전자선, X선을 얻음

1) 종류

선형양자가속장치 → 1GeV까지 가속(의료용으로 사용되지 않음)

선형전자가속장치 → 40GeV까지 가속(의료용으로 사용됨)

→ 에너지가 다양한 X선이나 전자선을 발생. 외조사암치료에 중추적인 역할

2) 가속원리

→ 전자의 속도와 도파관내를 진행하는 전파의 속도(위상속도)가 일치하도록 하는 가속관을 써서 가속을 행하여 방사선을 발생

① 도파관 : 가속전계의 전파가 그 관의 내부 반사를 반복하면서 진행하게 하는 금속관

② Micro진행파에 의한 전자가속 : 광속보다 빠른 도파관내의 전파위상속도를 전자속도까지 낮추어 가속을 효율적으로 한다(전파위상속도 = 전자속도).

→ 위상속도를 늦추는 방법 : 동심원판을 적당한 간격으로 배열

∮ **동심원판** : 관내의 파장을 짧게 한다.

위상속도를 늦추게 한다($V=\lambda \cdot f$).

3) 정재파형과 진행파형 가속관

(1) πmode 가속관(정재파형가속관)

→ Micro파 전계를 이용한 직선 가속장치

→ X선 전용

→ 원형도관의 내부원판의 간격은 관내파장의 π모드, $2/\pi$모드 등으로 반사파는 모두 동위상으로 되어 입사파의 강도와 포개어져 정재파가 형성되는 전자가속관.

(2) 2/3π, π/2mode 가속관(진행파형 가속관)

→ X선, 전자선 병행

→ Micro파를 가속 에너지원으로 한다.

→ 원형도파관의 내부원판의 간격이 $\pi/2$ 모드이고, 이웃 원판으로부터, 반사파의 위상차는 π가 되어 서로 상쇄되어 진행파가 형성된다.

4) 전자의 입사와 buncher, regular

→ 전자 입사 에너지 50~80keV를 buncher와 가속부에서 1MeV까지 가속

→ 넓은 위상의 전자를 위상으로 모이게 하여 에너지를 균일하게 한다.

→ 변화하는 전파의 위상속도와 전자속도가 일치되도록 한다.

(1) Buncher부 → 1MeV까지 가속

→ 전자입사부에서 전자속도가 가속 받아 변하기 때문에 원판간격 및 구멍의 크기 변화

(2) Regular부 → 5~6MeV까지 가속

→ 원판간격과 구멍의 크기 일정, buncher부에서 가속된 전자를 더욱 가속

5) 가속전자 전류와 에너지

→ 전자선 출력 최대점은 에너지의 1/2점

→ X선은 에너지의 약 1/3(70%)
15MeV의 linac에서는 X선은 약 10MeV로 사용

6) 구성

→ X선 전용 : 정재파형 가속관(3~4MV)

→ X선과 전자선 병용 : 진행파형 가속관(15~18MeV)

(1) 본체(가속관부, 조사 head)

(2) 가속관부

① **전자총 → 가속관내 전자를 공급하는 전자원**

→ 전자입사전압 : 장치에 따라 20~80kV

→ 전자원 : tantalum bombard형, 산화물, 텅스텐류

② **가속관**

→ 재질 : 무산소 Cu(전기전도가 높다, 방전되지 않는다, 고진공도 유지)

- **정재파형 가속관(3~4MeV)**
  → 전위 경도가 높다.
  → 가속관 전장 : 4MeV에서 약 30Cm
- **진행파형 가속관(15~18MeV)**
  → buncher부 : 전자입사부에서 전자속도가 가속 받아 변하기 때문에 원판간격 및 구멍의 크기 변화(1MeV까지 가속)
  → regular부 : 원판 간격과 구멍의 크기 일정 buncher부에서 가속된 전자를 더욱 가속
  → X선과 전자선 병용형 → X선 사용 시 : Target와 충돌
  → 전자선 사용 시 : Target 제거

③ **집속 코일계**

- 가속전자가 가속 관벽 내에 충돌하는 현상 방지

④ **무반사 종단기**

- 고주파 가속전자가 관벽 내에 반사하지 못하게 한다.

⑤ **편향부(Ti의 박막통과)**

- 가속전자를 편향시켜 Ti(티타늄)박막을 통과시켜 공기 중으로 보낸다.

⑥ **이온펌프**

- 관내 고진공도 유지(10~8 ㎜Hg)

⑦ **본체 냉각부**

- 가속관의 온도변화를 ±0.5도 이내로 제어한다.
- Targer 주변의 고온 방지한다.
- 온도 변화에 의해 생기는 마이크로파 위상변화 최소화한다.

(3) 마이크로파 발진계

① **Magnetron**

- 구조가 간단·소형이다.
- 가격 저렴하다.
- 주파수나 출력의 안전성이 좋지 않다.
- 수명이 짧다.

② **Klystron**

- 증폭과는 주파수 안정화 장치에 의한 안정성이다.
- 수명이 길다.
- 선과 전자선 병용장치에 사용한다.
- 가격이 비싸다.

(4) 조사 head부

- 불필요한 방사선을 이용선추의 1/1,000 이하로 방어한다.
- 구성 : Target, Flattening filter, Scattering foil, Wedge filter, Collimator, 조사야 표시기구, 방사선 검출기, 부속기구 부착부이다.

① **Target**

- 재질 : tungsten, 금, 백금
- X선 발생 시 사용한다.

② **Flattening filter(선속평탄 여과판)**

- 재질 : Pb, Al, Cu(원자번호 높은 물질)
- X선 강도를 균일하게 한다.

③ **Scattering foil(산란박)**

- 재질 : Al, Cu, Ta, Pb(원자번호 낮은 물질)
- 모든 전자빔을 산란 확산시켜 균등한 선량분포 조사야로서 이용한다.
- 전자선 발생시 원자번호가 크면 X선 발생의 우려가 있다.

④ **Wedge filter(설상필터)**

- 사입사, 완곡면 조사 시 사용한다.
- 종양의 선량분포를 균등하기 위해 사용한다(주로 상악암에 이용).

⑤ **Collimator**

- 재질 : W, WHA
- 원호운동으로 개폐되어 조사야를 열어준다.

(5) Linac의 자동제어계

㉠ 자동주파수 제어회로(AFC) : magnetron이 우수

㉡ 자동 선량률 제어회로(ARC)

- 장시간 안정도 ±3% 이내, 회전
- 안정도 ±5% 이내
- 반복 안정도 ±3% 이내

㉢ 자동분포 보정회로(ADC) : 평탄도를 향상시킨다.

㉣ 가속 최적 주파수 제어회로(FRC)

- FRC에 의해 가속관의 가속 중심주파수에 맞춰 설정한다.

(6) Gantry

(7) Treatment

(8) 제어기(controller)

III. 치료계획

실습 주차 : 주차

실습 기간 : 월 일 : ~ 월 일 :

실습 장소 :

실습 주제 :

종양의 방사선 감수성과 그의 주위에 있어서 정상조직의 내용선량을 고려해서 계획한다.

1) 조사법의 종류와 선량분포의 검토

2) SSD법과 SAD법

SSD 법 : 선원 - 피부간 거리(source-skin-distance)

3) 위치결정장치(X선 simulator 또는 CT simulator)의 특징

4) CT 영상의 이용

5) 방사선치료계획용 computer

2차원 치료계획, 3차원 치료계획

6) 기구

조사관련 보조기구와 그의 사용방법 블록, 멀티립 콜리메이터, 쐐기상 필터, 다이나믹 웻지, 보상 필터, 보러스, Mirror판, 쉐도우 트레이 등

7) 확인사진(linac graphy)과 조합(verification) 포털이메이징장치(EPID)

8) 선량분포에 있어서 각종 체적의 개념(ICRU 50에 의함)

- GTV(gross tumor volume) : **육안적 표적용적**

: 악성종양의 mass에 해당되며 촉진, 시진, 또는 영상법에 의해 관찰되는 부분

- CTV(clinical target volume) : **임상적 표적용적**
  : GTV와 그 주위의 잠재적 현미경적으로 종양세포 농도가 저하 되고 있는 부위
- PTV(planning target volume) : **계획적 표적용적**
  : CTV를 포함하며 환자의 움직임, 호흡에 의한 조직의 움직임
- TV(treated volume) : **치료용적**
  : 근치 및 고식조사에 필요한 치료선량이 정확히 조사되어야 하는 용적으로서 일반적으로 IC의 95%선까지 포함하는 영역
- IV(irradiated volume) : **조사용적**
  : 정상조직의 내용선량까지 조사 할 수 있는 용적으로 IC의 20%선까지 포함되는 영역

9) 방사선 치료 과정(flow chart) 작성하기

Ⅳ. 선량측정 및 선량계산

실습 주차 : 주차

실습 기간 : 월 일 : ~ 월 일 :

실습 장소 :

실습 주제 :

- 선량계의 종류와 측정조건, 측정범위
- 선량계의 취급과 보존
- 선량계의 교정
- Reference 선량계와 field 선량계
- 선량측정의 목적
- 고에너지 방사선 측정의 특수성
  X선, γ선, 전자선
- 전자선의 비정과 energy
- 기준점과 교정점
- 물 흡수선량교정 정수 $N_{D,\ w},\ Q_0$ 또는 $N_{D,\ w}$
  (Q_0 : 기준선질(^{60}Co γ선의 경우 Q_0는 생략))
- 선질 변환계수 $k_Q,\ Q_0$ 또는 k_Q
  (^{60}Co γ선의 경우 Q_0는 생략)
- Phantom의 종류와 사용목적
- 측정후의 data 정리
- 중성자의 측정
- 화학선량계·glass 선량계·TLD에 대해서

1. 선량계산법

- 심부선량율 곡선의 의의
- 불균일 물질의 고정
- 선량계산에 필요한 인자(TMR, PDD, OCR 등)
- 부정형 조사야
- 병소선량의 계산

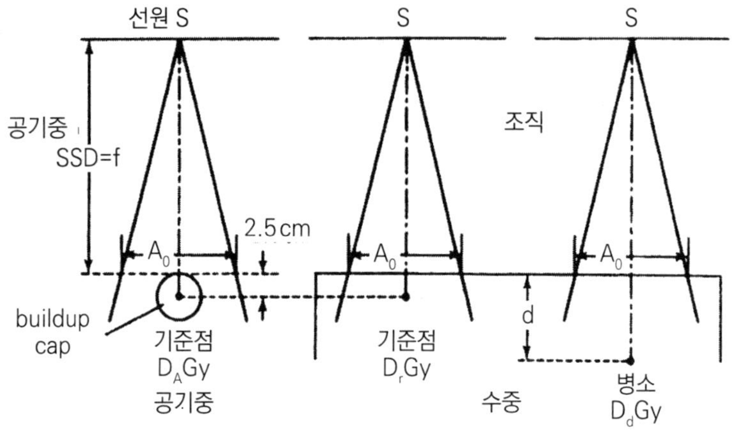

a. SSD법의 배치도

SSD법에서는 SSD = fcm에 있어서 조사야 A_0cm^2이 기준이 된다. 이 조사야에 있어서 기준점(예로서 10MV X선이라면 + 2.5cm 심부의 점)에 몇 Gy 조사하는가를 고려해야 한다.

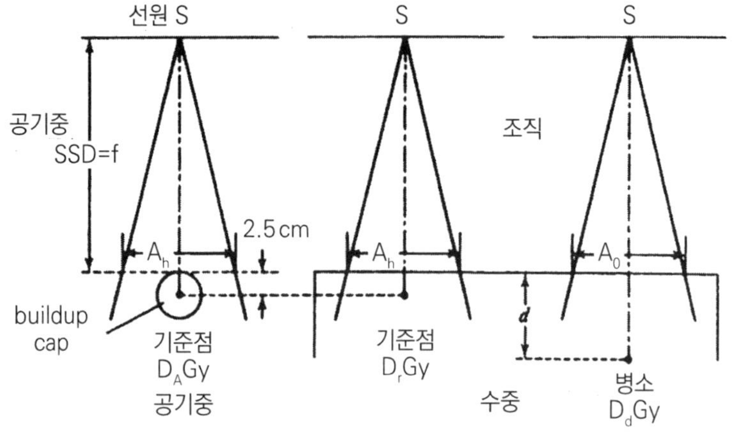

b. SAD법 또는 STD법의 배치도

SAD법에서는 SAD hcm에 있어서 조사야 A_hcm^2 이 기준이다. 이 조사야에 있어서 기준점(예로서 10MV X선이라면 h=SSD+2.5cm) 깊이가 dcm이면 조사야 $Adcm^2 = Ahcm^2$이다.

V. 원격 방사선치료

실습 주차 : 주차

실습 기간 : 월 일 : ~ 월 일 :

실습 장소 :

실습 주제 :

- A. 고정조사
  - 1문조사
  - 2문조사
    - 대향2문조사
    - 직교2문조사
    - 사입2문조사
    - 접선조사
  - 다문조사
    - 3문조사
    - 4문조사
      - BOX조사
      - 십자화조사
    - 5문조사
  - 기타의 고정조사
- B. 운동조사
  - 회전조사
  - 진자조사
  - 기타의 운동조사
- C. 원체조사
  - 강도변조방사선치료(IMRT)
  - 다이나믹 조사
  - 세차원체집광조사
- D. 정위 방사선조사
- E. 전자선조사

VI. 모의치료(simulation)

실습 주차 : 주차

실습 기간 : 월 일 : ~ 월 일 :

실습 장소 :

실습 주제 :

- 올바른 방사선치료를 위해 선행되는 simulation의 목적과 특징에 대해 학습하여 효율적인 수업효과를 높일 수 있다.
- 암치료에 사용되는 고정기구와 보조기구를 학습하여 정확한 방사선치료를 위한 준비의 중요성을 알 수 있다.

◆ 실습 내용 작성하기

- simulation의 목적 ?

- conventional 및 CT simulation의 구조 및 특징 ?

- 진단용 CT와의 차이점 ?

- 고정기구 및 보조기구의 종류와 용도 ?

Ⅶ. 일반치료계획 및 보조 기구

실습 주차 : 주차

실습 기간 : 월 일 : ~ 월 일 :

실습 장소 :

실습 주제 :

- 치료계획의 기본 개념에 대해 이해하여 방사선치료효율을 극대화 할 수 있다.
- 각종 방사선의 선량분포에 대해 이해한다.
- 차폐물질의 개념을 이해하고 종류에 대해 이해한다.
- 조직등가물질과 균등한 선량분포를 위한 여러 가지 보조기구에 대해 이해한다.

◆ 실습 내용 작성하기

- 전산화치료계획의 목적 ?

- 각종 방사선의 등선량곡선 특징 ?

- 각종 방사선의 선량분포 특징 ?

- 차폐블록의 재질과 두께 및 제작방법 ?

- 차폐체 및 MLC(다엽콜리메터)의 사용목적 ?

- 볼루스, Compensator 및 쐐기필터에 대하여 설명 ?

Ⅷ. 특수치료계획

실습 주차 : 주차

실습 기간 : 월 일 : ~ 월 일 :

실습 장소 :

실습 주제 :

- 치료용적에 대해 이해한다.
- DVH에 대해 이해한다.
- 특수 방사선치료를 위한 치료계획에 대해 이해한다.

◆ 실습 내용 작성하기

- 치료 용적(volume)에 대해서 설명 ?

- CT 영상이 치료계획에 이용되는 이유(장/단점)에 대하여 ?

- DVH의 기본개념에 대하여 ?

- 3D-CRT, 4DRT, IMRT, VMAT 치료계획에 대하여 ?

IX. 치료 및 조사면

실습 주차 : 주차

실습 기간 : 월 일 : ~ 월 일 :

실습 장소 :

실습 주제 :

- linac 장치의 구조와 역할을 학습하여 선형가속기의 구조에 대해 이해한다.
- 선형가속기 방사선의 종류에 대해 이해한다.
- 조사야 확인 촬영 목적에 대해 이해한다.

◆ 실습 내용 작성하기

- 선형가속기의 구조 및 명칭과 역할 ?

- 선형가속기에서 사용하는 방사선의 종류(엑스선, 전자선)에 따른 장 · 단점 등 특징 ?

- L-gram과 EPID/OBI의 목적과 특징 ?

- 조사야(정의, 종류)에 대하여 ?

- 방사선종양학과에서 발생하는 모든 영상에 대해 사용선원과 촬영목적 ?

Ⅹ. 선형가속기를 이용한 치료

실습 주차 : 주차

실습 기간 : 월 일 : ~ 월 일 :

실습 장소 :

실습 주제 :

- linac 장치의 구조와 역할을 학습하여 선형가속기의 구조에 대하여 이해한다.
- 선형가속기의 방사선종류에 대하여 이해한다.

◆ 실습 내용 작성하기

- 선형가속기의 가속원리 및 특징 ?

- 고주파 발생장치의 종류 및 기능 ?

- 전자총, 가속관, 편향전자석의 모양을 구분하고 기능 ?

– 집속코일, 무반사종단기의 기능 ?

– 타겟, 산란박, 선속평탄여과판, 이온펌프의 모양을 구분하고 기능에 대하여 설명하세요 ?

– 방사선검출기(ion chamber)의 모양을 구분 및 기능 ?

– 콜리메이터의 기능 및 형태 ?

– 다엽콜리메이터의 기능 및 형태 ?

XI. 특수방사선치료 및 최신방사선치료

실습 주차 : 주차

실습 기간 : 월 일 : ~ 월 일 :

실습 장소 :

실습 주제 :

- 특수방사선치료에 대해 이해한다.
- 최신 방사선치료기법에 대해 이해한다.

◆ 실습 내용 작성하기

- 특수방사선 치료방법의 목적과 기술적 특성 ?

- TBI · TSEI의 목적, 빔 스포일러, 보상체, 환자선량측정에 대하여 설명하세요 ?

- 세기변조방사선치료의 역방향치료계획, 선량분포 특징 ?

- 감마나이프의 구조 및 선원에 대하여 설명하세요 ?

- 사이버나이프의 기본 구조와 치료방식을 설명하세요 ?

- 영상유도방사선치료의 개념, 종류를 설명하세요 ?

- 호흡동조방사선치료의 기본 개념에 대하여 설명하세요 ?

- 체부정위적 방사선치료의 개념에 대하여 설명하세요 ?

- 단층방사선치료(Tomotherapy)의 기본 구조와 치료방식을 설명하세요 ?

- 체적변조회전치료(VMAT)의 기본 개념을 설명하세요 ?

- 입자방사선치료에 대하여 설명하세요 ?

XII. 근접치료 및 품질관리

실습 주차 : 주차

실습 기간 : 월 일 : ~ 월 일 :

실습 장소 :

실습 주제 :

- 근접방사선치료 목적 및 방법에 대해 이해한다.
- 선형가속기의 QA / QC에 대해 이해한다.
  (선형가속기 정도관리부분에서 실습교육을 통해 일일점검부분은 학생들이 모두 수행 할 수 있도록 교육한다. 월간과 연간은 개념 이해정도로 교육 한다.)
- 방사선측정 장비에 대해 이해한다.

◆ 실습 내용 작성하기

- 근접치료의 원리 ?

- 근접방사선치료 장비의 특징 ?

- 근접방사선치료의 목적 및 방법 ?

- 밀봉소선원의 종류 및 반감기 ?

- 선량율에 의한 분류(HDR, MDR, LDR) ?

- 원격후장전치료의 장 · 단점 ?

- 자궁경부암 강내치료 시 A-point, B-point 및 보조기구에 대하여 설명하세요 ?

- 선형가속기의 일일 정도관리에 대하여 설명하세요 ?

- 선형가속기의 월간 정도관리에 대하여 설명하세요 ?

- 선형가속기의 연간 정도관리에 대하여 설명하세요 ?

- 방사선측정 장비에 대하여 설명하세요 ?

XIII. 중요 용어 설명

실습 주차 : 주차

실습 기간 : 월 일 : ~ 월 일 :

실습 장소 :

실습 주제 :

다음 치료용어(대표적)를 이해한다.

- **Bolus**

⇒ 사용목적

① 환자 피부에 굴곡 된 곡면을 평탄하게 하기 위함이다.

② Bolus 두께만큼 build-up dose를 피부 표면쪽으로 이동시켜 그곳에 위치한 종양선량을 증가 시킨다.

③ 심부 정상조직에 선량을 감소시키는 역할이다.

⇒ 특징

① 피부표면에 조직 등가 물질을 놓고 조사한 것이다.

② 피부표면에 요철을 없애 평탄한 표면으로 만든다.

③ 심부 정상 조직 선량 감소(인체 요철면 제거) : 종양 선량률 증가

④ Skin sparing effect 없다.

- **보상 filter**

- Skin sparing effect를 유지하면서 불균등한 선량분포 보상한다.
- skin에서 15~20cm 이격하여 설치한다.
- 재질 : paraffin, 구리, 얇은 납판

- **Target volume**

- **Shadow tray**

치료장치의 head 전면에 장착하여 연블럭 등 차폐체를 올려놓고 고정시킬 수 있는 기구이다.

• **Build up**

방사선의 에너지가 높게 되면 표면 선량보다도 표면에서 깊이 들어갈수록 선량이 증가되어 어느 지점에서 최대 선량이 된다.

• **Field 선량계**

- 일상적인 측정이나 선량분포 측정
- 물 phantom 안을 원격조정으로 주사

• **Build up 깊이**

방사선	수중 깊이(cm)	방사선	수중 깊이(cm)
^{137}Cs γ선	0.15	15MV X선	3.0
^{60}Co γ선	0.5	20MV X선	4.0
4MV X선	1.0	30MV X선	5.0
6MV X선	1.5	8MeV 전자선	1.5
8MV X선	2.0	10MeV 전자선	2.0
10MV X선	2.5	12MeV 전자선	2.5

• **Front pointer**

정확한 조사야 중심(중심선속)과 SSD를 설정하는데 사용한다.

• **Side pointer**

Isocenter의 위치와 level을 알리기 위해서는 세 방향에서 가는 빛을 조사해 서로 만나게 하면 용이하다.

• **Wedge filter**

- 목적 : 등선량 분포를 목적에 맞게 변화시키기 위해 사용

⇒ 재질 : Pb, Cu, lerd, copper

⇒ 형태 : 설상, 즉, 쐐기 모양

⇒ 사용 선질 : 코발트 - 60 γ선, 고 에너지 X선

⇒ Wedge filter의 사용 : 피부 표면에서 적어도 15 cm 이상 유지 → skin spating effect 유지

⇒ 10cm 깊이 이상의 종양에서는 효과가 없다.

• **BSF(back scatter factor)**

중심선속상의 최대 선량과 같은 지점에서의 공중선량과의 비.

$$BSF = \frac{D_{max}}{D_a} = TAR(d_m, r_{dm}) = \frac{D_s}{D_a}$$ (저에너지 X선)

- r_{dm} : 최대 선량 깊이 d_m에서의 조사야
- r_{dm} : 최대 선량 깊이 d_m에서의 조사야

⇒ 후방산란계수 좌우 인자

- 선질
- 조사야
- 피사체의 두께
- 조사체의 원자번호
- 선원으로부터의 거리에 따른 변화는 없다.

• **SSD(source-surface distance)**

: 선원 표면간 거리

- 표재치료장치, 심부치료, 전자선 치료 등에 사용(cone사용)
- ^{60}Co, ^{137}Cs원격치료장치에 의한 고정조사 시 사용
- 고에너지 X선 고정조사 시 사용

• **SAD(source-axis distance)**

: 선원 회전축간 거리

- ^{60}Co, ^{137}Cs원격치료장치에 의한 운동조사 시 이용
- 선량계산 : TAR필요

• **STD(source-tissue distance)**

: 선원 조직간 거리

- 고에너지 X선 고정, 운동조사에 이용
- 선량계산 : TPR필요

• **TPR(tissue-phantom ratio)**

$$TPR = \frac{\text{팬텀 내의 어느 지점에서의 선량}}{\text{기준점 깊이에서의 선량}}$$

• **TMR(tissue-maximum ratio)**

$$TMR = \frac{D_t}{D_m} = \frac{\text{조직선량}}{\text{최대선량}}$$

• RALS(remote after-loading system)

⇒ ^{60}Co, ^{192}Ir, ^{137}Cs을 이용한 중·저 선량률 강내조사가 이용된다.

⇒ 강내 조사와 외조사의 병용은 필수(자궁경부암 치료 시)

⇒ 특징

① 술자에 피폭선량이 없다.

② 환자의 고통이 적다.

③ 정확한 선량분포를 얻을 수 있다.

④ 분할조사의 이점이 있다.

⑤ 외래로 치료 가능하며 마취 없이도 시행할 수 있다.

• RTP(radiothrepy planing)

• LET(linear energy transfer)

⇒ 전리 입자가 물이나 조직 내를 통과 시, 입자의 단위 비정당 에너지 손실

⇒ keV/μm

⇒ 100keV/μm 이상 : Overkilled effect 발생

⇒ RBE and LET 의 peakcl의 LET가 치료에 적당

⇒ 방사선의 LET가 증가됨에 따라

- 생존곡선의 경사가 급경사로 되며,
- 외삽치가 1에 가깝고,
- 어깨부가 점점 작아진다.

∴ LET가 커짐에 따라 방사선 감수성이 높아진다.

• RBE(relative biological effectiveness)

⇒ 250kV X선을 표준으로 해서 같은 생물학적 변화를 일으키는 데 필요한 어떤 방사선량에 대한 비(흡수에너지가 같아도 방사선의 종류가 다르면 생물학적 효과도 다르게 된다).

⇒ RBE가 좌우되는 인자·선질·선량·선량률·선량분할횟수·생물계 또는 end point

• CTV(clinical target volume) : 임상적 표적용적

: GTV와 그 주위의 잠재적 현미경적으로 종양세포 농도가 저하 되고 있는 부위이다.

• GTV(gros tumor volume) : 육안적 표적용적

: 악성종양의 mass에 해당되며 촉진, 시진, 또는 영상법에 의해 관찰되는 부분이다.

• PTV(planning target volume) : 계획적 표적용적

: CTV를 포함하며 환자의 움직임, 호흡에 의한 조직의 움직임이다.

- **ITV(interanal terget volume)**

- **TV(treated volume) : 치료용적**

: 근치 및 고식조사에 필요한 치료선량이 정확히 조사되어야 하는 용적으로서 일반적으로 IC의 95%선까지 포함하는 영역이다.

- **IV(irradiation volume) : 조사용적**

: 정상조직의 내용선량까지 조사 할 수 있는 용적으로 IC의 20%선까지 포함되는 영역이다.

- **NSD(nominal standard dose)**

⇒ Ellis의 명목표준선량식(ellis nominal standard dose equation)

$$NSD = \frac{D_t}{T^{0.11} \cdot N^{0.24}}$$

- D : 내용선량(tolerance dose)
- T : 전치료일수(overall treatment time)
- N : 분할횟수(number of fractions)

⇒ 이 식의 비례 정수를 명목표준선량이라 부른다.
이 비례 정수에는 시간과 선량이 내포되어 있어 ret라고 하는 단위가 제안되어 있다.

※ 부분 내용량(partial tolerance, PT)

⇒ 두개의 치료방법을 비교하는 것이다.

⇒ 어떤 크기의 N회 분할조사에서 NSD 값이 최고 1,88ret라 한다.
이때 이것보다 적은 분할회수 n회에 의한 부분 내용량 PT이다.

$$PT = (\frac{n}{N}) \times NSD = NSD \times 1,800$$

- **TDF(time-dose-fractionation factor)**

: NSD 개념에 의한 TDF는 시간 - 선량 - 조사 횟수의 인자를 말하고 있다.

- **EPID(electronic portal imaging device : 포털 이미징 장치)**

: 기존의 linac-gram, gamma-gram과 동일한 역할을 하는 것으로 빔 조사중 치료부위와 차폐부위를 확인할 수 있는 장치

① 이온영상장치 = portal vision
② Beam 조사 시 투과영상 표출가능
③ 치료 정확도 높임
④ 치료오차 최소화

⑤ Image reconstruction 가능
⑥ FS 의 제한성 : 유효영상면적 26cm · 26cm
⑦ 외부충격에 약하다.

- **MU(Monitor Unit)**
  - 의료용 선형가속기에서 사용하는 임의의 선량단위
  - 1MU는 SSD = 100cm, Reference(기준) field size(10×10cm^2)에서 Reference Depth에 1cGy(10^{-2}Gy)가 흡수되도록 조정하여 사용하는 기계적인 값.
  - 가속기는 SAD를 100cm 또는 SSD를 100cm로 가정할 때, 교정점에 1cGy/MU가 되도록 monitor chamber를 교정
  - Reference field size : 10×10cm^2(photon)
    10cone, 15cone(electron)

- **PRV(planning organ at risk volume)**

- **CI(conformity index)**

과제

과제 1

과제명 :

과제

과제 2

과제명 :

04

핵의학

Ⅰ. 핵의학 현장실습 개요

실습 주차 : 주차

실습 기간 : 월 일 : ~ 월 일 :

실습 장소 :

실습 주제 :

각종 핵의학 검사 및 치료법의 원리와 방법을 이해하고 방사성의약품 및 핵의학기기 사용법을 익힘으로써 실제 임상 환자의 진단과 치료에 활용하는 능력을 습득한다.

1. 핵의학 현장실습 목표

(1) 방사성의약품의 제조와 특성, 품질관리, 사용방법 및 생리적 집적기전을 이해하여 임상에 응용한다.
(2) 감마카메라의 기본구조와 원리를 이해하고 영상 수집 및 분석방법을 습득한다.
(3) PET의 기본구조와 원리를 이해하고 영상 수집 및 분석방법을 습득한다.
(4) 감마카메라 정도관리의 필요성을 이해하고 각 장비의 정도관리방법을 습득하여 영상(image)에 미치는 효과를 알아본다.
(5) 각종 핵의학 기기의 구조, 원리, 특성, 사용기술 등을 이해하여 임상검사에 응용한다.
(6) 각 장기들의 핵의학검사의 원리와 이용되는 방사성의약품 및 검사방법과 영상분석방법을 터득하여 이를 임상에 응용한다.
(7) 방사성 핵종에 의한 치료에 관하여 이해하여 임상에 응용한다.
(8) in vitro 핵의학검사의 원리 및 방법을 이해한다.
(9) 핵의학 방사성폐기물의 관리방안을 알아본다.

2. 핵의학 현장실습 학생의 기본자세 및 일반적인 유의사항

(1) 실습에 임하는 학생으로서의 신분임을 분명히 알고 실습에 임해야 한다.
(2) 환자와 만날 때는 최대한 친절해야 하며, 이해하는 마음을 가져야 한다.
(3) 실습생 상호간에 언행을 삼가하며, 실습에서 알게 된 진료정보를 누설해서는 안된다.
(4) 실습의 내용, 진도 등에 관해 항상 예습과 복습을 철저히 해야 한다.
(5) 현장실습 강사의 설명을 충분히 듣고, 모든 근무는 실습병원 규정 범위 내에서 한다.

3. 핵의학 현장실습의 교육평가 항목

(1) 실습태도(성실성, 근면성) 및 출, 퇴근 시간
(2) 실습 보고서
(3) 새로운 실습 상황에 대처하여 문제를 해결 할 수 있는 적응력
(4) 현재 실시하고 있는 실습 내용에 대한 지식과 기술의 정도
(5) 용모, 복장, 언행의 단정
(6) 직원 상호간의 협동심 및 원만한 인간관계
(7) 매사에 적극적이고 창의적인 활동성
(8) 실습 중 각종 기자재의 관리 철저와 실습장을 정리 정돈하는 태도
(9) 자기가 맡은 일에 대한 책임감과 독자적으로 수행할 수 있는 능력

4. 핵의학 현장실습 항목 (견학 및 실습은 각 병원의 검사계획에 따르다)

임상 실습 항목			
검사항목	세부내용	검사항목	세부내용
뇌·신경계	뇌 SPECT	호흡기계	허파관류 신티그램
	뇌조 신티그램		허파환기 신티그램
	뇌실 단락기능검사	내분비계	갑상샘 신티그램
골격계	뼈 , 삼상 신티그램		갑상샘 섭취율 측정
	Bone SPECT		부갑상샘 신티그램
소화기계	위장관 출혈 신티그램		부신 신티그램
	위배출 기능검사	종양계	Ga-67신티그램 & SPECT
	식도통과 검사		MIBG 신티그램 & SPECT
	위점막 신티그램		^{99m}Tc-MIBI 신티그램
	간 신티그램	SPECT	기타 (^{201}TL, WBC, MIBI-tumor 등)
	간담도 신티그램	PET 검사	PET의 원리
	혈관종 신티그램 & SPECT		사이클로트론에서 생산되는 방사성 핵종
			Torso, CIT, 아밀로이드PET
	지라(비장) 신티그램		PET & PET/CT & PET/MRI
	타액선 신티그램	방사성 동위원소 치료	I-131 전신 신티그램
비뇨기계	동적 콩팥 신티그램		I-131 치료
	DMSA 콩팥 신티그램		P-32, Sr-89 치료
	고환 신티그램	정도관리	방사성의약품
	방광 신티그램		감마카메라
순환기계	Multy gated blood - pool scan(MUGA)		PET
	심근관류 SPECT 심근관류 SPECT	방사선 안전관리	종사자 피폭선량 관리
			방사성폐기물 취급 관리
	정맥 신티그램	체외검사	방사면역측정법(RIA)
	혈관 신티그램		경합적 단백 결합 측정법(CPBA)
	림프관 신티그램	* RIA : radioimmunoassay	
	Raynaud´s 신티그램	* CPBA : competitive protein binding assay	

MEMO

Ⅱ. 핵의학과의 구성과 장비

실습 주차 : 주차

실습 기간 : 월 일 : ~ 월 일 :

실습 장소 :

실습 주제 :

1. 핵의학과의 구성

실습목표 : 핵의학과의 각 분야 및 실별 주요 업무를 알아본다.

1) 체내검사분야(*In Vivo*)

(1) 영상장비

Gamma Camera(Scintillation camera), PET/CT, PET/MRI

(2) 실별

PET실(센터), 감마카메라실, 갑상샘섭취율실, 진료실, 주사실,
심장(근)부하실, 방사성의약품 사용시설, 방사성의약품 저장시설, 판독실

2) 체외검사분야(*In Vitro*)

(1) Count장비

Gamma Counter, Beta Counter 등

(2) 실별

계측실, 냉동-냉장보관실, 원심분리실, 검체접수실(채혈실) 등

3) 방사성동위원소 치료분야

동위원소치료병실

4) 기타 시설

폐기시설, 오염검사실, 방사성 오·폐수 정화조

실 습

1. 핵의학과의 각 분야별 주요 업무는 무엇인가?

2. 핵의학과의 구성 중에 각 실별 업무는 무엇인가?

2. 핵의학 검사장비

실습목표 : 핵의학과의 각 검사 장비들의 현황을 살펴보고, 사용법을 익힌다.

1) Gamma-camera(scintillation camera)

(1) 감마카메라(Gamma camera)의 외형

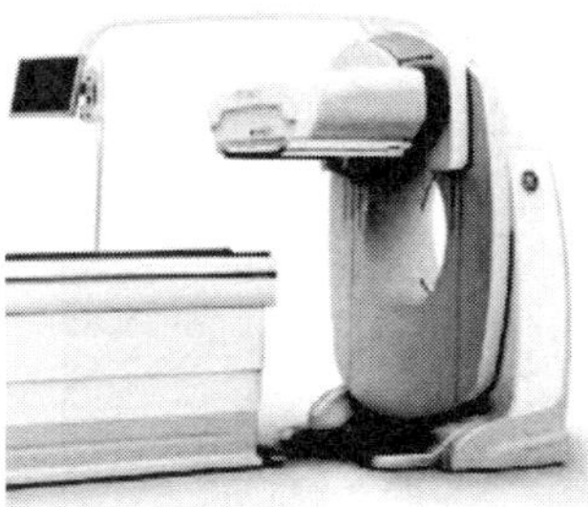

a. Single head

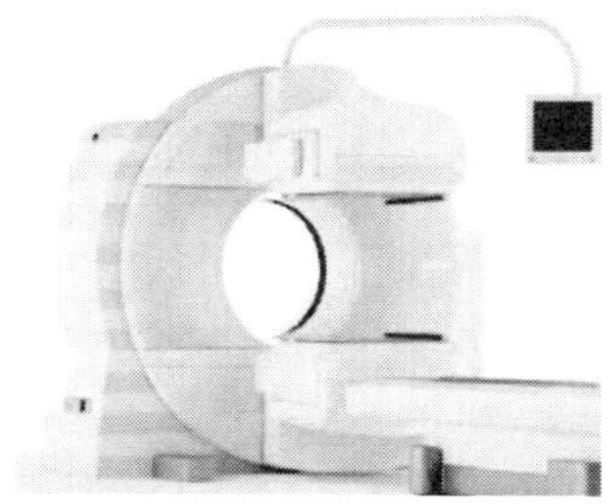

b. Dual head

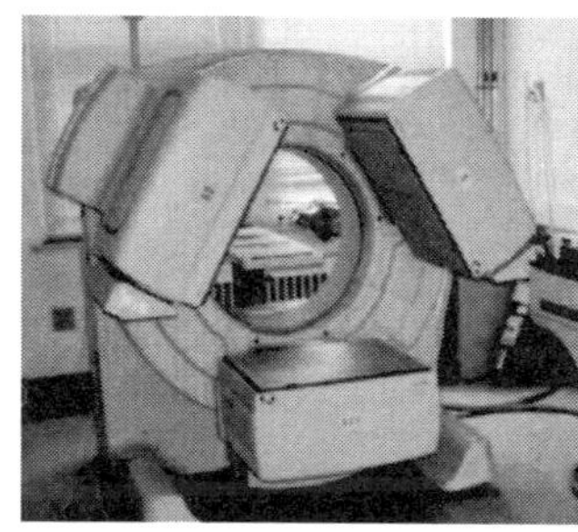

c. Triple head

(2) 조준기(Collimator)의 형태별 종류

명칭	구조
평행다중구멍조준기 (parallel multi-hole collimator) - 저 · 중 · 고 에너지	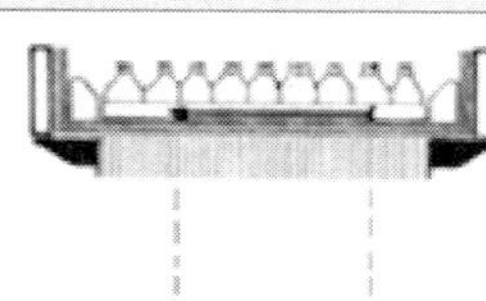
집속형 다중구멍 조준기 (converging multihole collimator)	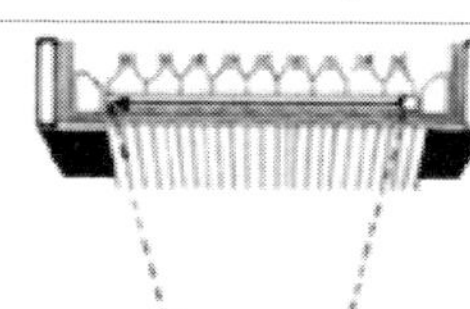
바늘구멍조준기 (pin-hole collimator)	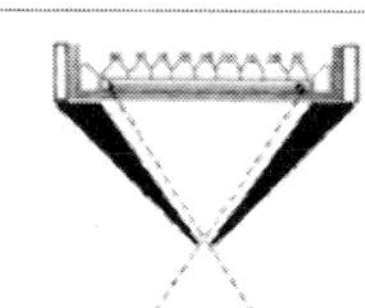
확산형 조준기 (diverging collimator)	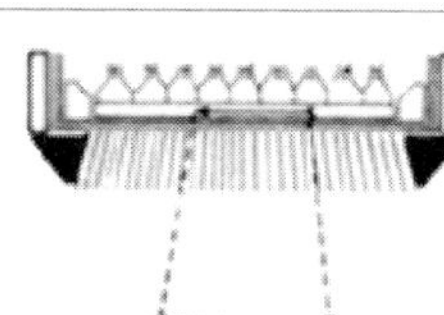

(3) P-M tube의 구조

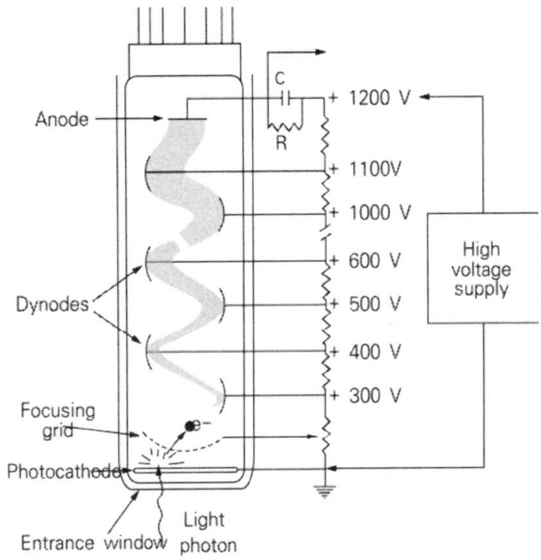

a. NaI(Tl)결정과 광전자증배관의 기본원리

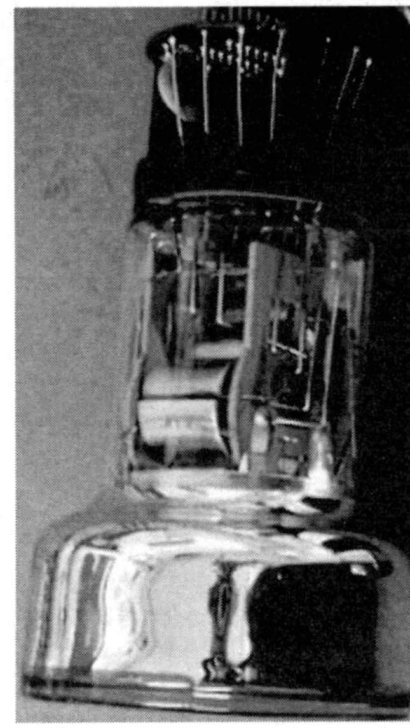

b. Photomultiplier tube

(4) 영상융합용 장치 : SPECT/CT

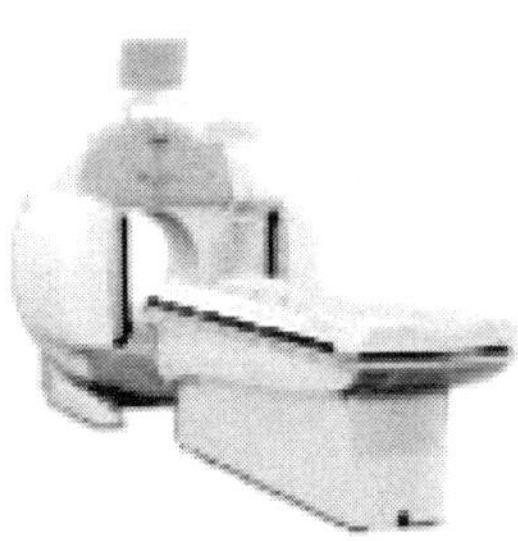

a. GE

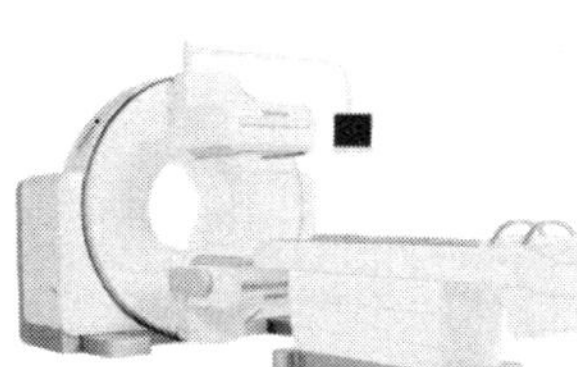

b. SIEMENS

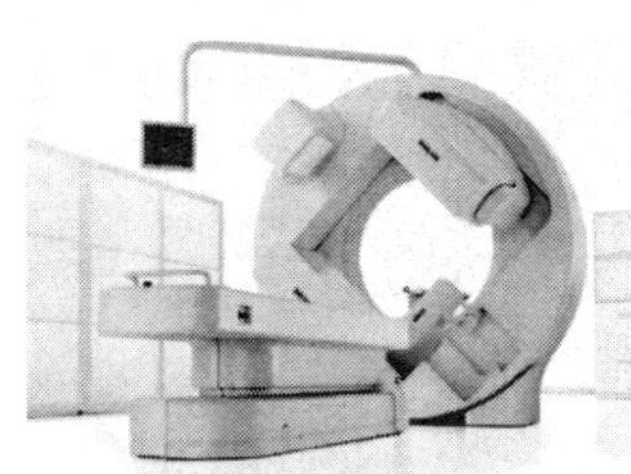

c. Philips

각 제조사별 SPECT/CT Scanner

실 습

1. 감마카메라의 수는 몇 대이며, 각 장비별 주 검사는 무엇인가?

2. 감마카메라의 시스템 구성 요소들과 특징들은 무엇인가?

3. 각 검사별로 사용하는 조준기(Collimator)는 무엇인가?

4. 전용 또는 특수한 형태의 감마카메라의 용도를 조사한다.

2) PET(Positron Emission Tomography)

(1) PET

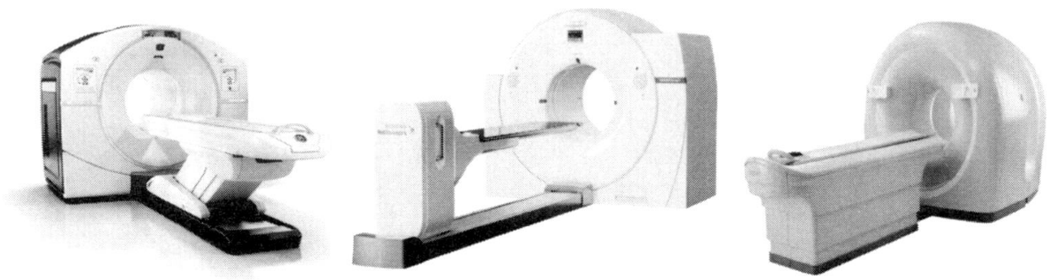

a. PET/CT Scanner

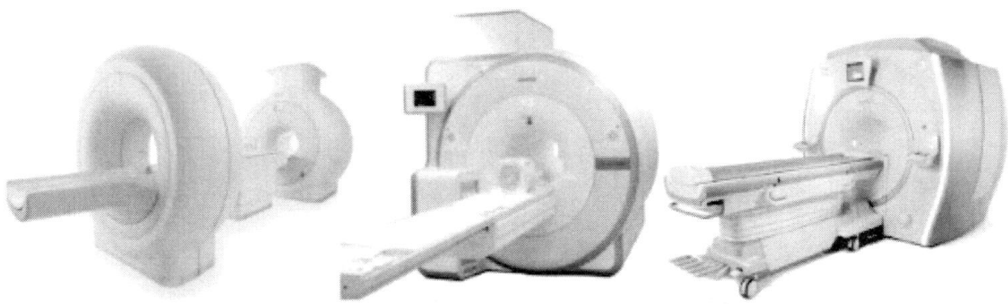

b. PET/MRI Scanner

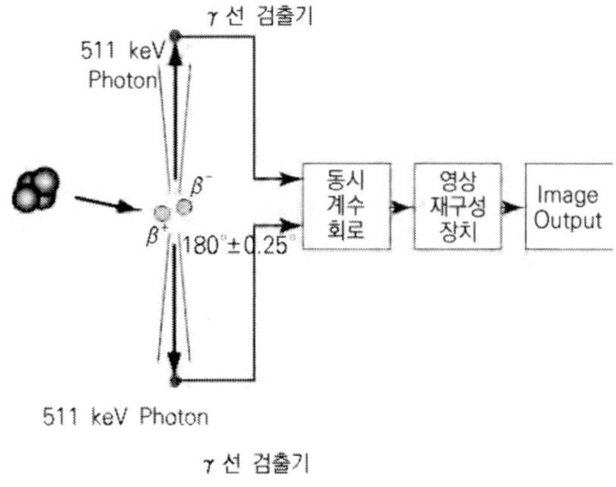

c. PET장치의 동시계수회로의 구성

(2) 사이클로트론과 자동합성장치

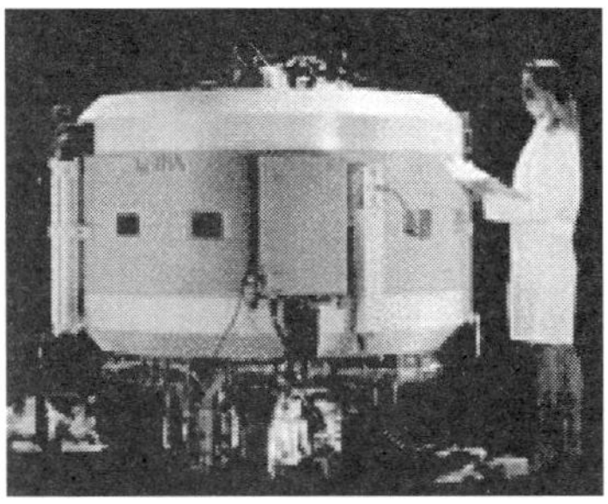

a. 의료용 소형 cyclotron

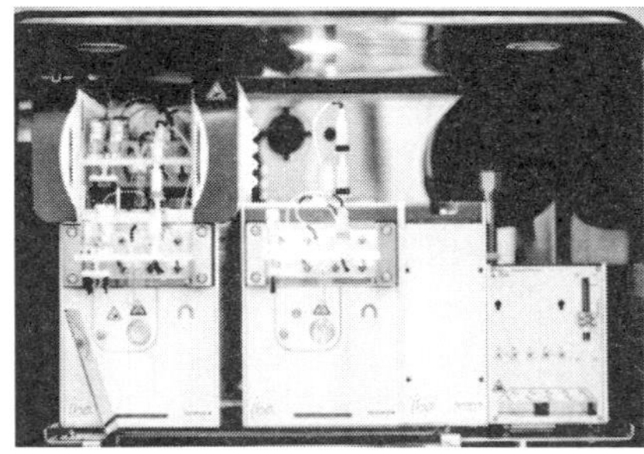

b. PET용 방사성의약품 자동합성장치

(3) PET 검출기의 섬광결정과 광전자증배관(Photomultiplier tubes)

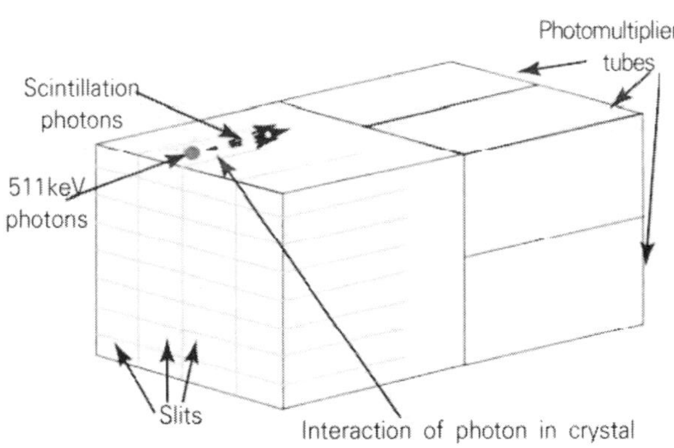

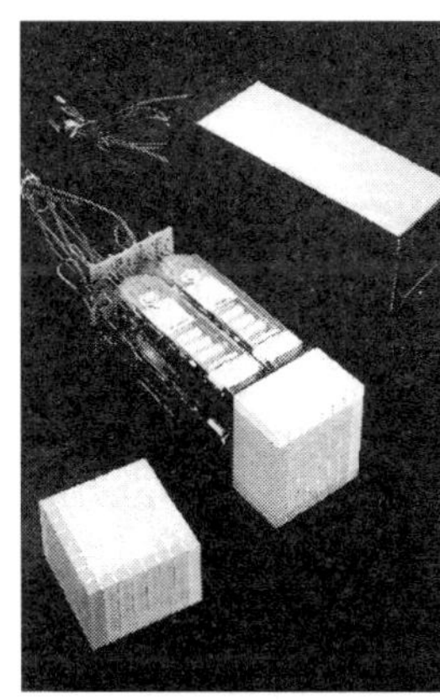

Detector Block

(4) PET 영상

① **감쇠보정(Attenuation correction)**

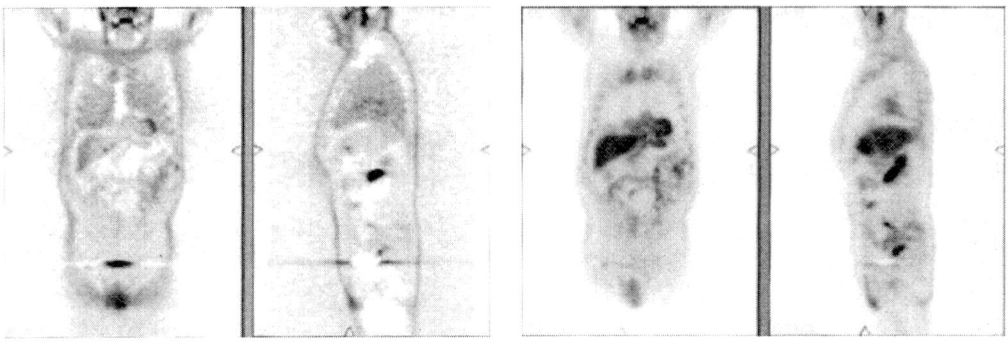

a. 감쇠 보정 없음 b. 감쇠 보정 있음

② PET-CT 영상

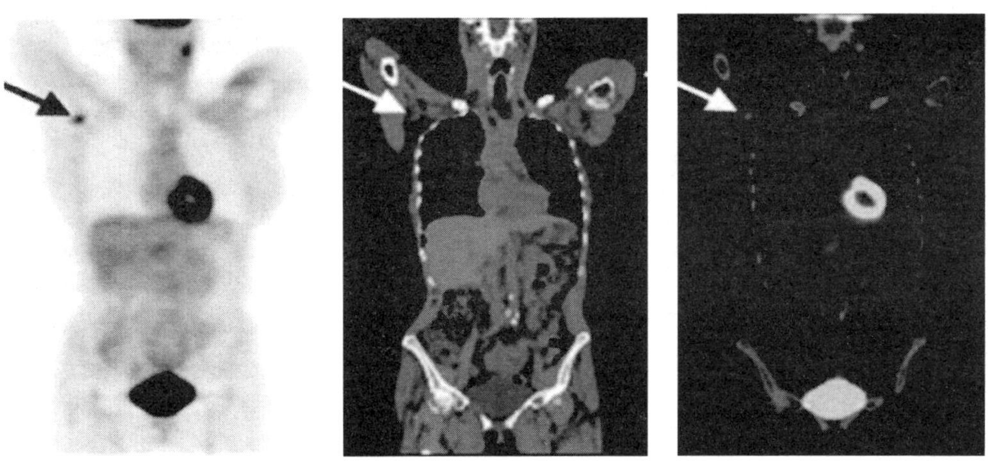

a. PET scan b. CT scan c. Fusion PET

실 습

1. PET/CT의 시스템 구성 요소들과 특징들은 무엇인가?

2. PET/CT 각 장비의 형광체는 무엇인가?

3. PET/CT에서 사용되는 감쇠보정(Attenuation correction)의 방법은 무엇인가?

4. PET/CT 장비를 유지하기 위한 보조장치에 대하여 조사한다.

5. PET/CT의 입력방식은 2D와 3D 중 어느 것인가? 또 2D와 3D는 무엇을 의미하는가?

3) 검사 기기들

(1) 갑상선섭취율 측정장치
(Uptake Monitering Equipment)

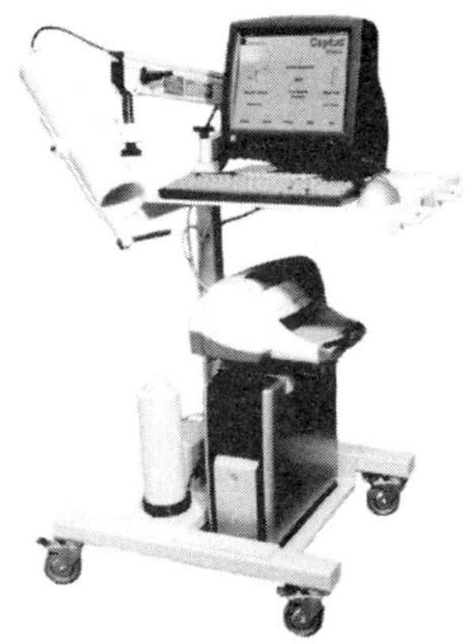

(2) Lung Ventilation(inhalation)scan 장비
(Techne Gas Generator)

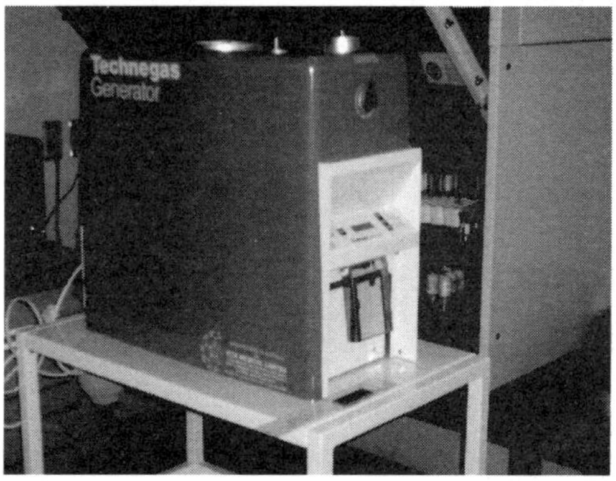

(3) 검량계(Dose Calibrator)

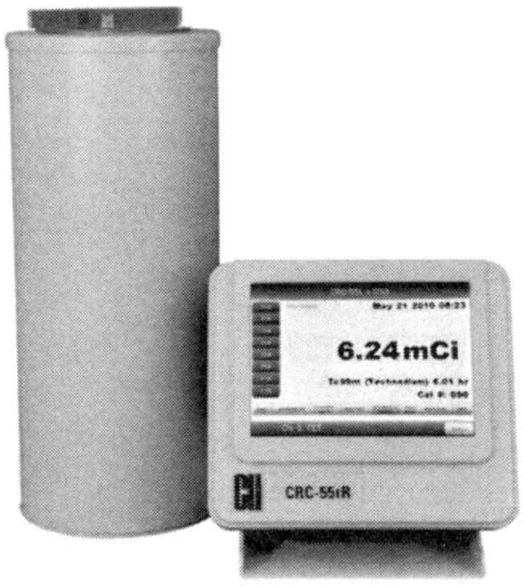

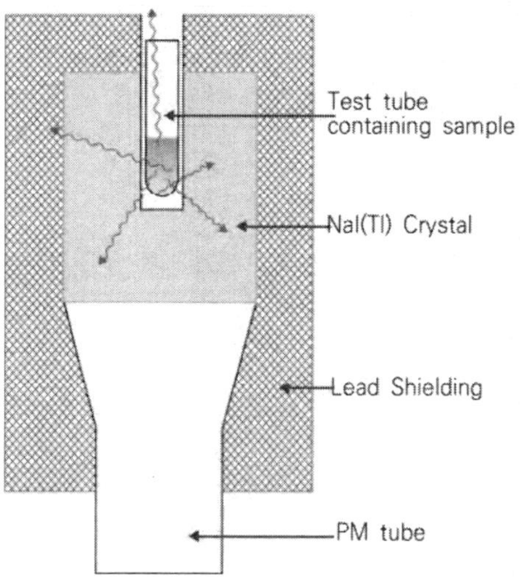

(4) 시료계측장치

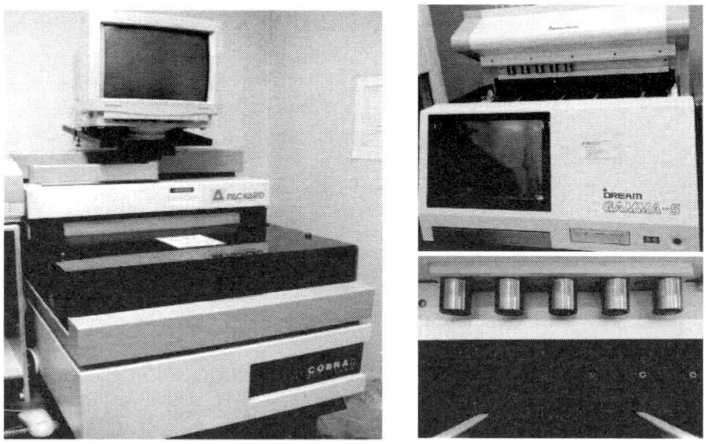

Gamma counter

실 습

1. 상기 (1)~(4) 기기들의 사용 용도를 조사하고, 사용법을 알아본다.

2. 그 밖에 사용되는 기기들을 조사한다.

실습 주차 : 주차

실습 기간 : 월 일 : ~ 월 일 :

실습 장소 :

실습 주제 :

3. 성능 평가 및 정도관리(Quality Control)

실습목표 : 영상장비의 성능관리 의미를 이해하고 각 장비별 특성에 따른 Quality control 방법을 익힌다.

1) 감마카메라 정도관리

(1) 감도균일성(Uniformity) 측정

① Intrinsic Test(내인성) : 매일 검사

Point Source ^{99m}Tc(200~400μCi)를 이용하여 Collimator 제거하고 FOV(field of view)의 5배 이상의 거리에서 측정

② Extrinsic Test(외인성) : 매일 검사

Flood Phantom에 -^{99m}Tc(1~10 mCi)을 넣거나, Co-57 sheet Phantom을 사용하여 Collimator를 제거하지 않고 FOV(field of view)에 밀착하여 phantom을 위치한다.

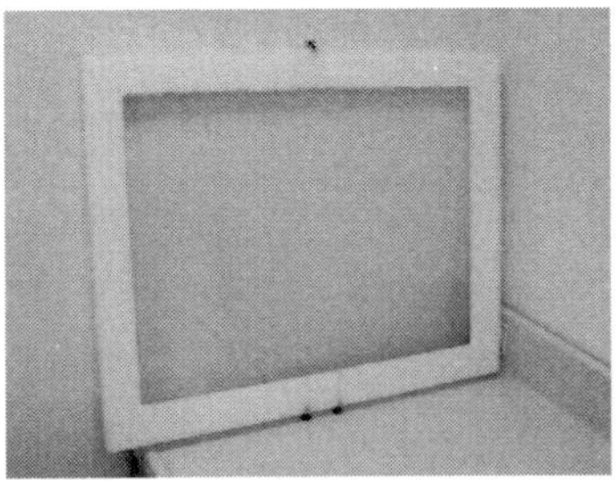

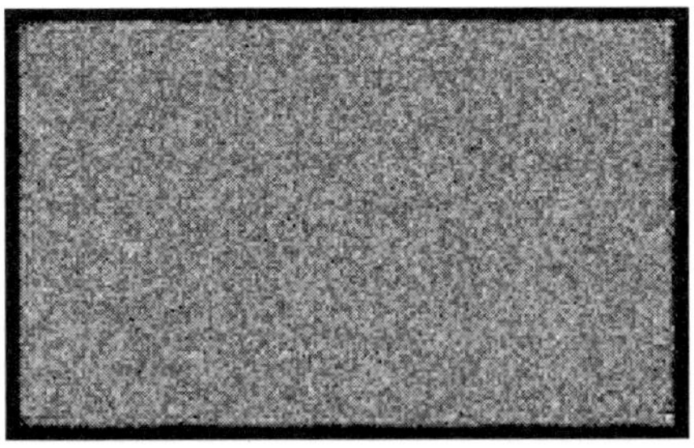

a. Flood Phantom

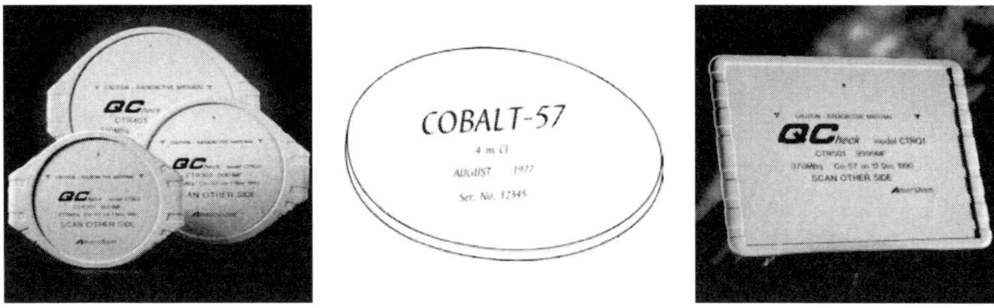

b. Co-57 sheet Phantom

(2) 공간 분해능(spatial resolution) 측정

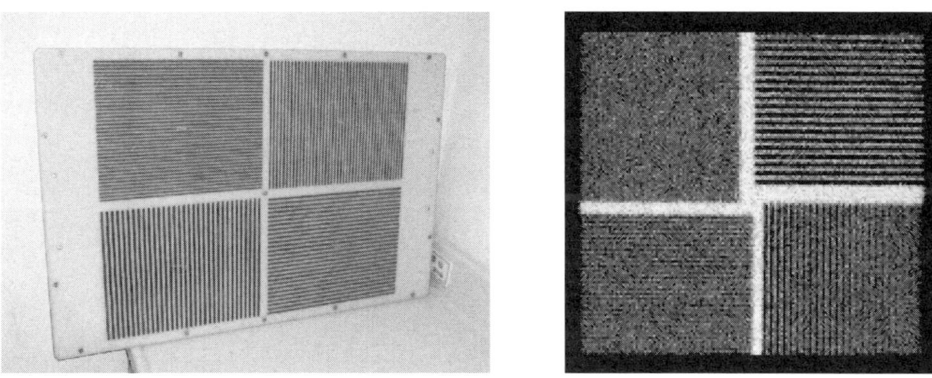

Four quadrant bar phantom

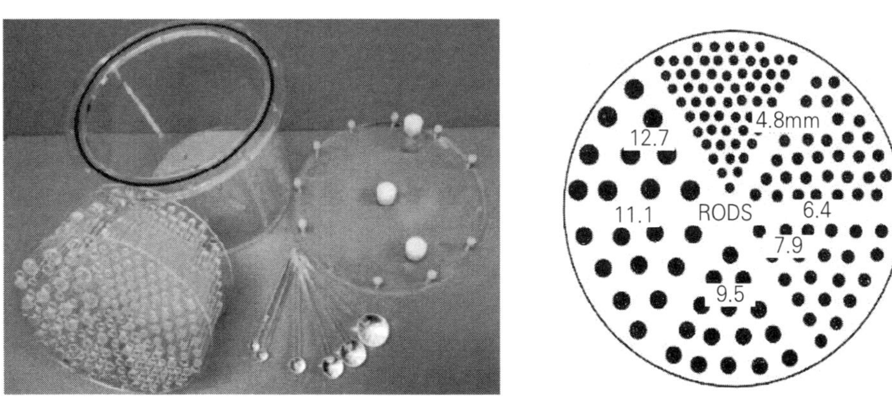

SPECT Phantom

3) 그 밖의 주요 성능관리 항목

- 직선성(Linearity)측정
- 시야감도(sensitivity)
- Center of rotation
- 에너지분해능
- X-Y alignment
- Matrix 및 Pixel size 결정
- 영상획득각도와 Detector 회전각도
- SPECT에서 사용된 Filter와 cut off 및 order

실 습

1. Gamma camera의 각 장비별 Q.C 계획을 알아본다.

2. Gamma camera의 Daily Q.C를 어떤 방법으로 하는지 조사한다.

3. Gamma camera의 Uniformity(균일도) 영상을 확인한다.

4. Nonuniformity 영상을 보고 그 이유를 알아본다.

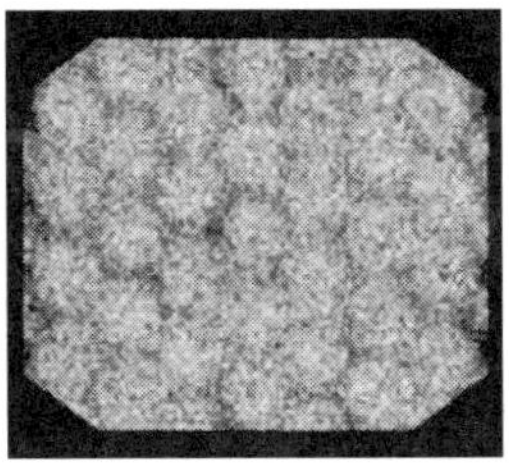

a. Uniformity

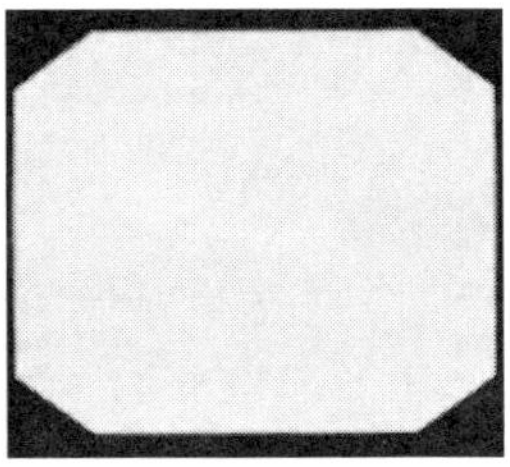

b. Nonuniformity

2) PET/CT의 정도관리

(1) PET 성능평가 phantom

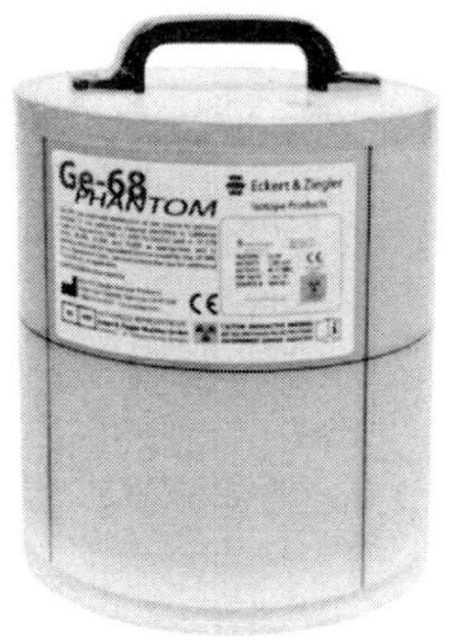

(2) Transmission scanning

(3) Normalization

(4) CT QC scan

(5) Attenuation Correction

(6) Scatter Correction

실 습

1. PET/CT에서 장비유지를 위한 Q.C 계획을 알아본다.

2. PET/CT에서 Daily Q.C 방법을 조사한다.

3. PET/CT에서 사용되는 attenuation correction 방법을 알아본다.

4. PET/CT에서 normalization과 sinogram의 영상을 조사한다.

MEMO

III. 방사성 의약품의 취득, 사용, 폐기

실습 주차 : 주차

실습 기간 : 월 일 : ~ 월 일 :

실습 장소 :

실습 주제 :

1. 방사성 의약품의 취득

1) 방사성 의약품의 입고

: 사용기한, 종류 및 표지 방사능량 확인

(1) 방사성 의약품의 보관 및 저장

: 보관 온도, 라벨 표시 및 방사성 의약품 저장실의 피폭방지

2. 방사성 의약품의 사용

1) 방사성 의약품 표지

: 방사성 의약품의 종류별 표지방법과 주의사항을 기록한다 (Control box 내에서 작업, 무균조작).

2) ^{99}Mo - ^{99m}Tc Generator(발생기)이용

: 용출법, 용출시간 및 간격을 익힌다.

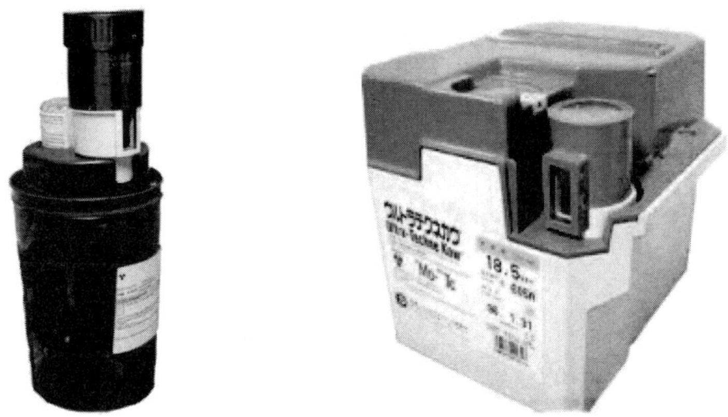

^{99}Mo - ^{99m}Tc Generator(발생기)

3) 검사종류에 따라 준비된 방사성의약품을 dose calibrator로 측정하여 적정량을 주사 또는 투여한다.

3. 방사성 의약품의 방사화학적 순도측정

1) 박층 크로마토그라피(TLC : Thin Layer Chromatography)

용매가 고정상 위로 이동 하는데 물질에 따라 다른 거리를 이동하는 것을 이용하는 크로마토그라피

2) 용매 방법

- 단일 스트립/단일 용매법(single strip/single solvent methode)
  - 0.9% NaCl 또는 아세톤
  - Gelman ITLC-SG paper(Instant Thin Layer Chromatography Silica Gel) or 직접 paper
- 이중스트립/이중 용매법(Two strip/Two solvent Method) or 직접 paper
  - 0.9% NaCl, 메틸 에틸 케톤, 아세톤
  - Gelman ITLC-SG paper(Instant Thin Layer Chromatography Silica Gel)

3) 방사화학적 순도

= (원점의 방사능량/원점과 용매선부위의 방사능량) × 100%

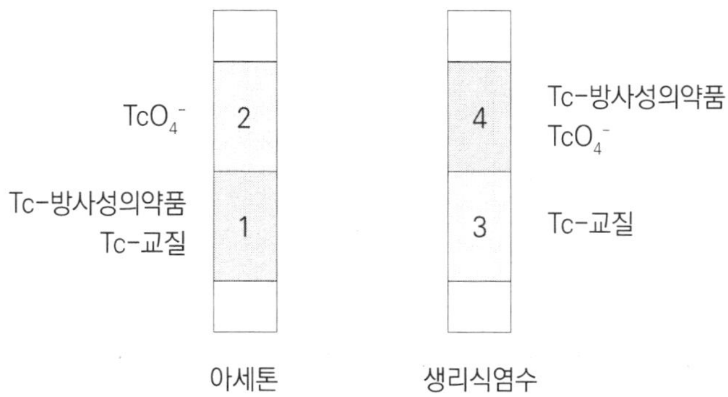

2가지의 크로마토그래피를 이용한 방사화학적 순도 결정법

4. 방사성 의약품의 폐기

1) 방사성 폐기물의 발생

: 검사에 사용된 방사성의약품이 묻은 주사기등의 비품은 분리수거 된다.

2) 폐기물의 처리 및 보관

: 방사성동위원소의 종류별로 반감기에 따라 저장기간을 정하여 보관된다.

3) 방사성 폐기물의 처분

: 충분한 반감기가 지난 후 종류별로 자체적으로 처분되거나 구입경로에 따라 폐기된다.

4) 배수 및 배기시설

: 방사성액체는 방사성동위원소 전용 정화조에서 배수허용기준치로 되기까지 감쇠되며, 기체는 전용 filter에서 걸러진다.

5. 방사성 피폭감시 장치 및 방어기구의 사용

- 방사성 작업종사자의 방사선 장해검사(혈액검사 등)를 매년 시행한다.
- Survey meter로 방사선 오염 감시를 하며, TLD 등으로 개인방사선 피폭을 감시한다.

실 습

1. 방사성 의약품의 구입절차를 알아본다.

2. 저장 및 폐기에서의 주의사항이 무엇인지 조사한다.

3. 방사선 선량측정기의 종류와 사용방법을 익힌다.

4. 방사성동위원소 전용 정화조 및 치료병실이 있다면 견학한다.

Ⅳ. 핵의학 검사 실습

실습 주차 : 주차

실습 기간 : 월 일 : ~ 월 일 :

실습 장소 :

실습 주제 :

실습목표 : 주요 검사의 방법과 주의사항, 전처치 등을 익힌다.

※ 작성 시 아래사항을 유의하여 기록한다.

1. 실습 검사명
2. 검사 장비명
3. 검사 목적
4. 방사성의약품 투여량 및 투여방법
5. 전처치
6. 검사 방법
7. 결과 출력형태(필요시 영상을 출력하여 첨부)
8. 담당 방사선사 의견 및 확인

1. 중추신경계 검사

1) 뇌혈류 SPECT(Brain perfusion SPECT)

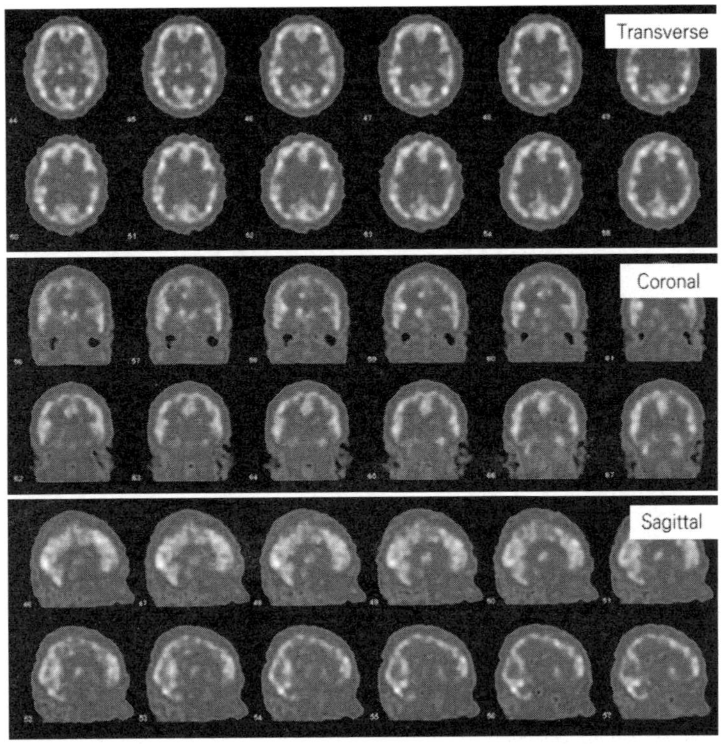

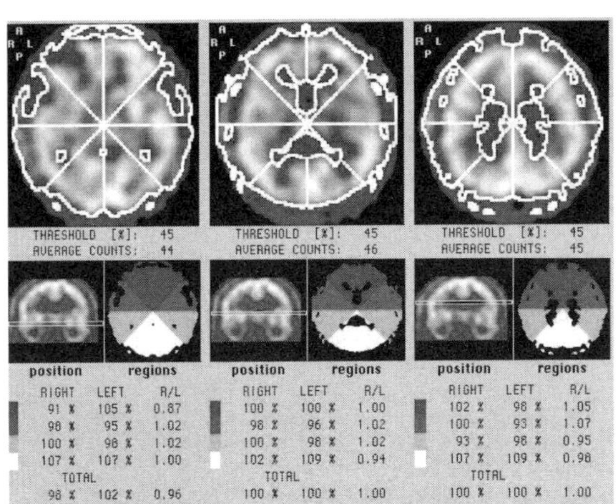

(1) 실습검사명

① 뇌혈류 SPECT(Brain perfusion SPECT)

② Diamox(Acetazolamide, ACZ) 뇌혈류 SPECT

(2) 검사 장비명

(   ) head Gamma camera / (   ) collimator

(3) 검사목적

(4) 방사성의약품 투여량 및 투여방법

^{99m}Tc-HMPAO 또는 ^{99m}Tc-ECD 20mCi 정맥주사

(5) 전처치

(6) 검사방법

(7) 결과출력형태(Processing)

Transverse, Coronal, Sagittal View, 감약보정 및 정량분석 영상 PACS 전송

(8) 담당방사선사 의견 및 확인

실 습

1. 뇌혈류 SPECT(Brain perfusion SPECT)영상의 획득 후 영상재구성에 이용되는 filter와 다른 조건들은 무엇인가?

2. ^{99m}Tc과 HMPAO, ECD의 표지방법의 차이점은 무엇인가?

3. 뇌혈류 SPECT를 촬영할 때, 뇌혈관확장제인 Diamox(Acetazolamide, ACZ)를 사용하는 이유는 무엇인가?

2) 뇌조 스캔(Cisternography)

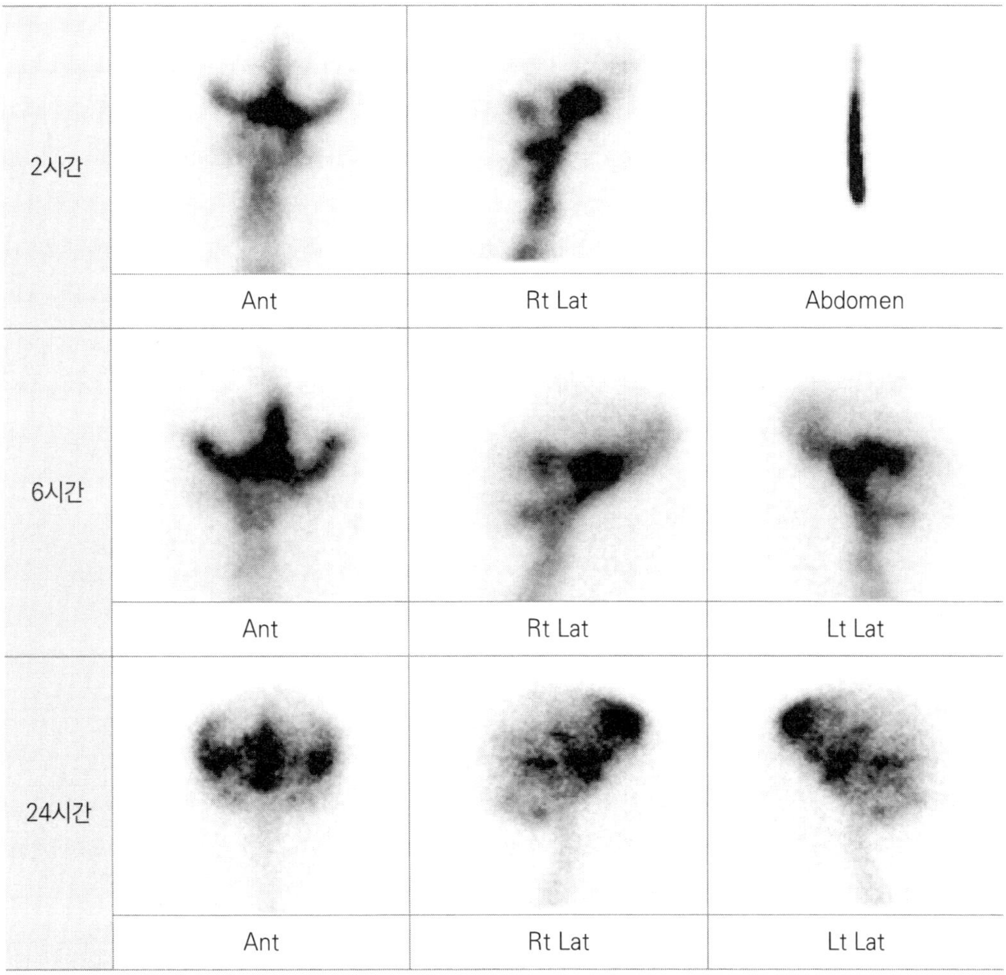

(1) 실습검사명 : 뇌조 스캔(Cisternography)

(2) 검사 장비명 : Gamma camera / LEAP collimator

(3) 검사목적

(4) 방사성의약품 투여량 및 투여방법

^{111}In-DTPA 또는 ^{99m}Tc-DTPA(0.2 ml 이하) 1~3mCi 요추천자

(5) 전처치

(6) 검사방법

(7) 결과출력형태(Processing)

2, 4, ,6, 24시간. ANT, POST, Both Lat. 영상 PACS 전송

(8) 담당방사선사 의견 및 확인

실 습

1. 검사 전 준비물은 무엇인가?

2. 방사성의약품을 투여할 때 주의해야 할 사항은 무엇인가?

3) 뇌실 단락 기능 검사(Shunt Function test)

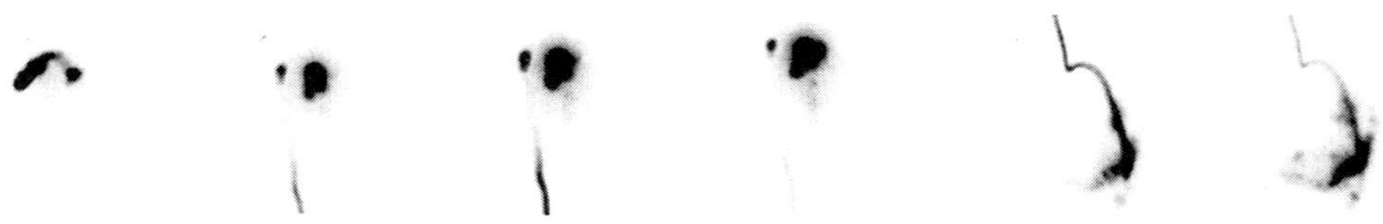

(1) 실습검사명 : 뇌실 단락 기능 검사(Shunt Function test)

(2) 검사 장비명 : Gamma camera / LEAP collimator

(3) 검사목적

(4) 방사성의약품 투여량 및 투여방법

^{111}In-DTPA 또는 ^{99m}Tc-DTPA(1mg 이하) 1~3mCi

저장고(reservoir)에 직접주사(injection)

(5) 전처치

(6) 검사방법

(7) 결과출력형태(Processing)

1, 5, 10, 15, 20분. ANT, POST, Both Lat. 영상 PACS 전송

(8) 담당방사선사 의견 및 확인

실습 주차 : 주차

실습 기간 : 월 일 : ~ 월 일 :

실습 장소 :

실습 주제 :

2. 내분비계 검사

1) 갑상샘 섭취율 검사(Thyroid uptake test)

(1) 실습 검사명 : 갑상샘 섭취율 검사(Thyroid uptake test)

(2) 검사 장비명 : 갑상선섭취율 측정장치(Uptake Monitering Equipment)

(3) 검사목적

(4) 방사성의약품 투여량 및 투여방법 : ^{131}I ( )μCi 경구투여

$^{99m}TcO_4$ ( )mCi 정맥주사

(5) 전처치 : ^{131}I 사용시, 복용 금지 식품(옥소함유 식품 섭취 금지)

(6) 검사방법:

(7) 결과출력형태

섭취율 결과표

(8) 담당방사선사 의견 및 확인

실 습

1. ^{131}I을 이용하여 갑상샘 섭취율 검사 시, 검사 전 복용 금지 식품은 무엇인가?

2. 다음 그림(A,B)의 이름 사용하는 이유는 무엇인가 ?

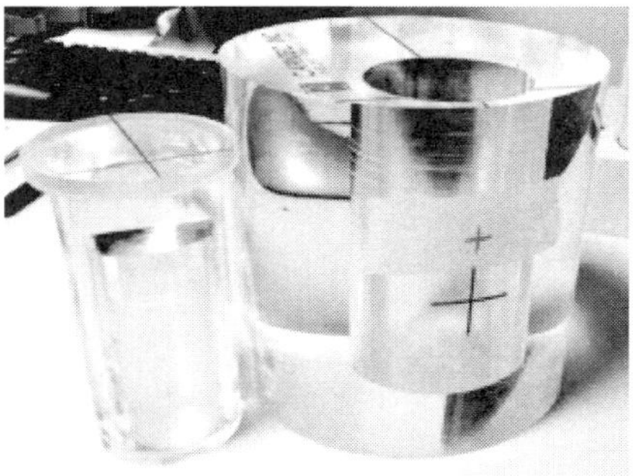

A

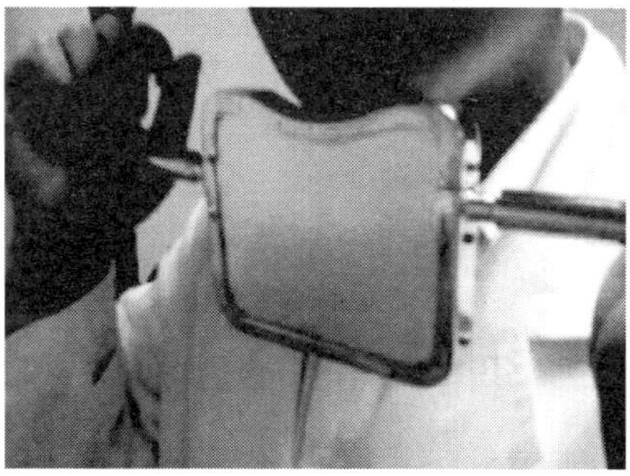

B

3. ^{131}I을 이용한 갑상샘 섭취율 검사와 $^{99m}TcO_4^-$을 이용한 갑상샘 섭취율 검사의 차이점은 무엇인가?

2) 갑상샘 스캔(Thyroid scan)

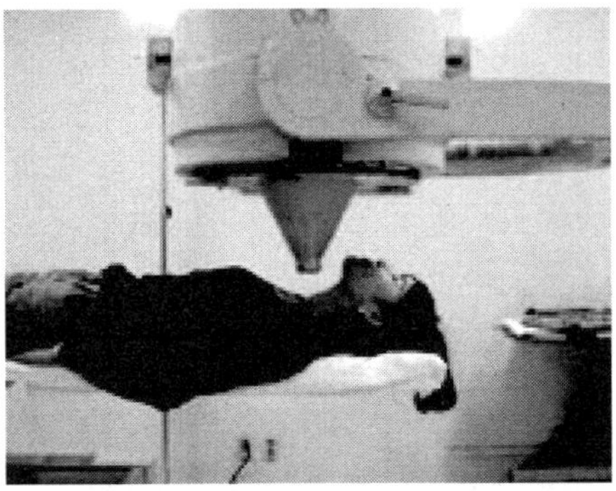 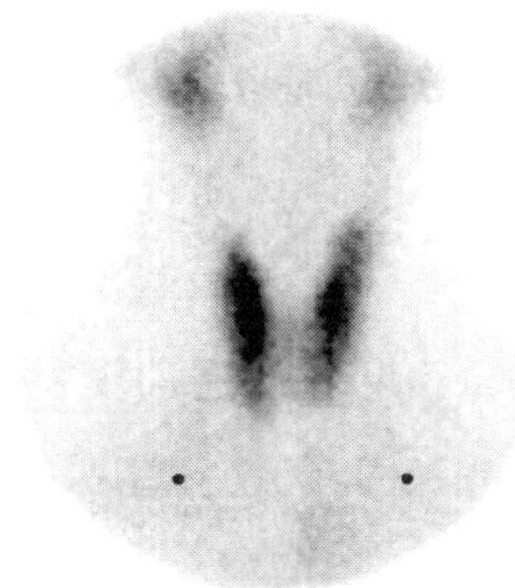

(1) **실습검사명** : 갑상샘 스캔(Thyroid scan)

(2) **검사 장비명** : Gamma camera / Pinhole collimator

(3) **검사목적**

(4) **방사성의약품 투여량 및 투여방법** :

$^{99m}TcO_4$ ( )mCi 정맥주사

^{131}I ( )mCi 경구투여

^{123}I ( )mCi 정맥주사

(5) **전처치**

^{131}I, ^{123}I 사용시, 복용 금지 식품(옥소함유 식품 섭취 금지)

(6) **검사방법**

(7) 결과출력형태(Processing)

(8) 담당방사선사 의견 및 확인

실 습

1. 바늘구멍조준기(Pinhole collimator)를 사용하는 이유는 무엇인가?

2. 갑상선크기를 재는 방법은 무엇인가?

3) 부갑상샘 스캔(Parathyroid scan)

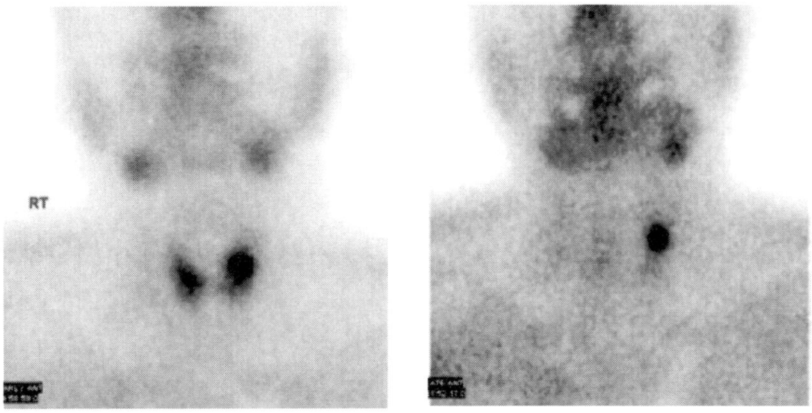

early image, 20분 영상　　　delayed image, 2시간 영상

^{99m}Tc-MIBI Parathyroid scan

(1) 실습검사명 : 부갑상샘 스캔(Parathyroid scan)

(2) 검사 장비명 : Gamma camera / 　　　　　collimator

(3) 검사목적 :

(4) 방사성의약품 투여량 및 투여방법 :

^{99m}Tc-MIBI (　　)mCi 정맥주사

^{201}Tl/^{99m}TcO$_4$ (　　)mCi / (　　)mCi 정맥주사

(5) 전처치

(6) 검사방법

^{99m}Tc--sestaMIBI or 감산(subtraction)

(7) 결과출력형태(processing)

(8) 담당방사선사 의견 및 확인

4) 부신속질 스캔(Adrenal medullary scan)

(1) 검사 장비명 : Gamma camera / (   ) collimator

(2) 검사목적

(3) 방사성의약품 투여량 및 투여방법 :

^{131}I-MIBG 또는 ^{123}I-MIBG 천천히 정맥주사(혈압상승 방지)

(4) 전처치

(5) 검사방법

실 습

1. 부갑상샘 스캔(Parathyroid scan)에서 99mTc-MIBI와 감영방법의 차이점은 무엇인가?

2. 부갑상샘 스캔(Parathyroid scan)에서 99mTc-MIBI를 이용할 때, 조기영상(early image, 20분 영상)과 지연영상(delayed image, 2시간 영상)을 2번 촬영하는 이유는 무엇인가?

3. 부신겉질 스캔(Adrenal cortical scan)에 대하여 조사한다.

3. 순환기계 검사

1) 심근관류 SPECT(Myocardial perfusion SPECT)

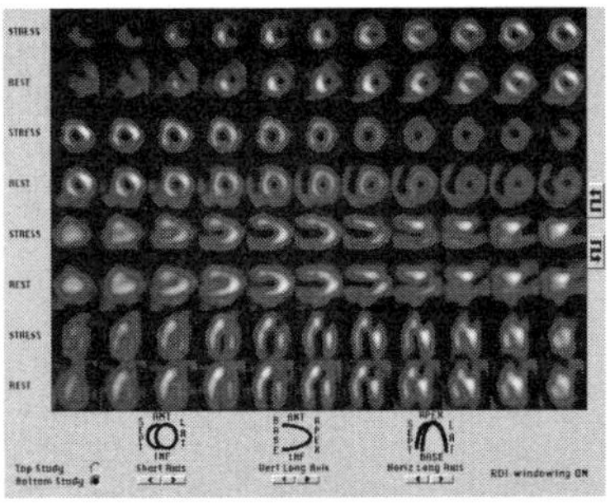

심근단층영상

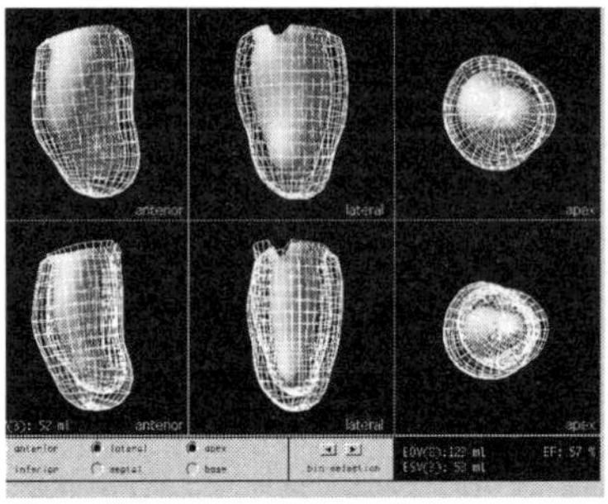

Gated EF

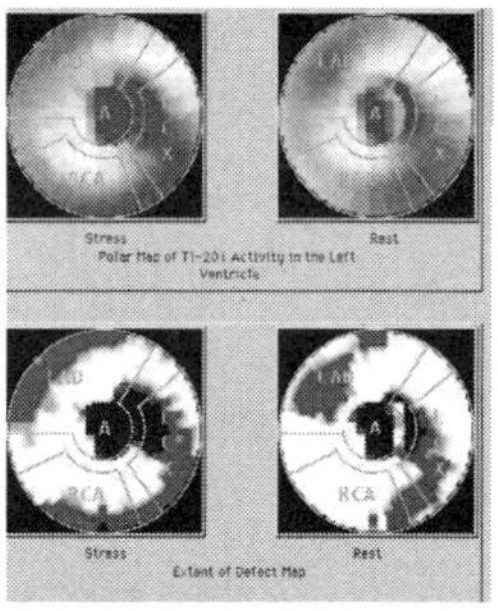

Polar map

(1) 실습검사명

심근관류 SPECT(Myocardial perfusion SPECT)

(2) 검사 장비명 :

(　　　　　　)SPECT(Single-Photon Emission Computed Tomography)/

(　　　　　　) collimator

(3) 검사목적 : 심근경색, 협심증

(4) 방사성의약품 투여량 및 투여방법 :

^{99m}Tc-sestaMIBI/tetrofosmin (　　　　) / (　　　　) mCi 정맥주사

^{201}Tl (　　　　) mCi 정맥주사

(5) 전처치 :

(6) 검사방법

① ^{99m}**Tc-sestaMIBI/tetrofosmin**

② ^{201}Tl

(7) 결과출력형태(processing)

(8) 담당방사선사 의견 및 확인

실 습

1. ^{99m}Tc-MIBI와 Tl-201 방법의 차이는 무엇인가?

2. 심근부하방법(Stress)에 대하여 조사한다.

3. 심근 SPECT에서 Gating을 하는 이유는 무엇인가?

4. 극성지도(Polar map)는 무엇을 의미하는가?

2) 게이트 혈액 풀 검사(Gated blood pool study)

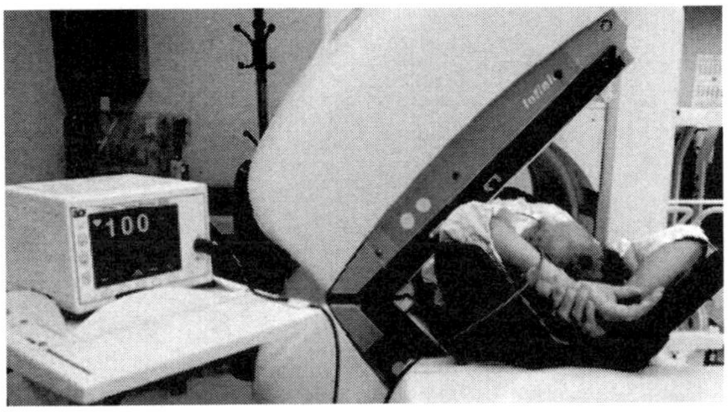

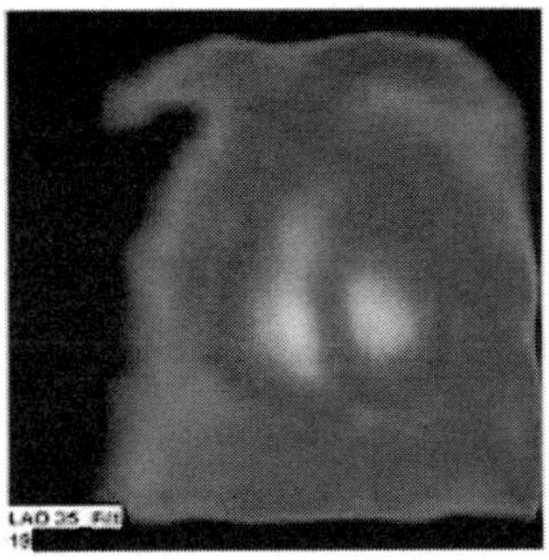

(1) 실습검사명

게이트 혈액 풀 검사(Gated blood pool study)

(2) 검사 장비명

Gamma camera / (   )collimator

(3) 검사목적

(4) 방사성의약품 투여량 및 투여방법

^{99m}Tc-PYP 또는 ^{99m}Tc-RBC 정맥주사

RBC 표지방법(체내, 변형 체내, 체외표지법)

(5) 전처치

(6) 검사방법 : ANT, LAO 30~45도, LAO 75도

자료획득방식:

① 다중게이트 획득방식(Multiple Gated Acquisition Mode)

② 목록방식(List Mode)

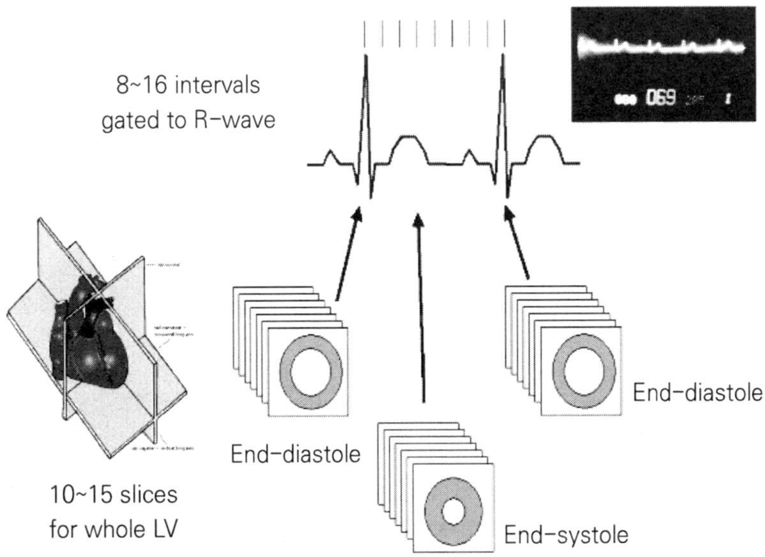

(7) 결과출력형태(processing)

(8) 담당방사선사 의견 및 확인

실 습

1. 게이트 혈액 풀 검사(Gated blood pool study)를 하기 위해 필요한 기기를 모두 조사한다.

2. 각각의 View에서 잘 보이는 심장의 부위는 어디인가?

3) 정맥검사(Venography)

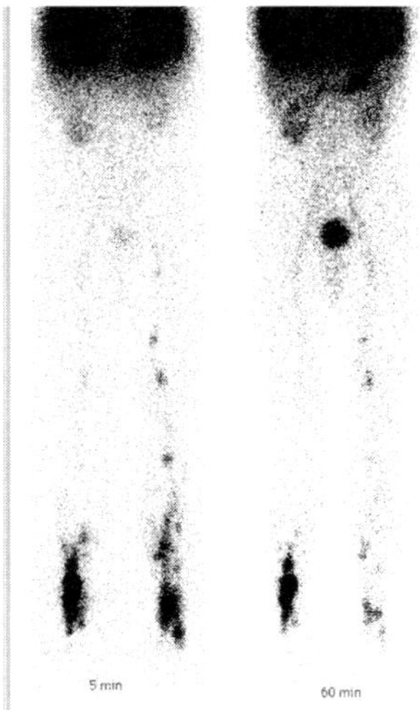

하지(IVC) Venogram

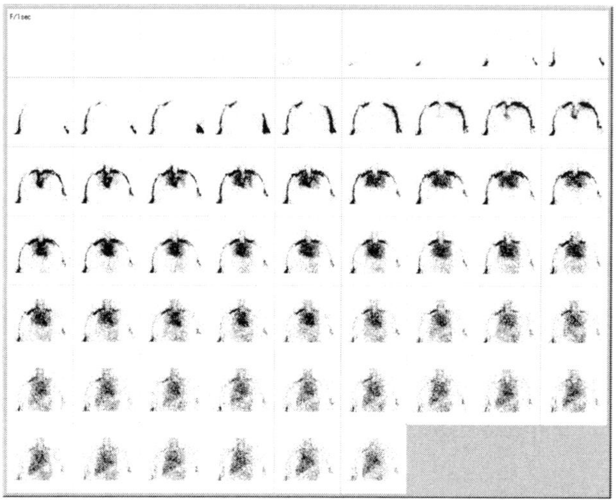

상지(SVC) Venogram

(1) 실습 검사명 : 하지(IVC) Venography, 상지(SVC) Venography

(2) 검사 장비명 : Gamma camera / LEAP collimator

(3) 검사목적

(4) 방사성의약품 투여량 및 투여방법

하지(IVC) Venogram : ^{99m}Tc-MAA 순간주사(Bolus Injection)

상지(SVC) Venogram : $^{99m}TcO_4^-$ 순간주사(Bolus Injection)

(5) 전처치

(6) 검사방법

(7) 결과출력형태(processing)

(8) 담당방사선사 의견 및 확인

실 습

1. 하지(IVC)와 상지(SVC) Venograhy의 방사성의약품이 다른 이유는?

4) 일회통과검사(First pass study(single pass))

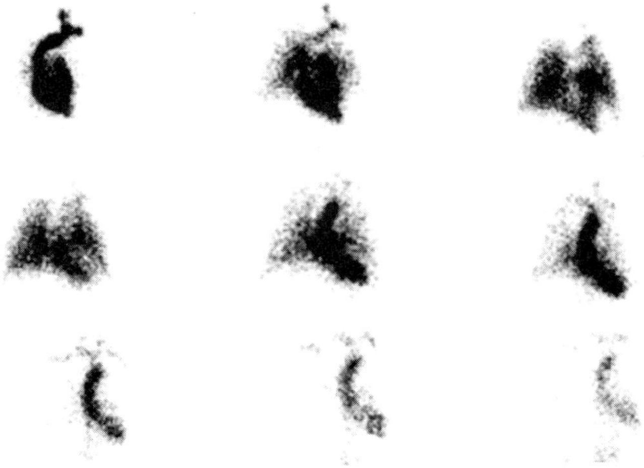

(1) Qp/Qs는 무엇을 의미하는가?

(2) R-L shunt와 L-R shunt의 차이는 무엇인가?

(3) 방사성의약품 주사 시에 주의사항은 무엇인가?

(4) 입력 형태는 무엇인가?

5) 심근경색검사(Myocardial infarction scan)

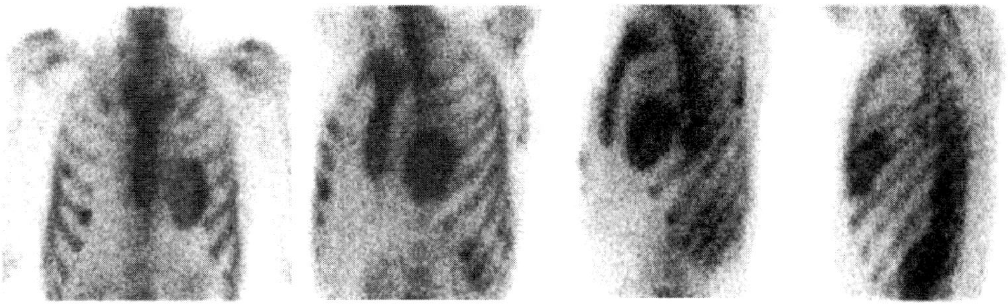

ANT LAO-30 LAO-70 LT-LAT

(1) 방사성의약품 ^{99m}Tc-PYP 사용

(2) 심근 경색부위에만 섭취

4. 호흡기계 검사

1) 폐관류검사(Lung perfusion scan)

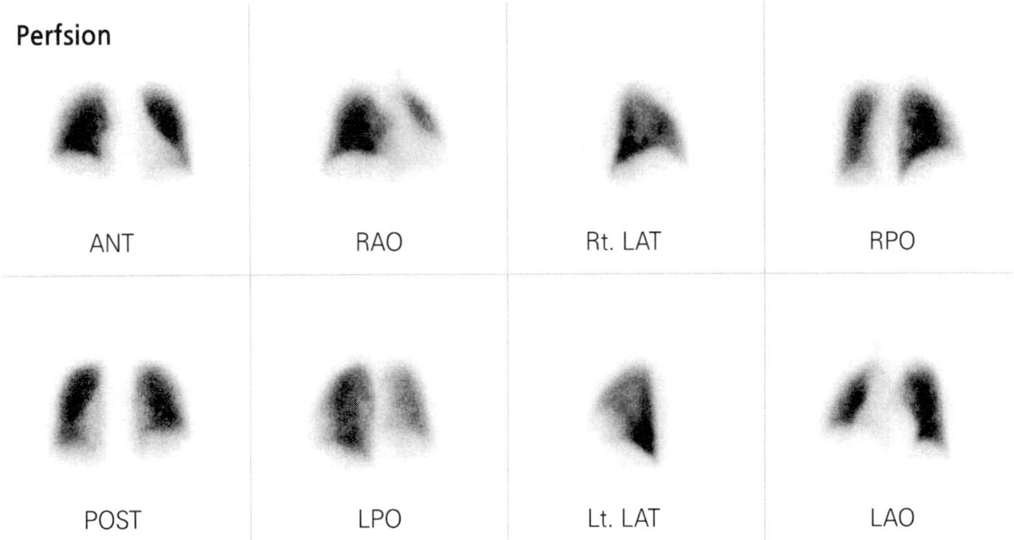

(1) 실습 검사명 : 폐관류검사(Lung perfusion scan)

(2) 검사 장비명 : Gamma camera / LEHR collimator

(3) 검사목적

(4) 방사성의약품 투여량 및 투여방법

^{99m}Tc-MAA 또는 ^{99m}Tc-HAM 정맥주사

(5) 전처치

(6) 검사방법

(7) 결과출력형태(processing) :

(8) 담당방사선사 의견 및 확인

실 습

1. 집적기전인 모세혈관차단을 설명하시오.

2. ^{99m}Tc-MAA 투여 시 주의사항은 무엇인가?

2) 폐환기검사(Lung ventillation scan)

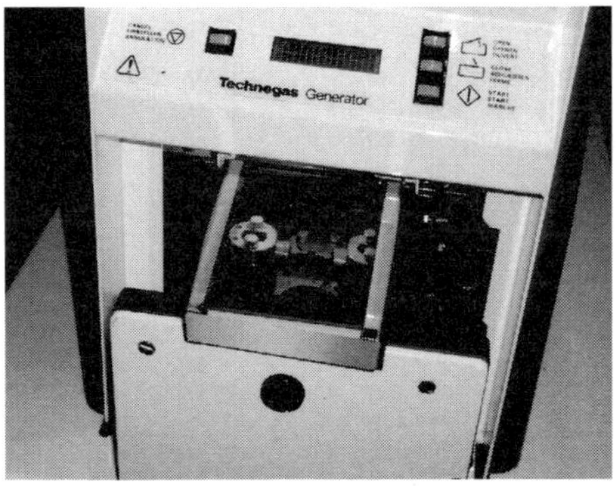

a. Technegas Generator의 내부모습

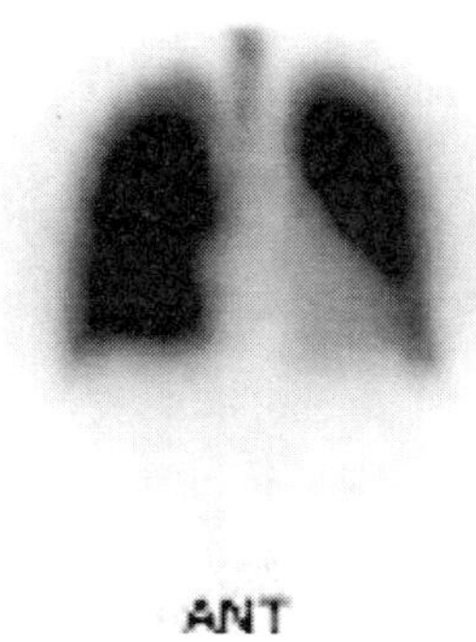

b. 폐환기 검사 영상

(1) 현재 실습병원에서 시행하고 있는 폐환기검사(Lung ventillation scan)은 Xe-133 gas, Technegas, Aerosol 중 무엇인지 알아보고, 그 방법을 기술한다.

(2) 검사목적은 무엇이며, 폐관류검사와 폐환기검사를 동시에 진행하는 이유와 시행 순서를 알아본다.

(3) 시행하고 있는 폐환기검사(Lung ventilation scan)의 장·단점을 알아본다.

5. 소화기계 검사

1) 침샘(타액선)검사 (Salivary scintigraphy)

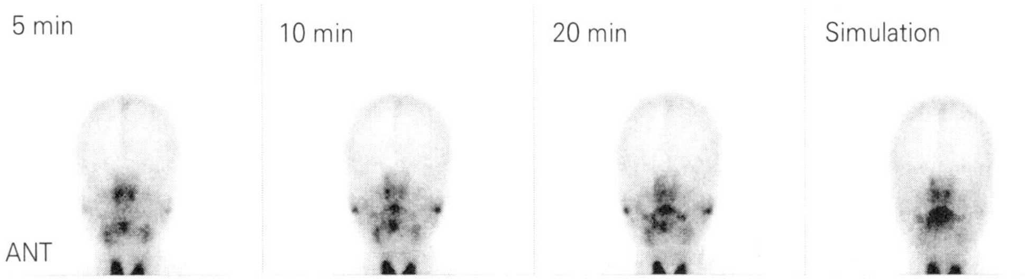

(1) 실습검사명 : 침샘(타액선)검사 (Salivary scintigraphy)

(2) 검사 장비명 : Gamma camera / LEHR collimator

(3) 검사목적

(4) 방사성의약품 투여량 및 투여방법

$^{99m}TcO_4^-$을 정맥주사(or 순간정맥주사)

(5) 전처치 : NPO

(6) 검사방법 :

- Static(정적검사) or Dynamic(동적검사)
- 최타제 (레몬쥬스,레몬사탕,신맛나는것) 준비하여 검사 중간에 섭취

(7) 결과출력형태(Processing)

(8) 담당방사선사 의견 및 확인

실 습

1. 최타제(레몬쥬스,레몬사탕)를 투여하는 시기는 언제인가?

2. Static(정적검사)법과 Dynamic(동적검사)법의 차이점을 설명한다.

2) 위장배출시간(Gastric emptying time(GET) Scintigraphy)

(1) 실습검사명 : 위장배출시간(Gastric emptying time(GET) Scintigraphy)

(2) 검사 장비명 : Gamma camera / LEHR collimator

(3) 검사목적

(4) 방사성의약품 투여량 및 투여방법

- 고형식

- 유동식

(5) 전처치 : NPO

(6) 검사방법 :

- 고형식 : 2시간 동안 ANT, POST 영상 얻음

• 유동식

(7) 결과출력형태 (Processing) :

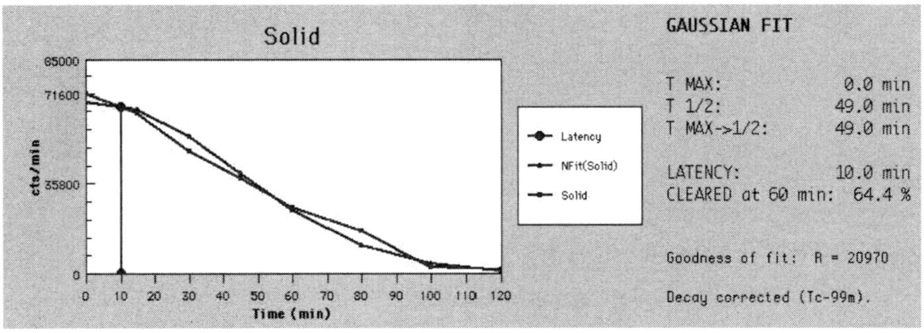

(8) 담당방사선사 의견 및 확인

실 습

1. 검사식으로 사용되는 것은 무엇인가?

2. ANT(전면상)와 POST(후면상)으로 영상을 입력하는 이유는 무엇인가?

3. 결과 출력 시 위(stomach)의 ROI를 그려본다.

3) 간담도검사(Hepatobiliary scintigraphy)

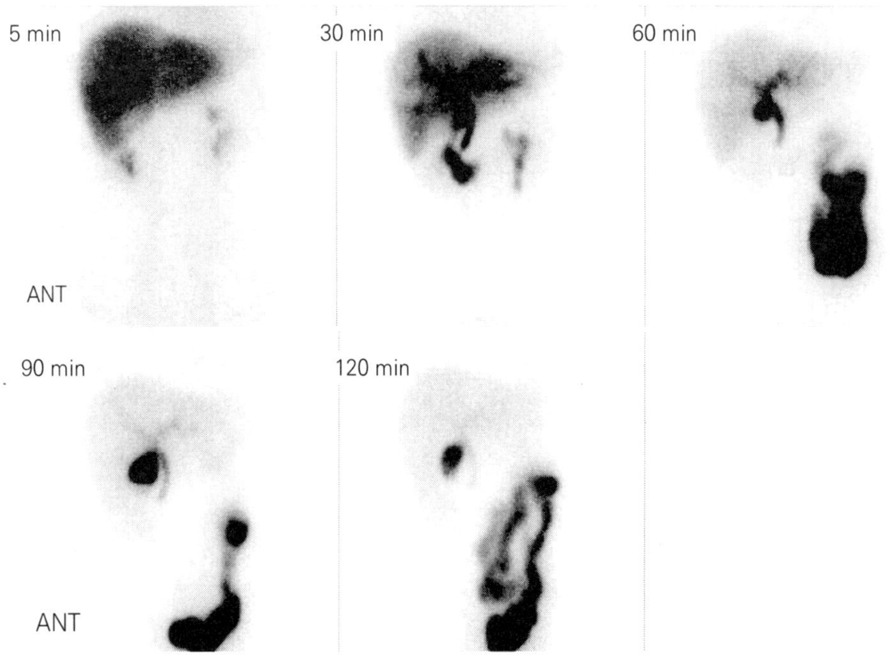

(1) **실습검사명** : 간담도검사(Hepatobiliary scintigraphy)

(2) **검사 장비명** : Gamma camera / LEHR collimator

(3) **검사목적** : 담도폐쇄

(4) **방사성의약품 투여량 및 투여방법**

^{99m}Tc-DISIDA, ^{99m}Tc-Mebrofenin

(5) **전처치** : NPO

(6) **검사방법** : ANT, POST, Rt. Lat. 영상 얻음

(7) **결과출력형태(Processing)**

(8) **담당방사선사 의견 및 확인**

실 습

1. 지방식으로 무엇을 준비하였나?

2. 지방식이 필요한 때는 언제인가?

3. 쓸개박출률(GBEF%)을 구하는 방법을 알아본다.

4) 위장관출혈검사(G-I bleeding scan)

(1) 검사목적 : 소화관 내 출혈 부위를 확인

(2) 방사성의약품 투여량 및 투여방법

5) 간혈관종(Hepatic Hemagioma) SPECT

(1) 검사목적 : 혈관종의 유무를 확인

(2) 방사성의약품 투여량 및 투여방법

6) 위점막검사(Meckel's diverticulum scan)

(1) 검사목적 : 이소성 위점막으로 인한 출혈부위를 확인

(2) 방사성의약품 투여량 및 투여방법

7) 위식도역류검사(Stomach-esophagus reflux study)

검사목적 : 위-식도의 역류 유무 및 폐(Lung)내로 흡인 여부를 확인

8) 식도통과스캔(Esophageal transit time Scintigraphy)

검사방법: 식도(esophagus)와 위(stomach)검사에서 각 부위별 ROI 설정하여 통과시간을 측정한다.

실 습

1. 현재 실습병원에서 시행하고 있는 RBC 표지법을 알아본다.

2. 위장관출혈검사(G-I bleeding scan)과 위점막검사(Meckel's diverticulum scan)의 차이점은 무엇인가?

3. 위점막검사(Meckel's diverticulum scan)에서 어린이의 주요 대상 질병은 무엇인가?

4. 식도통과스캔(Esophageal transit time)에서 각 부위별 정상통과시간을 알아보고, 검사 결과와 비교해 본다.

6. 비뇨기계 검사

1) 동적 콩팥 신티그라피(Dynamic Renal Scintigraphy)

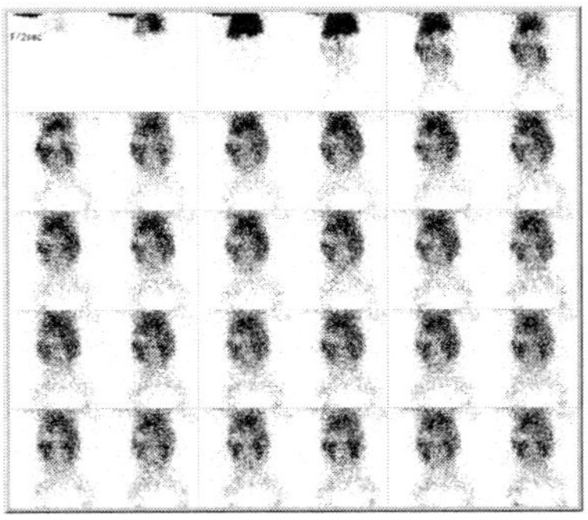

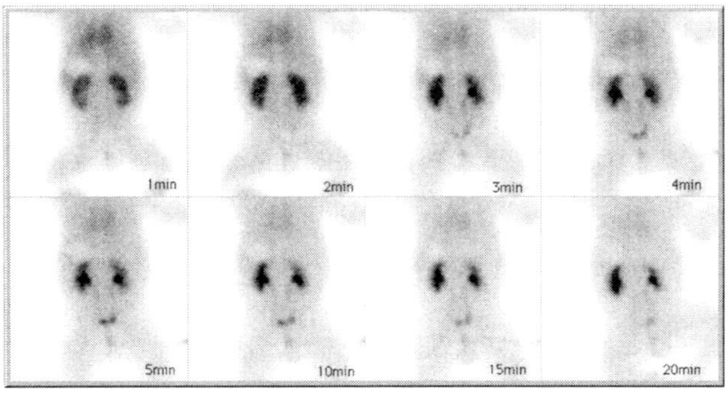

(1) **실습검사명** : 동적 콩팥 신티그라피(Dynamic Renal Scintigraphy)

(2) **검사 장비명** : Gamma camera / LEHR collimator

(3) **검사목적**

(4) **방사성의약품 투여량 및 투여방법** :

^{99m}Tc-DTPA, ^{99m}Tc-MAG$_3$ 순간정맥주사

(5) **전처치** : 수분섭취

(6) **검사방법** : POST(후면상) 영상

(7) 결과출력형태(Processing)

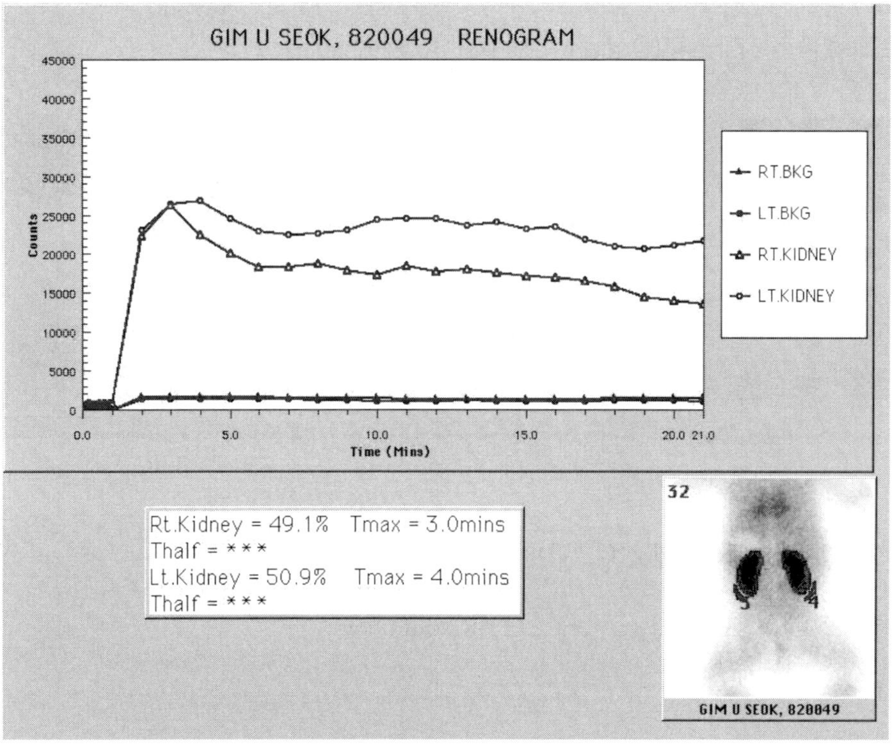

(8) 담당방사선사 의견 및 확인

2) 이뇨제 검사(Diuretic Renal Scan)

검사목적 : 요로폐쇄 유무를 확인하기 위해서 이뇨제(Lasix) 사용한다.

3) 콩팥이식(Kidney Transplant)

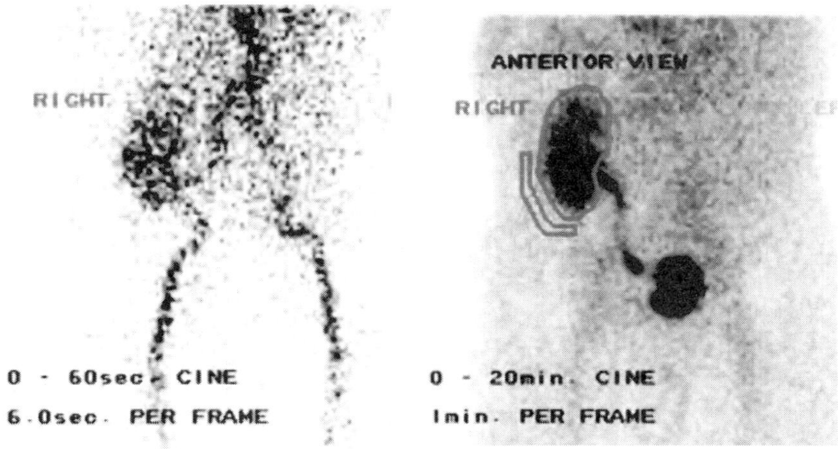

(1) **검사 장비명** : Gamma camera / LEHR collimator

(2) **검사목적**

(3) **방사성의약품 투여량 및 투여방법** :

^{99m}Tc-DTPA, ^{99m}Tc-MAG$_3$ 순간정맥주사

(4) **전처치** : 수분섭취

(5) **검사방법** : ANT(전면상) 영상

4) 정적 콩팥 신티그라피(Static Renal Scintigraphy)

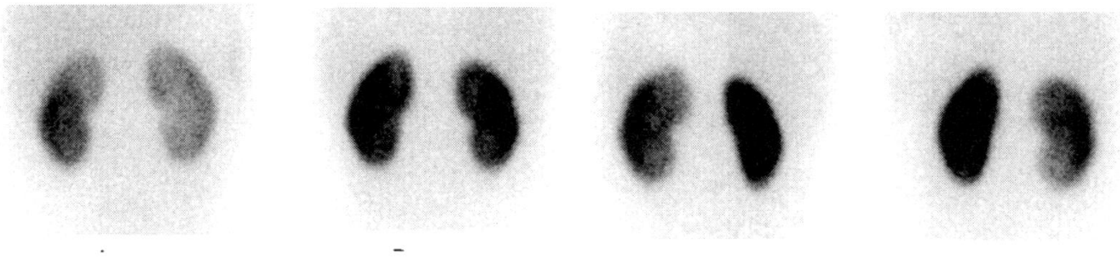

Ant. Post. RPO 30 LPO 30

(1) **실습검사명** : 정적 콩팥 신티그라피(Static Renal Scintigraphy)

(2) **검사 장비명** : Gamma camera / LEHR collimator

(3) **검사목적**

(4) **방사성의약품 투여량 및 투여방법** :

^{99m}Tc-DMSA 정맥주사

(5) **검사방법**

(6) **결과출력형태(Processing)**

2시간. ANT, POST, RAO(LPO), LAO(RPO), Both Lat. 영상 PACS 전송

(7) **담당방사선사 의견 및 확인**

실 습

1. 실습병원의 동적 콩팥 신티그라피(Dynamic Renal Scintigraphy)의 기본(Basic)검사와 콩팥이식(Kidney Transplant) 검사의 조준기(collimator)의 위치를 알아본다.

2. 동적 콩팥 신티그라피 (Dynamic Renal Scintigraphy)의 기본(Basic)검사,이뇨제 검사 (Diuretic Renal Scan),콩팥이식(Kidney Transplant) 검사 결과출력시 콩팥(Kidney)의 ROI를 그려본다.

3. 정적 콩팥 신티그라피(Static Renal Scintigraphy)검사 시 결과출력시 콩팥(Kidneyh)의 ROI를 그려본다.

4. 정적 콩팥 신티그라피(Static Renal Scintigraphy)검사 시 소아의 방사성의약품의 투여량에 대하여 알아보고, 소아 검사 시 주의사항에 대하여 알아본다.

7. 골격계 검사

1) 전신 뼈스캔(Whole body bone scan)

(1) **실습검사명** : 전신 뼈스캔(Whole body bone scan)

(2) **검사 장비명** : Dual Head Gamma camera / LEHR collimator

(3) **검사목적**

(4) **방사성의약품 투여량 및 투여방법**

^{99m}Tc-HDP, ^{99m}Tc-MDP, ^{99m}Tc-DPD, 정맥주사

(5) **전처치** : 수분섭취, 배뇨, 금속물질 제거, 소변오염 방지

(6) **검사방법** : 주사 후 2hr 이후부터 영상을 얻는다.

(7) **결과출력형태(Processing)**

: 전신(Whole body)영상 , 정적(Static)영상

(8) **담당방사선사 의견 및 확인**

2) 삼상골스캔(3-phase bone scan)

(1) **실습검사명** : 삼상골스캔(3-phase bone scan)

(2) **검사 장비명** : Gamma camera / LEHR collimator

(3) **검사목적** : 골수염과 봉와직염의 구별

(4) **방사성의약품 투여량 및 투여방법**

^{99m}Tc-HDP, ^{99m}Tc-MDP, ^{99m}Tc-DPD, 순간정맥주사

(5) 전처치 : 수분섭취, 배뇨, 금속물질 제거, 소변오염 방지

(6) 검사방법 : 주사와 동시에 의심부위의 혈류 영상(immediate flow image)과 혈액풀 영상(blood pool image)을 얻고 2~4시간 이후에 지연영상(delayed image)을 촬영 한다.

(7) 결과출력형태(Processing)

: 1,2,3 Phase

(8) 담당방사선사 의견 및 확인

3) Bone SPECT

- SPECT 또는 SPECT/CT 장비
- SPECT 영상은 환자의 골격 병변 검출을 향상 시킬 수 있으며, 기본적인 평면영상에서 나타나는 의심부위에 대해 보다 더 정확하게 설정할 수 있다.

4) 골밀도(BMD)검사

- 골다공증(Osteoporosis) 진단
- 골밀도 장비가 설치되어 있는 경우 사용법을 알아본다.

실 습

1. 실습 병원의 전신 뼈스캔(Whole body bone scan)의 Scan speed는 얼마인가?

2. 전신 뼈스캔(Whole body bone scan)의 Artifact를 알아본다.

3. 좌측엉덩뼈, 우측엉덩뼈, 엉치뼈에 관심영역(ROI)을 그려 Lt. SI와 Rt. SI joint의 Sacrum에 대한 Ratio를 측정하여 SIS 비를 구하여본다.

4. 삼상골스캔(3-phase bone scan)의 대상 질환은 무엇인가?

5. ^{18}F-sodium-fluoride(18F-NaF) PET/CT 영상을 찍는 목적은 무엇인가?

8. 골수 및 면역계 검사

1) 림프신티그라피(Lymphoscintigraphy)

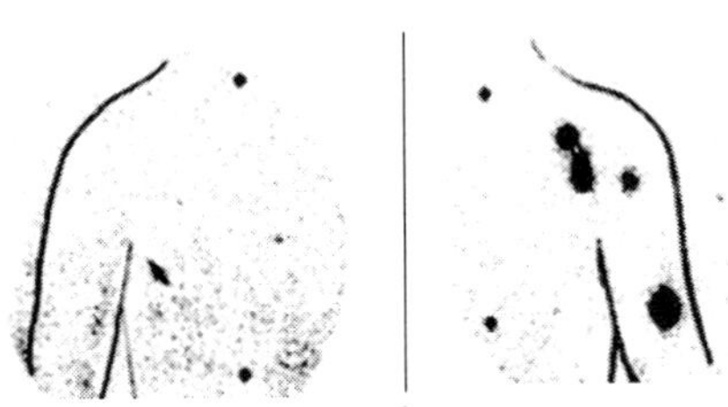

상지 림프선 scan

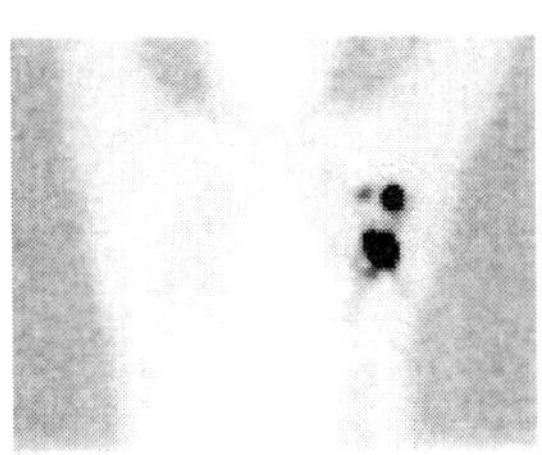

Sentinel lympho scintigraphy

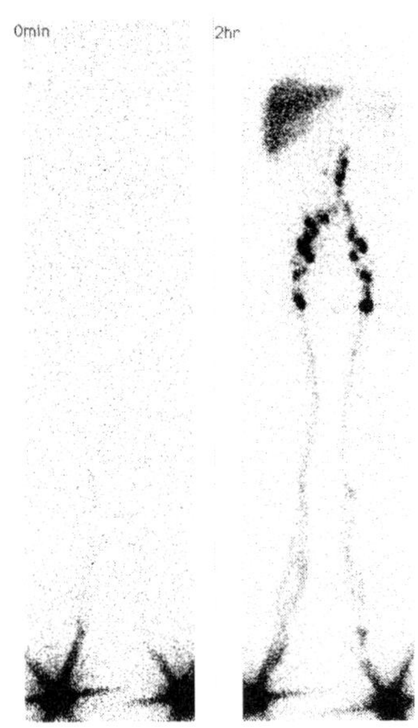

하지 림프선 scan

(1) **실습검사명** : 림프신티그라피(Lymphoscintigraphy)

- 상지(Upper Extremity), 하지(Lower Extremity), 감시(Sentinel Node) 림프절

(2) **검사 장비명** : Gamma camera / LEHR collimator

(3) **검사목적**

- 상지 림프 신티그라피(Upper Extremity Lymphoscintigraphy) :

- 하지 림프 신티그라피(Lower Extremity Lymphoscintigraphy) :

- 감시림프절 신티그라피(Sentinel Node scintigraphy):

(4) **방사성의약품 투여량 및 투여방법** :

^{99m}Tc-(   ), ^{99m}Tc-(   ) 피하 주사

(5) **전처치**

(6) **검사방법** : 무균조작

(7) **결과출력형태(Processing)**

(8) **담당방사선사 의견 및 확인**

2) 지라(비장)스캔(Spleen scan)

- RBC 교반 가열

3) 골수스캔(Bone marrow scan)

(1) 검사목적 :

(2) 방사성의약품 투여량 및 투여방법 :

실 습

1. 현재 실습병원에서 시행하고 있는 림프신티그라피(Lymphoscintigraphy)의 방사성의약품은 무엇인가?

2. 림프신티그라피(Lymphoscinti graphy)의 투여 방법을 자세히 알아본다.

3. 현재 실습병원에서 시행하고 있는 지라(비장)검사(Spleen scan)의 방사성의약품 표지법을 알아본다.

4. 골수스캔(Bone marrow scan)의 방사성의약품과 영상의 특징을 알아본다.

9. 종양, 염증 검사

1) 갈륨 신티그라피(^{67}Ga-citrate scintigraphy)

(1) **실습검사명** : 갈륨 신티그라피(^{67}Ga-citrate scintigraphy)

(2) **검사 장비명** : Gamma camera / Medium energy collimator

(3) **검사목적** : 염증 , 종양

(4) **방사성의약품 투여량 및 투여방법** :
^{67}Ga-citrate 정맥주사

(5) **전처치**

(6) **검사방법** : 주사 후 24hr, 48hr, 72hr 영상

- 전신 영상, 부위별 영상, SPECT

(7) **결과출력형태(Processing)**

- 전신 영상, 부위별 영상, SPECT

(8) **담당방사선사 의견 및 확인**

실 습

1. 현재 실습병원에서 갈륨(^{67}Ga) SPECT를 시행하고 있는가? 언제 시행하는가?

2. 갈륨(^{67}Ga) scan – 전신영상에서 대장방사능이 보일 때 취할 조치를 기록한다.

3. 갈륨(^{67}Ga) scan – 전신영상에서 정상적인 방사능 섭취가 보이는 부위를 알아본다.

2) ^{131}I 전신스캔(^{131}I-wholebody scan)

(1) 실습검사명 : ^{131}I 전신스캔(^{131}I-wholebody scan)

(2) 검사 장비명 : Gamma camera / High energy collimator

(3) 검사목적 : 갑상샘암의 전이 및 잔여조직 확인

(4) 방사성의약품 투여량 및 투여방법

^{131}I 2~5 mCi 경구투여

(5) 전처치 : ^{131}I 투여 전 3~7일간 옥소함유음식 섭취금지

(6) 검사방법 : 투여 후 24hr ,48hr 그리고 72hr 영상

- 전신 영상, 부위별 영상

(7) 결과출력형태(Processing)

- 전신 영상, 부위별 영상

(8) 담당방사선사 의견 및 확인

실 습

1. 현재 실습병원에서 ^{131}I의 경구투여 방법을 알아본다.

2. ^{131}I 전신스캔(^{131}I-wholebody scan)에서 몸의 형태가 뚜렷하지 않을 때 분해능 및 대조도를 높이기 위한 방법을 알아본다.

3. ^{131}I 전신스캔(^{131}I-wholebody scan)의 전처지 방법을 알아본다.

3) ^{201}Tl-SPECT : 뇌종양에 섭취

- ^{99m}Tc-MIBI scan : 유방암에 섭취

4) ^{99m}Tc-HMPAO WBC scan

- 궤양성 염증

5) ^{131}I-MIBG scan

- 갈색세포종

실 습

1. ^{131}I-MIBG 주사 시 주의사항과 전처치는 무엇인가?

2. 유방암의 ^{99m}Tc-MIBI scan 시 필요한 보조 장치에 대하여 알아본다.

3. WBC scan의 표지법을 조사하고 표지작업에 같이 참여해 본다.

10. 양전자방출 단층촬영(Positron Emission Tomography, PET)

1) 포도당대사 PET(or PET-CT)

(1) **실습검사명** : ^{18}F-FDG Torso(또는 whole body)

(2) **검사 장비명 / 모델명**

(3) **검사목적** : 암의 초기 및 재발, 전이 확인, 건강검진

(4) **방사성의약품 투여량 및 투여방법:**

^{18}F - FDG 8~10mCi 정맥주사

(5) **전처치** :

검사 전 6~8시간 금식, 생수 허용, 검사 당일 운동 금지
인슐린, 당뇨약 복용 유무, 촬영전 배뇨

(6) **검사방법** : 투여 후 1hr 전신 영상, 부위별 영상

- Scan speed : 1bed / 2~3min
- 수분섭취
- 키와 몸무게 측정, 혈당검사
- PET-CT의 경우 CT조건 확인

(7) **결과출력형태 (Processing)**

- 전신 영상, 부위별 영상
- 영상 fusion, PACS 전송
- SUV(standardized uptake value) 측정

(8) **담당방사선사 의견 및 확인**

실 습

1. 현재 실습병원에서 ^{18}F-FDG의 주사방법을 알아본다.

2. PET torso시 총 검사시간을 알아본다.

3. 재구성 알고리즘이 무엇인지 알아본다.

4. 수분섭취를 하는가? 그 방법은 무엇인가?

5. 검사를 위해 사용하는 보조 약제들이 있는지 알아본다.

6. 혈당수치는 얼마가 제한점인가?

7. PET-CT의 경우 Kvp, mAs는 얼마로 설정되어 있는가?

8. PET-CT의 경우 CT조영제 영상을 얻는지 알아본다.

9. ^{18}F-FDG 외에 사용하는 방사성의약품이 있는지 알아본다.

10. ^{18}F-FDG Brain PET 검사방법을 알아본다.

2) 도파민 수용체 영상 PET

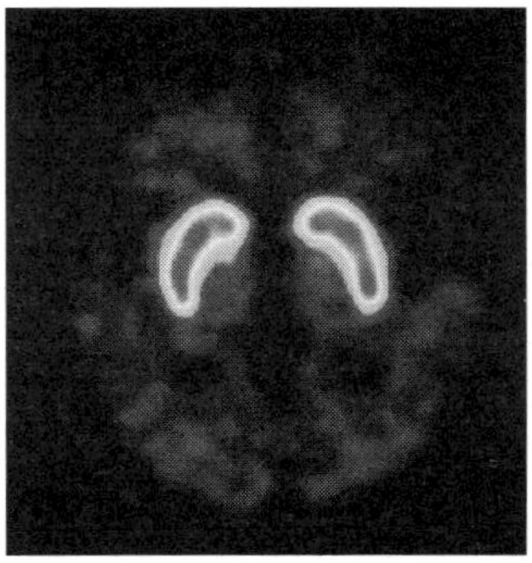

a. Axial

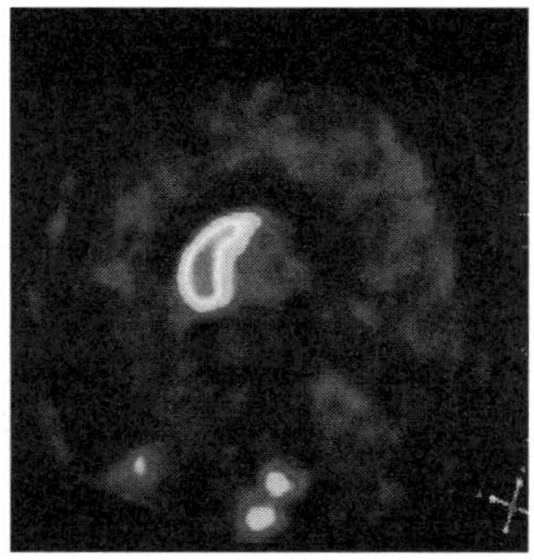

b. Sagittal

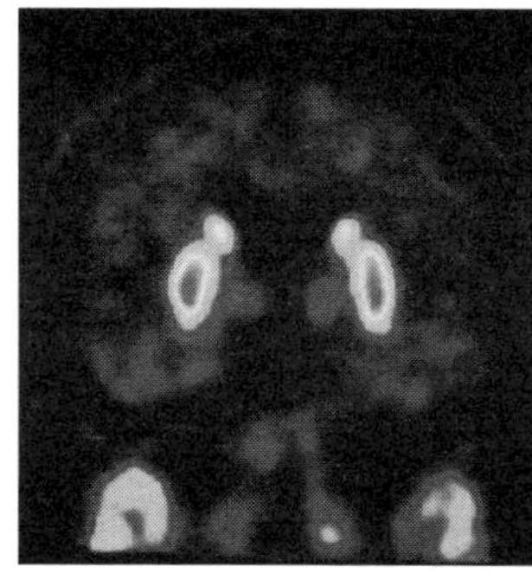

c. Coronal

(1) 검사목적

- ^{11}C-FP CIT Brain PET: 파킨슨병, 진행성 핵상마비, 헌팅턴병 등 운동 장애 질환
- ^{18}F-FP CIT Brain PET: 파킨슨병이 의심되는 경우 감별진단, 파킨슨병 환자의 중증도 평가(도파민 운반체 밀도측정)

(2) 방사성의약품 투여량 및 투여방법:

^{11}C-FP CIT, ^{18}F-FP CIT 5 mCi 정맥주사

(3) 전처치

(4) 검사방법

(5) 결과출력형태 (Processing)

- 영상 fusion, PACS 전송
- SUV(standardized uptake value) 측정

(6) 담당방사선사 의견 및 확인

3) 베타아밀로이드 영상 PET(or PET-CT)

(1) 검사목적 : 알츠하이머성 치매

(2) 방사성의약품 투여량 및 투여방법:

^{18}F-FBB(florbetaben), ^{18}F-FMM(Flutemetamol), ^{11}C-PIB 정맥주사

(3) 전처치 :

(4) 검사방법 :

(5) 결과출력형태 (Processing)

- 영상 fusion, PACS 전송
- SUV(standardized uptake value) 측정

(6) 담당방사선사 의견 및 확인

11. 방사성의약품을 이용한 핵의학적 치료

1) 갑상선암 또는 항진증 : ^{131}I

실 습

1. 현재 실습병원에서 시행하고 있는 갑상선암 수술 후 ^{131}I 고선량 치료의 치료 전 환자가 지켜야 할 주의사항은 무엇인가?

2. 현재 실습병원에서 시행하고 있는 ^{131}I 고선량 치료환자의 입원 기간은 얼마인가?

3. 현재 실습병원에서 시행하고 있는 ^{131}I 고선량 치료환자의 퇴원 기준은 무엇인가?

2) ^{89}Sr을 이용한 치료

3) 적혈구 증다증 : ^{32}P

4) 만성 백혈병 : ^{32}P

5) 악성 흉, 복막염 : ^{198}Au

6) ^{166}Ho을 이용한 치료

7) 면역학 치료

12. *In vitro* test - 체외검사

1) 체외검사의 검사 원리와 방사성의약품에 관하여 알아본다.

2) 현재 실습병원의 체외검사 항목에 관하여 알아본다.

3) 현재 실습병원에서 사용하고 있는 체외검사 장비에 관하여 알아본다.

4) 체외검사의 정도관리(Quality Management)에 관하여 알아본다.

실습 주차 : 주차

실습 기간 : 월 일 : ~ 월 일 :

실습 장소 :

실습 주제 :

V. 실습 REPORT

1. 실습 REPORT form에 따라 실습내용을 기록한다.
2. 실습 REPORT form이 부족 시 copy해서 사용한다.

※ 각 실습병원의 실습 REPORT에 따라 적용한다.

실습 REPORT --- Gamma Camera

실습장소 : 병원 과(팀) 촬영실 실습분야 :

실 습 일 : 년 월 일 요일(주차 일차)

실습검사명	신티그램	담당방사선사	
검사장비명		실습자	

1. 방사성의약품 :

2. 방사성의약품 제조방법 :

3. 투여량 및 투여방법 :

4. 집적기전(or 원리) :

5. 임상적 이용 :

6. 전처치 :

7. SCAN방법

1) 촬영준비

- 어떤 collimator를 사용했나요?

- Gamma camera 형태는?
  One Head / Dual Head / Triple Head

• 사용된 기기 및 보조기구를 적고 사용방법을 기록하시오.

• 실습내용 :

2) 영상입력법(해당사항을 채우시오)

• matrix size : zoom : 환자 position :

• 입력setting : sec / view or counts / view

• scan speed(전신촬영시) : cm/min

• Gate 여부 :

• view name : (예 : ant, post 등)

• 실습내용 :

3) Computer display

- computer model :

- 실습 내용:

4) 결과출력

- type : PACS or Film
- Processor type :
- Data 보관방법은?
- 정량분석을 하는가? 한다면 방법을 기록하시오.

- 실습내용 :

8. 특이사항

9. 담당방사선사 의견 및 확인

실습 REPORT --- Gamma Camera

실습장소 : 병원 과(팀) 촬영실 실습분야 :

실 습 일 : 년 월 일 요일(주차 일차)

실습검사명	신티그램	담당방사선사	
검사장비명		실습자	

1. 방사성의약품 :

2. 방사성의약품 제조방법:

3. 투여량 및 투여방법 :

4. 집적기전(or 원리) :

5. 임상적 이용 :

6. 전처치 :

7. SCAN방법

1) 촬영준비

- 어떤 collimator를 사용했나요?

- Gamma camera 형태는?
  One Head / Dual Head / Triple Head

- 사용된 기기 및 보조기구를 적고 사용방법을 기록하시오.

- 실습내용 :

2) 영상입력법(해당사항을 채우시오)

- matrix size :　　zoom :　　환자 position :
- 입력setting :　　sec / view　or　counts / view
- scan speed(전신촬영시) :　　cm/min
- Gate 여부 :
- view name :　　(예 : ant, post 등)
- 실습내용 :

3) Computer display

- computer model :

- 실습 내용:

4) 결과출력

- type : PACS or Film
- Processor type :
- Data 보관방법은?
- 정량분석을 하는가? 한다면 방법을 기록하시오.

- 실습내용 :

8. 특이사항

9. 담당방사선사 의견 및 확인

실습 REPORT --- SPECT

실습장소 : 병원 과(팀) 촬영실 실습분야 :

실 습 일 : 년 월 일 요일(주차 일차)

실습검사명	SPECT	담당방사선사	
검사장비명		실습자	

1. 방사성의약품 :

2. 방사성의약품 제조방법 :

3. 투여량 및 투여방법 :

4. 집적기전(or 원리) :

5. 임상적 이용 :

6. 전처치 :

7. SPECT방법

1) 촬영준비

- 어떤 collimator를 사용했나요?

- Gamma camera 형태는?
  One Head / Dual Head / Triple Head

• 사용된 기기 및 보조기구를 적고 사용방법을 기록하시오

• 실습내용 :

2) 영상입력법(해당사항을 채우시오)

• matrix size : zoom : 환자 position :

• 입력 setting : sec /frame(or counts /frame),

frame/head(or detector)

• 실습내용 :

3) Computer display

• computer model :

• 실습 내용 :

4) 재구성

- filter name : frequency : order no. :
- attenuation correction :
- 실습내용 :

8. 결과출력 :

- type : PACS or Film
- Processor type :
- Data 보관방법은?
- 정량분석을 하는가? 한다면 방법을 기록하시오.
- 실습내용 :

9. 특이사항 :

10. 담당방사선사 의견 및 확인 :

실습 REPORT --- SPECT

실습장소 : 병원 과(팀) 촬영실 실습분야 :

실 습 일 : 년 월 일 요일(주차 일차)

실습검사명	SPECT	담당방사선사	
검사장비명		실습자	

1. 방사성의약품 :

2. 방사성의약품 제조방법 :

3. 투여량 및 투여방법 :

4. 집적기전(or 원리) :

5. 임상적 이용 :

6. 전처치 :

7. SPECT방법

1) 촬영준비

- 어떤 collimator를 사용했나요?

- Gamma camera 형태는?
  One Head / Dual Head / Triple Head

• 사용된 기기 및 보조기구를 적고 사용방법을 기록하시오

• 실습내용 :

2) 영상입력법(해당사항을 채우시오)

• matrix size : zoom : 환자 position :

• 입력 setting : sec /frame(or counts /frame),

frame/head(or detector)

• 실습내용 :

3) Computer display

• computer model :

• 실습 내용 :

4) 재구성

- filter name :   frequency :   order no. :
- attenuation correction :
- 실습내용 :

8. 결과출력 :
    - type : PACS or Film
    - Processor type :
    - Data 보관방법은?
    - 정량분석을 하는가? 한다면 방법을 기록하시오.
    - 실습내용 :

9. 특이사항 :

10. 담당방사선사 의견 및 확인 :

실습 REPORT --- PET

실습장소 : 병원 과(팀) 촬영실 실습분야 :

실 습 일 : 년 월 일 요일(주차 일차)

실습검사명	PET	담당방사선사	
검사장비명		실습자	

1. 방사성의약품 :

2. 방사성의약품 제조방법 :

3. 투여량 및 투여방법 :

4. 집적기전(or 원리) :

5. 임상적 이용 :

6. 전처치 :

7. PET방법

1) 촬영준비

- 사용된 기기 및 보조기구를 적고 사용방법을 기록하시오.

- 실습내용 :

2) 영상입력법(해당사항을 채우시오)

- matrix size : zoom : 환자 position :
- 입력setting : sec /frame(or counts /frame)

• 실습내용 :

3) Computer display

• computer model :

• 실습 내용 :

4) 재구성

• filter name :　　frequency :　　order no. :

• attenuation correction :

• 실습내용:

8. 결과출력 :

• type : PACS or Film

• Processor type :

• Data 보관방법은?

• 정량분석을 하는가? 한다면 방법을 기록하시오.

• 실습내용 :

9. 특이사항 :

10. 담당방사선사 의견 및 확인 :

실습 REPORT --- 방사성의약품 정도관리

실습장소 : 병원 과(팀) 촬영실 실습분야 :

실 습 일 : 년 월 일 요일(주차 일차)

실습검사명	방사성의약품 정도관리	담당방사선사	
검사장비명		실습자	

1. 방사성의약품 표지방법:

2. 정도관리를 위한 준비물

3. 정도관리방법

4. 결과

5. 특이사항

6. 담당방사선사 의견 및 확인

실습 REPORT --- Gamma Camera정도관리

실습장소 : 병원 과(팀) 촬영실 실습분야 :

실 습 일 : 년 월 일 요일(주차 일차)

실습검사명	감마카메라의 정도관리	담당방사선사	
검사장비명		실습자	

1. 목적

2. 정도관리를 위한 준비물

3. 방법

4. 분석

5. 고찰

6. 특이사항

7. 담당방사선사 의견 및 확인

실습 REPORT --- PET or PET-CT정도관리

실습장소 : 병원 과(팀) 촬영실 실습분야 :

실 습 일 : 년 월 일 요일(주차 일차)

실습검사명	PET or PET-CT정도관리	담당방사선사	
검사장비명		실습자	

1. 목적

2. 정도관리를 위한 준비물

3. 방법

4. 분석

5. 고찰

6. 특이사항

7. 담당방사선사 의견 및 확인

실습평가표(예시)

핵의학

평가내용		평점		
항목	세부내용	잘함(2)	보통(1)	부족(0)
실습태도에 관한 사항(6)	- 품위(복장) 및 사전준비 정도			
	- 지도 평가에 대한 태도			
	- 적극성 및 탐구의욕 정도			
학습숙지에 관한 사항(6)	- 기본지식의 숙지정도			
	- 응용지식의 숙지정도			
	- 과제물의 이행 및 숙지정도			
대인관계에 관한 사항(6)	- 동료, 직원, 방사선사와의 관계			
	- 환자(보호자)와의 관계			
	- 환자응대 정도			
검사에 관한 사항(6)	- 전처치의 이해와 임상적용 정도			
	- 검사별 방사성의약품의 선택 정도			
	- 실제 환자의 검사시 업무이행 정도			
검사장비에 관한 사항(6)	- 감마카메라의 구조이해 및 취급정도			
	- 계측기의 이해와 선택 정도			
	- 의료용컴퓨터의 이해와 사용능력			
출결사항 (20)	정시출석 : ( ) 회, 결석 : ( ) 회	매우잘함 (20),잘함 (18), 보통 (16), 못함 (12), 아주못함 (10) ( ) 점		
	지각 : ( ) 회, 조퇴 : ( ) 회			
	기타 : ( ) 회			
비 고	기준 : 성적 30 + 출석 20 = 50 점 만점	총 점 : ( ) 점		

20 년 월 일

평가자 : 병원

(인)

MEMO

MEMO

방사선사 현장실습 지침서

2025년 11월 10일 초판 인쇄
2025년 11월 20일 초판 발행

지은이 : 방사선사현장실습연구회
펴낸이 : 이상태
펴낸곳 : 청구문화사
주 소 : (03706)서울특별시 서대문구 성산로11길 15
전 화 : 02-332-0541(代) FAX : 02-337-9577
등 록 : 1990년 11월 2일 제9-247호

가격 40,000원

ISBN 978-89-5616-965-1 93510